내몸
젊게
만들기

내몸 젊게 만들기

마이클 로이젠

메 멧 오 즈

유 태 우 옮김

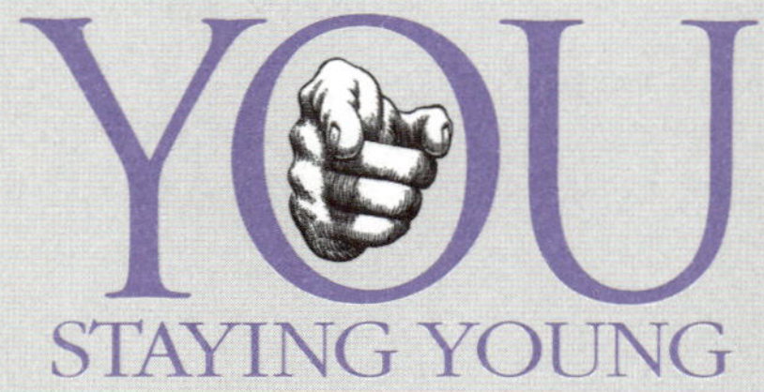

김영사

내몸 젊게 만들기

지은이 마이클 로이젠, 메멧 오즈
옮긴이 유태우

1판 1쇄 발행 2009. 5. 27.
1판 12쇄 발행 2020. 10. 26.

발행인 고세규
발행처 김영사
등록 1979년 5월 17일(제406-2003-036호)
주소 경기도 파주시 문발로 197(문발동) 우편번호 10881
전화 마케팅부 031)955-3100, 편집부 031)955-3200 | 팩스 031)955-3111

이 책의 한국어판 저작권은 에릭양 에이전시를 통한
Candice Fuhrman Agency 사와의 독점계약으로 한국어 판권을 김영사가 소유합니다.
저작권법에 의하여 한국 내에서 보호를 받는 저작물이므로 무단전재와 복제를 금합니다.

값은 뒤표지에 있습니다.
ISBN 978-89-349-3460-8   13510

홈페이지 www.gimmyoung.com   블로그 blog.naver.com/gybook
페이스북 facebook.com/gybooks   이메일 bestbook@gimmyoung.com

좋은 독자가 좋은 책을 만듭니다.
김영사는 독자 여러분의 의견에 항상 귀 기울이고 있습니다.

오래 사는 것보다 '사는 동안 행복한 것'이 중요하다

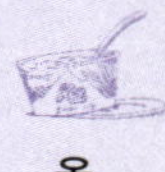

　　요즈음 사람들이 모이면 주고받는 덕담 중 하나가 '9988234'이다. 말 그대로 '99세까지 팔팔88하게 살다가 죽을 때 고생하지 않고 2~3일 만에 숨을 거둔다'는 것을 의미한다. 이 말이 덕담인 이유는 대부분 그렇지 못한 삶을 살다가 고통 속에서 죽음을 맞이하기 때문이리라. 9988234에 반대되는 삶은 실제로는 죽지도 않으면서 '죽겠다, 죽겠다' 하며 자신도 괴롭고, 가족과 친지 등 많은 사람을 괴롭히며 의료인, 제약회사, 건강식품 회사들만 살찌우는 인생이다.

　　이 덕담 속에는 두 가지 진실이 감춰져 있다. 첫 번째, '9988234는 엄연한 과학이다'라는 것이다. 오늘 내가 가지고 있는 모든 질병을 완치한다면 실제로 죽을 때 며칠 또는 몇 주 사이로 심장병, 뇌졸중, 패혈증 등이 한꺼번에 발생하고 비로소 죽음에 이른다. 이런 과정을 의학적으로는 '질병의 압축 compression of morbidity'이라고 부른다. 이에 따르면 죽음을 막을 수는 없지만 질병은 예방하거나 완치할 수 있고, 그렇게 하면 건강하게 살다가 가장 마지막에 질병과 죽음이 거의 동시에 나타난다고 한다. 그야말로 고통 없이 생을 마감할 수 있는 것이다.

　　둘째, '9988234는 바로 오늘, 거의 누구나가 선택할 수 있다'라는 것이다. 사람들은 대부분 질병과 건강은 유전, 환경, 체질, 운명, 재수, 신의 축복 등 자신이 통제할 수 없는 특별한 요인에 의해서 결정된다고 믿는다. 또 나이가 듦에 따라 늙고 병드는 것은 당연한 것이라고 생각한다. 하지만 건강이나 노화는 하늘의 뜻이 아닌, 자신의 의지에 의해 바꿀 수도 있고 늦출 수도 있다. 9988234를 간절히 원하는 사람은 9988234의 삶을 살 수 있고 늙고 병드는 것이 자연스럽다고 생각하는 사람은 그것이 바로 자신의 미래가 된다. 자신의 선택이 아닌 외부의 큰 힘이 작용한다고 믿는다면, 그것이 바로 그 사람의 인생이 되는 것이다.

9988234를 원하는 사람들이 반드시 해야 하는 첫 번째 일은 자신의 몸이 어떻게 운용되고 작동되며, 어떻게 하면 더 좋은 몸이 되고, 더 쉽게 마모되는지를 아는 것이다.

이 책의 저자 로이젠과 오즈 박사가 자신의 전작 《내몸 사용설명서》에서 내몸의 작동원리를 쉽게 알려주었다면, 《내몸 젊게 만들기》를 통해 한 걸음 더 나아가 내몸의 장기와 기능이 늙고 병드는 과정과 질병의 근본적인 요인을 자세하고 정확하게 알려준다.

'늙고 병듦'은 내몸을 손상시키는 힘과 회복시키는 힘 사이의 균형이 깨지는 것이다. 이 책은 내몸의 세포 및 신체를 둘러싼 환경에서 손상을 일으키는 요인인 미토콘드리아, 독소, 당화, 자외선, 불용위축, 마모, 의도하지 않는 사고 등을 지적하는 한편, 이를 회복시키는 유전자, 텔로미어, 줄기세포, 면역, 서투인, 신경전달물질, 일산화질소, 호르몬 등의 역할을 강조한다. 또한 손상과 회복의 균형 사이에서 발생하는 내몸의 기능과 장기의 변화 및 질병을 기억력, 스트레스, 숙면, 위장기능, 폐경과 성생활, 시력 및 청력, 근력, 심장, 미주신경, 암, 호흡기, 당뇨 등에 걸쳐 설명하고 있다.

노화방지에 대한 그동안의 믿음이 건강식품, 보톡스 같은 마법의 주사, 줄기세포 등 비싸고 검증되지 않은 방법에 치중해 있었다면,《내몸 젊게 만들기》는 과거의 통념을 완전히 뒤집는다. 또한 비용을 들이지 않고도 새로운 습관을 선택하는 것만으로도 행복하게 살다가 건강한 죽음을 맞이할 수 있는 지름길이라는 사실을 여실히 증명한다.

신건강인센터 원장
유 태 우

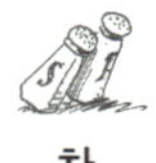

차
례

옮긴이의 말 – 오래 사는 것보다 '사는 동안 행복한 것'이 중요하다 5

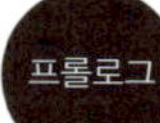

프롤로그 노화는 운명이 아닌 선택이다

생명력 넘치는 몸은 역동적인 도시와 같다 18 ‖ 장수에 숨겨진 다섯 가지 새로운 원리 24 | 노화는 인류의 유전자적 진화에 따른 부산물이다 26 | 내몸은 효율적으로 수선할 수 있도록 설계되었다 27 | 노화는 내부와 외부의 영향을 골고루 받는다 27 | 노화는 하나가 아닌 전체의 문제다 28 | 노화는 관심을 기울이면 되돌릴 수 있다 30
노화의 주요요인: 나쁜 유전자와 짧은 텔로미어 – 건강과 질병은 태어나면서 결정되는가 34

Chapter 1 똑똑한 뇌 탁월한 기억력은 어떻게 만들어지는가

내몸 노화 테스트: 집중력 게임 42 ‖ 기억: 잊지 마세요! 46 ‖ 뇌: 정신과 물질 49 ‖ 내몸 젊게 만들기 작전: 기억력 57 | 남을 가르친다 57 | 평생 학습한다 58 | 하던 일을 멈추고 생각의 흐름을 재편한다 59 | 유전자를 확인한다 59 | 현재에 집중한다 60 | 뇌에 좋은 음식을 먹는다 61 | 기공을 시도한다 61 | 야채를 많이 먹는다 61 | 인지기능을 돕는 영양소를 섭취한다 62 | 혈액순환을 원활하게 한다 63 | 호르몬제 사용을 고려한다 63 | 운동을 한다 64 | 몸의 독소를 빼내라 64 | 유머를 즐긴다 65 | 생각을 도식화한다 65 | 내몸 노화 테스트: 빠르게 생각하기 68
노화의 주요요인: 산화와 비효율적인 미토콘드리아 – 내몸의 에너지 공장을 어떻게 운영할 것인가 69

Chapter 2 튼튼한 심장 막힘없이 온몸에 혈액을 공급하는 법

내몸 노화 테스트: 심박수를 높여라 78 ‖ 심장: 혈관의 손상과 염증에 관하여 79 ‖ 내몸 젊게 만들기 작전: 혈관 87 | 심장에 좋은 음식을 먹어라 88 | 숨찬 운동을 한다 90 | 보충제를 복용한다 91 | 지방을 균형 있게 섭취한다 92 | 치실을 사용한다 93
노화의 주요요인: 줄기세포의 쇠퇴 – 진정한 젊음과 회춘을 보장하는 불멸의 만능세포인가 94

Chapter 3

스트레스 제대로 관리하기 눈에 보이지 않는 적을 영원히 물리쳐라

내몸 노화 테스트: 인내의 한계는 어디까지인가 102 ‖ 모든 스트레스가 나쁜 것은 아니다 104 ‖ 호르몬의 대향연: 스트레스의 생물학 106 ‖ 내몸 젊게 만들기 작전: 스트레스 해소 116 │ 스트레스를 풀기 위한 행동지침을 세운다 116 │ 누군가의 도움을 받는다 117 │ 큰 조각은 작게 나눠 대처한다 118 │ 일한다, 계속 일한다 118 │ 돈을 적당히 소유한다 119 │ 좋아하는 것을 주변에 놓아둔다 119 │ 우선 행동한다 120 │ 다이어리나 PDA를 활용한다 120 │ 처리할 수 있는 일의 목록을 만든다 121

노화의 주요요인: 저항력 약화 ─ 세균과 바이러스가 내몸의 가장 강력한 적인 이유 122

Chapter 4

면역력의 비밀 노화를 조절하는 신비로운 미주신경 여행

내몸 노화 테스트: 면역력 감지하기 130 ‖ 미주신경: 뇌로 향하는 정보 고속도로 133 ‖ 면역세포들: 나를 지켜주는 멋진 흑기사 137 ‖ 세포의 죽음도 삶의 일부이다 141 ‖ 내몸 젊게 만들기 작전: 면역력 강화 144 │ 미주신경을 훈련시킨다 144 │ 면역세포 군대에 연료를 공급한다 145 │ 오메가-3를 더 많이 섭취한다 146 │ 장의 면역력을 강화한다 146 │ 요구르트와 김치를 즐겨 먹는다 147 │ 프리바이오틱스를 섭취한다 147 │ 동양의 침술이나 명상을 시도한다 148

노화의 주요요인: 독소 ─ 폭풍우 같은 독성물질 속에서 살아남을 수 있을까 149

Chapter 5

여전히 무서운 암 피할 수 있는 방법은 없는가

내몸 노화 테스트: 가족력 점검 154 ‖ 세포 복제: 암이 발생하는 생물학적 기회 156 ‖ 내몸 젊게 만들기 작전: 암 무력화하기 162 │ 아스피린을 꾸준히 복용한다 163 │ 비타민 D로 신체를 강화한다 163 │ 간을 보호한다 163 │ 비타민 B가 엽산 결핍을 막는다 164 │ 올리브유를 먹는다 164 │ 녹차를 마신다 165

Chapter 6 편안하게 숨쉬기 | 젊은 폐를 유지하는 법

내몸 노화 테스트: 내 폐는 젊은가 168 ‖ 건강한 폐의 행복한 호흡 170 ‖ 내몸 노화 테스트: 멋진 곤봉 171 ‖ 내몸 젊게 만들기 작전: 호흡 개선법 178 │ 심호흡을 열 번 한다 178 │ 되도록 길가로부터 먼 곳에 산다 179 │ 마그네슘을 섭취한다 179 │ 과일을 많이 먹는다 180

노화의 주요요인: 당화−지나친 당은 노화를 촉진한다 181

Chapter 7 당뇨병 주의보 | 인간 보호수단에서 위협적 질병으로

내몸 노화 테스트: 화장실에 가는 빈도 190 ‖ 췌장: 혈당 감시자 193 ‖ 내몸 젊게 만들기 작전: 당뇨 조절 195 │ 내 인생은 내가 지배한다 196 │ 인슐린의 감수성을 높여라 196 │ 커피를 마신다 197 │ 하루에 두 번 치아씨를 섭취한다 197

노화의 주요요인: 궁극적인 젊음의 샘−칼로리 소모와 노화를 늦추는 서투인을 아는가 198

Chapter 8 강한 위장의 조건 | 잘 먹어야 잘 배설할 수 있다

내몸 노화 테스트: 비트를 먹어 보라 208 ‖ 참을 수 없는 배고픔의 비밀 210 ‖ 장: 음식물의 고속도로 214 ‖ 내몸 젊게 만들기 작전: 위장 보호 221 │ 섬유질을 먹는다 223 │ 물은 하루 종일 최대한 많이 마셔라 223 │ 제거실험을 한다 224 │ 지방을 선택한다 224

노화의 주요요인: 신경전달물질의 불균형−뇌의 화학적 메시지 체계가 노화에 미치는 영향 226

Chapter 9

숙면의 중요성 내몸 시스템을 재시동하는 시간

내몸 노화 테스트: 내몸을 졸게 하는 것 232 ∥ 수면욕구: 내몸의 세 번째 눈 234 ∥ 한밤의 약속: 뇌가 잠을 청한다 237 ∥ 내몸 젊게 만들기 작전: 숙면 247 │ 수면 계획을 세워라 247 │ 밤을 활용하라 248 │ 불면증을 공격하라 248 │ 잠들기 전에 하지 말아야 할 것 249 │ 통증을 발견하라 249 │ 알레르기를 치료하라 250 │ 반대로 생각하라 250 │ 허브보충제를 섭취하라 251

노화의 주요요인: 춤추는 호르몬 - 피할 수 없는 재앙이 아닌 자연스러운 변화로 받아들여라 252

Chapter 10

아름다운 폐경 호르몬 치료에 대한 의학적 수수께끼

내몸 노화 테스트: 털 관리 256 ∥ 에스트로겐: 여성 호르몬의 비밀 258 ∥ 머리가 세 개인 호르몬: 에스트로겐의 효과가 강력한 이유 262 ∥ 에스트로겐 치료의 득과 실 263 ∥ 내몸 젊게 만들기 작전: 호르몬 치료 269 │ 호르몬 치료에 대한 지식을 습득한다 269 │ 자신에게 맞는 방법을 선택한다 270 │ 치료 계획을 세운다 271 │ 화끈거림에 대한 대처법 272 │ 다른 약물도 고려한다 273 │ 크림을 이용한다 276 │ 유발요인을 피한다 277

Chapter 11

전립선의 은밀한 이야기 행복과 불행의 갈림길에서

내몸 노화 테스트: 밤에 소변보기 280 ∥ 전립선: 잘 흘러나가게 하라 282 ∥ 주요 치료 방법 287 │ 전립선암의 치료 287 │ 양성 전립선비대증의 치료 288 │ 내몸 젊게 만들기 작전: 전립선 해석 289 │ 비교하라 289 │ 약용 식물을 이용한다 289 │ 채식을 한다 290 │ 아연 보충제를 사용한다 291 │ 카페인을 멀리한다 291 │ 약물로 치료한다 291

노화의 주요요인: 일산화질소의 고갈 - 신체기능에 엄청난 영향을 미치는 위대한 기체 293

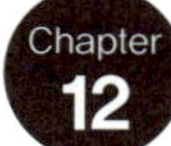

Chapter 12 즐거운 성생활 육체적 기쁨을 통해 정서적 깊이를 더하라

내몸 노화 테스트: 성욕에 관해 300 ‖ 발기 과정의 해부학 302 ‖ 테스토스테론의 진실 307 ‖ 활성호르몬: 투자할 만한 가치가 있는가 312 ‖ 내몸 젊게 만들기 작전: 동맥의 흐름을 잡아라 316 │ 심장처럼 생각하라 317 │ 포도를 먹어라 317 │ 약물의 힘을 빌린다 317 │ 알고 사용한다 318 │ 이런 음료를 마신다 318 │ 자신감을 가진다 319

노화의 주요요인: 자외선−햇빛은 내몸에 영양을 주기도 하고 파괴하기도 한다 321

Chapter 13 세상을 보는 눈 시력 저하는 당연한 일이 아니다

내몸 노화 테스트: 시력검사 328 ‖ 아름다운 내몸의 눈 331 ‖ 내몸 노화 테스트: 눈에 점찍기 336 ‖ 내몸 젊게 만들기 작전: 시력 보호 338 │ 빛을 차단한다 338 │ 병원 진료를 받는다 339 │ 눈에 영양소를 제공한다 340 │ 뒤로 물러나 앉는다 341

노화의 주요요인: 불용위축−너무 사용하지 않아도 문제다 342

Chapter 14 뼈와 근육 우리의 뼈는 자라고 있다

내몸 노화 테스트: 균형잡기 348 ‖ 뼈: 내몸의 기초 만들기 349 ‖ 내몸 젊게 만들기 작전: 강력한 골격 356 │ 뼈에 근육을 붙인다 356 │ 스트레칭을 한다 356 │ 균형잡기를 생활화한다 358 │ 낙상을 방지할 수 있는 환경을 만든다 359 │ 낙법을 배운다 359 │ 좋은 칼슘보충제를 섭취한다 360 │ 운전할 때도 칼슘을 씹는다 362 │ 가족과 함께 한다 363 │ 특별한 비타민 K를 섭취한다 363 │ 골다공증을 일으키는 음식은 피한다 364 │ 뼈에 해로운 것들 364 │ 골밀도를 측정한다 365 │ 골다공증 치료약을 알아본다 365

노화의 주요요인: 심신의 마모−효율성과 생산성이 둔화되는 것의 위험 367

Chapter 15

알겠어? 알겠어! 사회적 인간으로 살기 위한 최소한의 청력

내몸 노화 테스트: 속삭임 청력검사 372 ‖ 귀: 크게 말씀해주세요! 374 ‖ 내몸 젊게 만들기 작전: 청력관리법 378 | 배우자를 신뢰한다 378 | 귀지를 제거한다 378 | 귀를 위한 음식을 먹는다 379 | 귀를 막는다 379
노화의 주요요인: 의도하지 않은 사고—내몸이 인생의 사건사고를 잘 견디지 못하는 이유 380

Chapter 16

14일간의 내몸 건강수명 늘리기 계획

매일 반드시 해야 하는 기본사항 390 ‖ 첫째 주 394 | 첫째 날: 내몸을 뜯어보고 평가한다. 저울이 어느 쪽으로 기우는가 394 | 둘째 날: 집과 마음을 재정비한다 398 | 셋째 날: 3일간 내몸 다이어트를 한다 401 | 넷째 날: 습관 점검하기 402 | 다섯째 날: 몸과 마음을 조율하기 403 | 여섯째 날: 인간관계 강화하기 404 | 일곱째 날: 마음 정화하기 405 ‖ 둘째 주: 반복 406

Chapter 17

내몸 젊음유지 프로그램

내몸 젊음유지 프로그램 1: 건강검진 415 | 예방접종 415 | 기본적으로 해야 할 건강검진 항목 416 | 암 검진 417 ‖ 내몸 젊음유지 프로그램 2: 노화검사 418 | 내분비기능 및 대사 420 | 심혈관계 422 | 간과 신장, 근육의 기능 423 | 영양과 비타민, 무기질 424 | 염증 426 | 전혈구검사 427 | 텔로미어 길이 429 ‖ 내몸 젊음유지 프로그램 3: 심호흡과 명상 430 ‖ 내몸 젊음유지 프로그램 4: 스트레스 조절 432 ‖ 내몸 젊음유지 프로그램 5: 영양보충제 435 ‖ 내몸 젊음유지 프로그램 6: 환경위험 없애기 437

Chapter 18

내몸 강하게 하기

내몸 운동 444 ‖ 내몸 운동 자세 452 ‖ 내몸 기공체조 455 ‖ 내몸 기공체조 자세 462

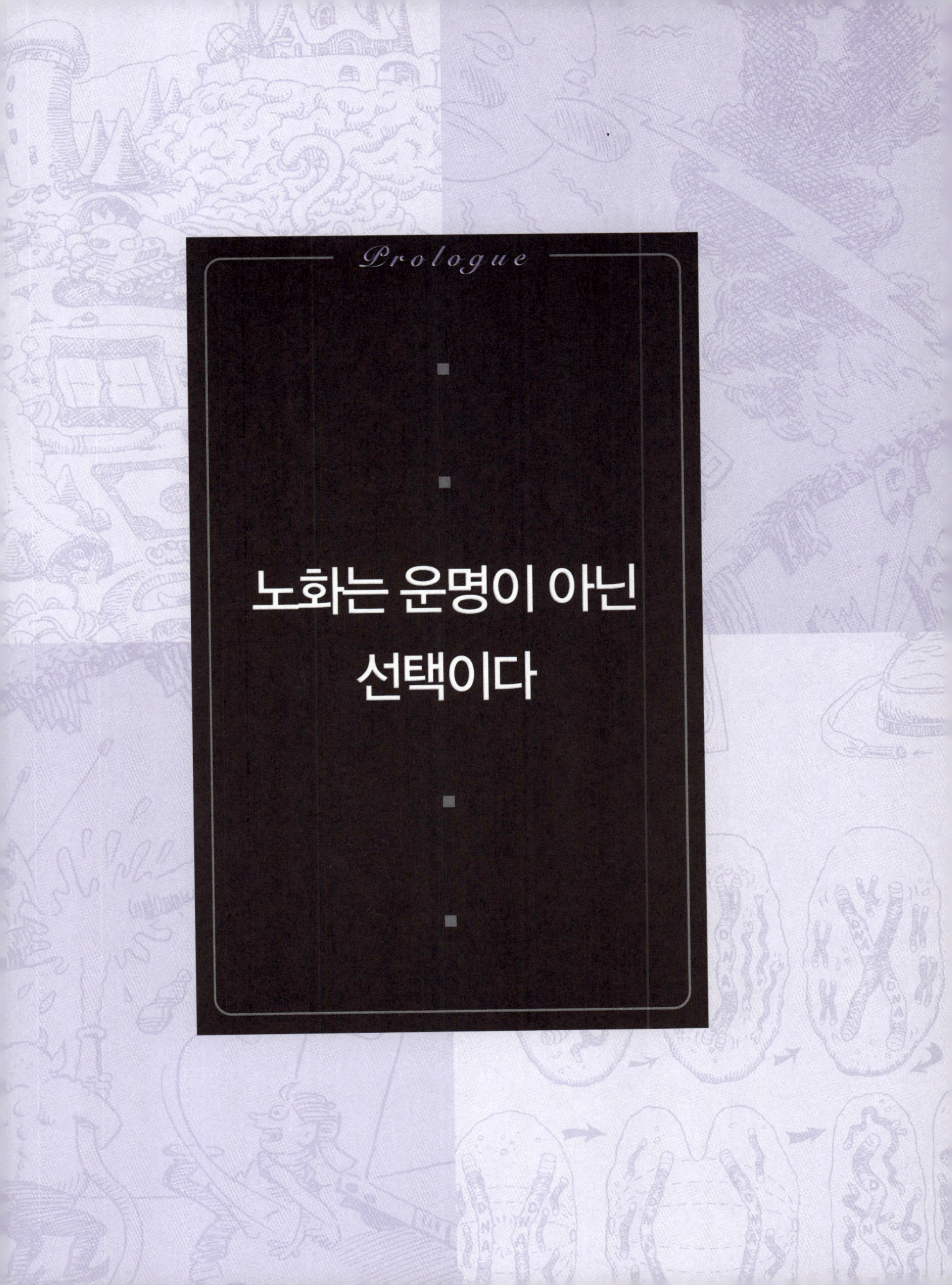

Prologue

노화는 운명이 아닌
선택이다

YOU Staying Young

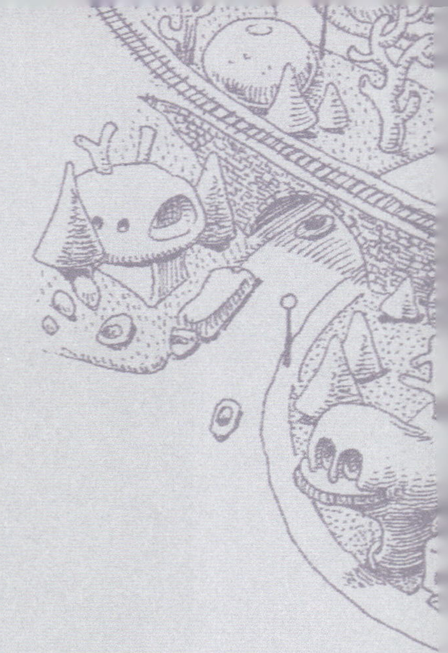

　사람들은 대부분 몸에서 어떤 증상이 나타나기 전까지 '노화'를 남의 일로 여긴다. 그러다가 어느 순간 시야가 뿌옇게 흐려지는 백내장을 시작으로 이런저런 증상이 나타나면 '아, 이제 늙는구나'라고 생각한다. 이어 뼈가 덜그럭거리고 조금만 무리했다 싶으면 허리에 통증이 느껴지며 자꾸 무언가를 잊곤 하는 건망증 증세가 나타난다. 더 진행되면 밤에 운전하기가 귀찮고 골프를 치는 일이 힘들어지며 배우자가 이야기하는 것을 잘 알아듣지 못한다. 그뿐 아니라 성 기능이 점차 감소되다가 완전히 사라지고 만다. 이쯤 되면 오후 5시경에 일찌감치 저녁을 먹은 뒤 9시 뉴스를 보고 잠을 자는 것이 그날의 1차 목표가 되어버린다.

　노화를 받아들이는 이런 자세는 인생의 아름다움을 즐기는 것이 아니라 인생의 파도에 풍덩 빠져버리는 것과 다름없다. 우리는 이런 생각을 깨뜨리기 위해 이 책에서 노화를 극복하는 현명한 방법과 새로운 노화방지 의학을 소개하고자 한다.

전통적으로 의학의 목적은 만성병과 가역적可逆的, 물질의 상태가 한 번 바뀐 뒤 원래의 상태로 되돌아갈 수 있는 것인 노화 관련 급성질환인 암, 심장질환, 뇌졸중 등을 치료하는 데 있다. 흥미롭게도 여기에는 한 가지 분명한 가정假定이 존재한다. 그것은 심장질환과 암이 사망원인 중 50퍼센트 이상을 차지하므로 이들 질환을 통제하거나 피한다면 오래 살 가능성이 50퍼센트 이상 높아진다는 것이다. 하지만 사실은 그렇지 않다. 물론 이 질병들이 심각하기는 해도 이들을 몰아내는 것은 단지 9년 또는 9년 반 정도의 기대수명만 늘려줄 뿐 30~40년을 연장해주지는 못한다. 이들 이외의 질병이 우리가 예기치 못했던 곳에서 발생하기 때문이다.

따라서 기대수명을 늘리는 동시에 다른 모든 질병의 위험요인도 낮춰야 한다. 이것을 가능하게 하는 것이 바로 세포단계에서 노화속도를 늦추는 일이다. 암이나 다른 질환을 치료하는 것은 자연현상을 바꾸거나 신체의 노화속도를 늦추지는 않는다. 왜냐하면 노화와 질병이 상호작용을 하기는 해도 서로 같은 것은 아니기 때문이다.

인간은 나이를 먹으면 장기 기능이 대부분 망가지고 질병에 대한 대응력도 약해진다. 따라서 삶의 질을 높이고 건강한 몸을 유지하며 오래 살기 위해서는 질병을 예방하는 동시에 세포의 노화를 늦춰야 한다. 어떻게 해야 그것이 가능할까?

노화가 겁나는 이유는 그것이 마치 일급 강도처럼 느닷없이 침입하기 때문이 아니다. 오히려 노화는 몇 달간 사전조사를 하고 실행에 옮기는 전문 은행 강도에 가깝다. 그만큼 노화의 원인과 결과, 그리고 현실에서 나타나는 효과에는 상당한 시간차가 존재한다. 이는 우리가 60대, 70대, 또는 80대가 되어서야 나타나는 여러 가지 공격에 대비해 30~40대나 50대에 미리 건강한 몸을 만들기 위한 노력을 시작해야 한다는 것을 의미한다.

다행히 과학을 통해 노화를 조절하는 생물학적 과정이 밝혀졌다. 이 책에서 설명하는 미토콘드리아, 텔로미어telomere, 염색체 말단소립, 서투인sirtuin, 일산화질소NO, nitric oxide, 미주신경 등을 하나하나 익히다 보면 과학이 발견한 원리를 내몸에 적용하는 방법을 터득하게 될 것이다. 내몸에는 기억력을 관장하며 때로는 기억장애를 일으키기도 하는 운동화 끈처럼 생긴 염색체가 존재한다. 또한 동맥을 손상시키거나 보존하는 역할을 하는 세포단위의 에너지 공장도 있는데, 이것을 보고 혹시 버터가 듬뿍 든 과자를 많이 먹었기 때문이 아닐까 하고 생각할지도 모른다.

내몸에 숨겨진 과학을 이해하면 노화속도를 늦출 수 있고 오래도록 건강하게 살 수 있다. 하지만 과학은 그 열쇠만 제시할 뿐 잠재된 장수 능력을 발휘할 수 있는 권한은 오로지 자신에게 있다. 노화는 피할 수 없기는 해도 분명 그 속도를 늦출 수는 있다.

생명력 넘치는 몸은 역동적인 도시와 같다

노화의 역동적인 과정을 설명하는 가장 좋은 방법은 내몸과 유사한 시스템을 가진 다른 대상에 비유하는 것이다. 그 좋은 예로 도시를 들 수 있다. 어떤 도시는 오래되었음에도 여전히 아름답고 웅장한 자태를 유지하고 있다. 고고함을 풍기는 런던 같은 유럽의 도시들을 연상해보라. 반면 어떤 도시는 역사에 비해 낡고 파괴돼 응급실로 실려 가기 일보직전인 경우도 있다.

각각의 도시는 시간이 지나면서 흥망성쇠를 경험한다. 도시가 우아함과 고풍스러움을 간직하느냐, 아니면 페인트 투성이에다 폭동과 황폐화로 얼룩지느냐는 지도자와 주민들이 어떻게 사용하고 가꾸는가에 따라 결정된다〈그림 프롤로그.1〉.

도시가 내몸처럼 특이한 유전적 암호를 지니고 있다고 가정해보자. 도시에서 지형은 유전자에 해당하며 지형에 따라 강이 만들어지거나 덥고 찬 기후대가 형성되고 태풍이 지나가는 통로가 생기기도 한다. 특히 지형은 유전적이라 변하지 않지만 도시는 지진에 강한 건물 구조, 겨울철 추운 날씨에도 통과할 수 있는 지하 터널, 물류를 위한 운하 등을 건설해 환경에 적응한다. 도시의 생명력에 '적응'은 상당히 중요한 영향을 미치며 이것은 내몸도 마찬가지다.

심장질환이나 당뇨병, 또는 큰 기저귀 팬티를 입고 다녀야 하는 유전적 요인을 지니고 태어났더라도 그것이 유전자의 영향력을 최소화할 수 없다는 뜻은 아니다. 내몸의 유전자 자체를 바꿀 수는 없지만 그것을 어떻게 발현시키느냐는 의지에 따라 충분히 조절할 수 있다. 공격적인 유전자가 도두 발현될 필요도 없고 방어적인 유전자가 계속 수면상태로 남아 있어야 하는 것도 아니다. 도시와 마찬가지로 내몸도 선택에 따라 달라진다는 것을 이해하면 내몸을 훌륭하게 보완할 수 있다. 로마가 불멸의 도시가 된 이유가 바로 여기에 있다.

어떤 도시는 제대로 관리를 받지 못해 황폐해지는 반면, 다른 도시는 적절한 자원이 원활하게 투자되어 잘 유지된다. 내몸 또한 근본적으로 장기 구조가 약하더라도 어떻게 관리하느냐에 따라 우아하고 열정적인 삶을 영위할 수 있다. 이 책은 내몸을 과학적으로 관리하는 방법과 인체가 작동하는 방식에 대해 쉽고 자세하게 알려준다.

면역체계는 내몸의 경찰서다. 혈관은 막힐 수도 있고 방해받을 수도 있으며 오래 사용하면 낡아버리는 고속도로다. 뇌는 도시 전체에 전력을 공급하는 에너지발전소다. 그리고 신경줄기는 내몸의 전력선으로 만약

[**그림 프롤로그.1**] 도시풍경

도시와 마찬가지로 각자의 몸은 각각 다르게 늙는다. 도시의 지형은 내몸의 유전자, 도로는 동맥, 전력선은 신경줄기, 녹색지대
는 피부와 같으므로 내몸과 도시는 서로 닮은꼴이다.

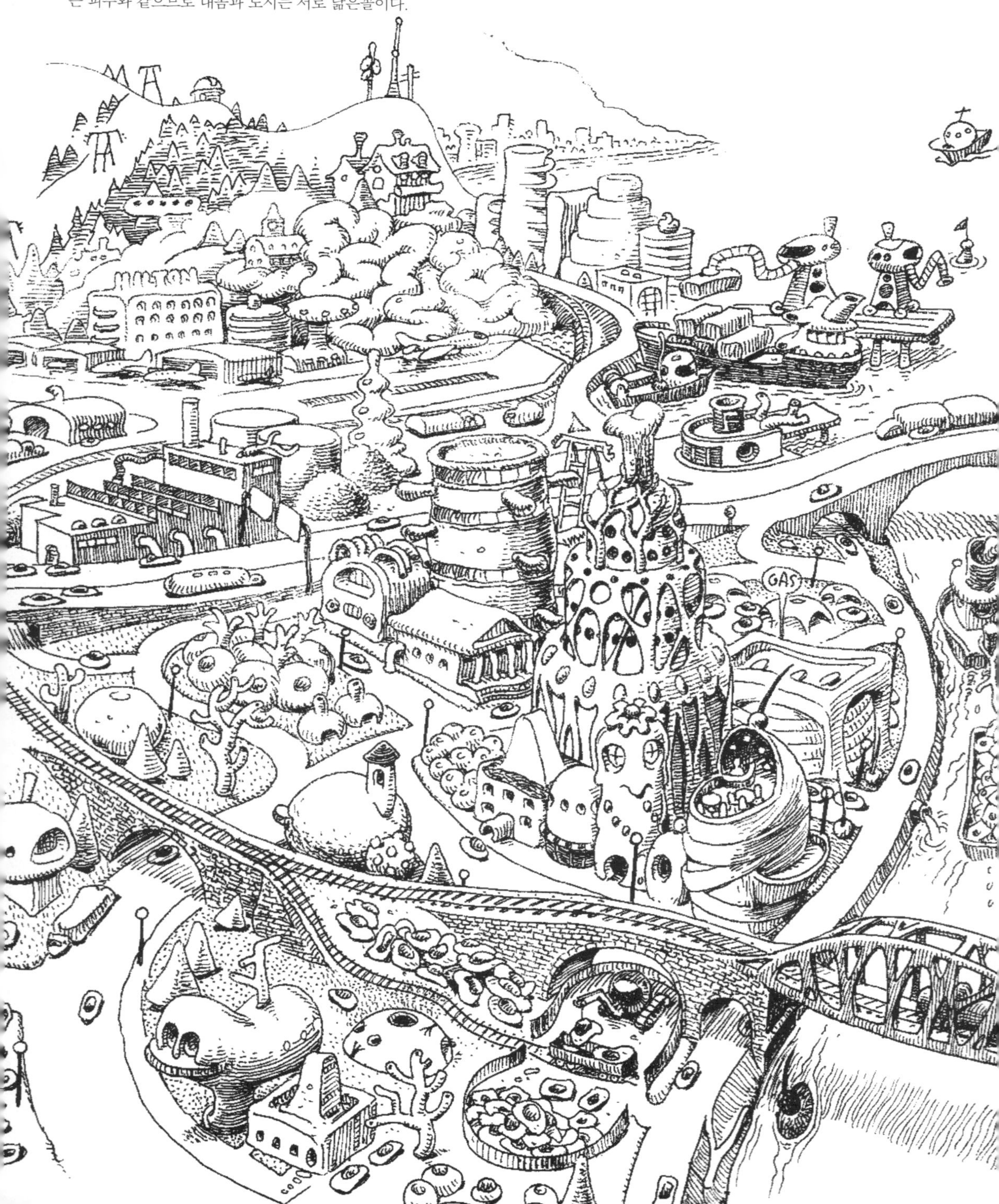

- 스키퍼 : 60년대형 미국 음식점
- ATP : adenosine triphosphate, 아데노신에 인산기가 3개 달린 유기화합물. 모든 생물의
  세포 내에 존재하며 에너지대사에 중요한 역할을 한다.

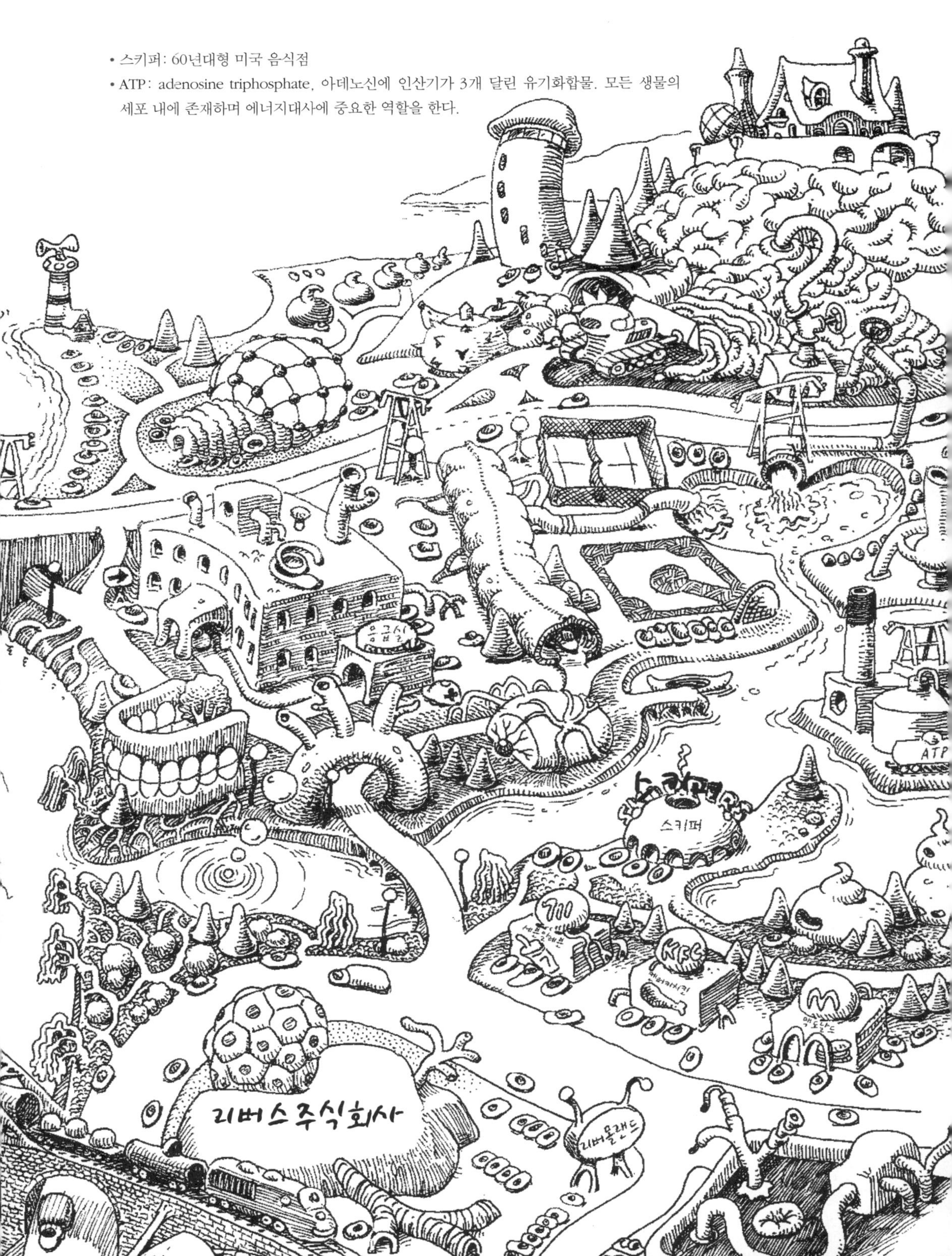

이것이 끊어지면 여기저기 정전이 발생한다. 피부는 아름다움과 활력을 주는 도시의 공원과 녹색지대에 해당한다. 그렇다면 지방이 모인 곳, 이를테면 뱃살과 허벅지살은 무엇일까? 당연히 쓰레기 매립장이다.

'나'는 내 생명도시를 최고로 만들기 위한 의사결정권이 있는 시장이다. 궁극적인 목표는 단순히 사망으로부터 내몸을 보호하는 것이 아니라, 가장 살고 싶은 10대 도시 중 하나로 만드는 일이다. 그것은 자원을 적절히 투입하고 올바르게 관리해 도시를 생기 있게 가꾼다는 것을 의미한다.

어떻게 하면 내몸이라는 도시를 정확하게 파악할 수 있을까? 그리고 도시에 영향을 미치는 요인은 무엇일까? 바로 그것이 이 책에서 설명하고자 하는 내용이다.

과학은 내몸에서 일어나는 14가지 노화과정을 찾아냈다. 우리는 이 책에서 그러한 과학적 이론과 원리를 바탕으로 분석한 '노화의 주요요인'을 제시하고 있다. 따라서 노화요인이 내몸의 다양한 부분에 어떤 영향을 미치는지, 또한 이에 어떻게 대응해야 하는지 배울 수 있을 것이다. 대사물질 소모와 신경전달물질 불균형에 이르기까지 노화의 원인은 무척 다양하다. 이런 노화의 원인을 파헤친 이유는 내몸이 더욱 젊고 건강하게 살 수 있도록, 그리고 어린이보다 넘치는 활력을 유지하도록 돕기 위해서다.

다음의 설명은 내몸을 하나하나 이해하는 데 도움을 줄 것이다.

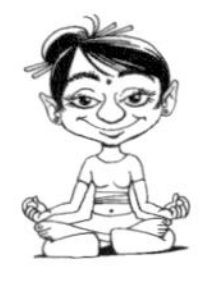

● **노화의 주요요인** ● 일반적으로 잘 알려지지는 않았지만 실제로는 세포단위에 숨어 노화를 일으키는 주된 원인을 실었다. 그동안 잘 몰랐던 이들 요인을 발견한 일은 노벨상을 수상할 정도의 큰 업적으로, 여러 가지 장수이론 사이의 진실게임에 종

지부를 찍고 노화와 젊음유지에 대한 올바른 기준을 제시하고 있다. 또한 휴게실에 모여 앉아 수다를 떨 때 다른 사람보다 훨씬 더 현명하다는 지적 우월감을 만끽하게 한다. 32쪽의 그림을 먼저 살펴보라. 노화의 주요요인을 정리한 이 그림은 무엇을 선호하느냐에 따라 젊음의 저울을 스스로 통제할 수 있다는 사실을 깨닫게 한다.

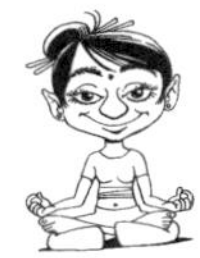 **• 내몸 노화 테스트 •** 각 장의 시작마다 지금 노화가 어느 단계까지 진행되었는지 평가할 수 있도록 간단한 테스트를 제공했다. 이 테스트를 통해 내몸을 새로운 눈으로 바라볼 수 있을 것이며, 건강나이도 가늠할 수 있을 것이다.

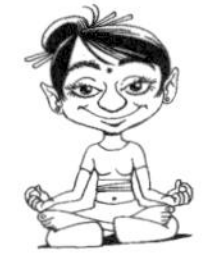 **• 내몸 젊게 만들기 작전 •** 각 장의 마무리마다 예순 살이 넘어서도 서른 살처럼 생기 있는 삶을 누릴 수 있는 기본요령과 전략을 소개했다. 또한 간단한 방법으로 내몸을 젊게 만들 수 있는 변화의 지침도 제공했다. 50년 이상의 미래를 예측하는 것은 쉽지 않기 때문에 좀 미진하긴 해도 현재의 과학적 사실이 들려주는 정보로 채웠다.

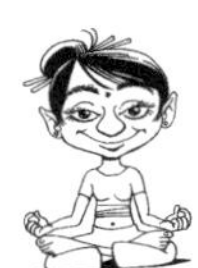 **• 내몸 젊음유지 프로그램 •** 책 전체에 걸쳐 내몸을 젊게 만들기 위해 실생활에 적용해야 할 프로그램을 제시했다. 이 프로그램을 통해 스트레스에서 벗어나고 담배를 끊는 것은 물론 분노도 조절할 수 있을 것이다. 특히 누구나 쉽게 실행할 수 있는 훈련 프로그램을 활용해 몸과 마음의 건강을 향상시킬 수 있는 방법도 덧붙였다.

> ### ✽ 내몸 젊음유지 프로그램 ✽
>
> 내몸이 오랫동안 건강한 젊음을 유지할 수 있도록 만드는 프로그램을 설명한다.
>
> | | | | |
> |---|---|---|---|
> | 분노 조절 | 114쪽 | 스트레스 조절 | 432쪽 |
> | 금연 | 177쪽 | 영양보충제 | 435쪽 |
> | 숙면 | 238쪽 | 환경위험 없애기 | 437쪽 |
> | 건강 및 암 검진 | 415쪽 | 내몸 운동 | 444쪽 |
> | 노화검사 | 418쪽 | 내몸 기공체조 | 455쪽 |
> | 심호흡과 명상 | 430쪽 | | |

장수에 숨겨진 다섯 가지 새로운 원리

노화의 지표는 '도로에서 차선을 바꾸지 않고 얼마나 천천히 운전을 하는가' 또는 '체크무늬 바지를 입는가, 입지 않는가' 정도의 차원이 아니다. 스스로를 얼마나 건강하게 느끼는가 하는 것이 가장 중요한 노화의 지표다. 잠시 정신을 집중해 다음의 질문에 대답해보자.

같은 연령의 다른 사람과 비교해 얼마나 건강한가?

★ 매우 뛰어남
★ 매우 좋음

★ 좋음

★ 보통

★ 나쁨

　만약 보통이나 나쁨을 선택했다면 앞으로 2년간 사망할 확률이 다른 사람에 비해 서른 배나 높다. 그렇다고 당장 즐기던 과자를 끊으라는 얘기는 아니다. 변화를 유도하기 위해 겁을 주려는 것은 더더욱 아니다. 단지 '가장 살기 좋은 도시'를 만드는 책임은 자기 자신에게 있다는 것을 알리고 싶을 뿐이다. 내몸에 만족하는가? 앞으로도 현재의 내몸으로 살고 싶은가? 내몸의 건강은 몇 점인가? 누가 보아도 일류급인가?

　이 질문에 대한 대답은 얼마나 오래, 그리고 건강하게 살 수 있는가에 대해 궁극적인 해답을 제공한다. 사실 자신의 건강상태와 약한 부분에 대해서는 누구보다 스스로가 잘 알고 있지 않은가. 내몸에 대한 본능적인 직관은 자신이 건강을 유지하기 위한 삶을 사는지 아닌지 깨닫게 한다. 만약 어떤 부정적인 기류가 느껴진다면 과학이 발견한 원리를 활용하는 것도 좋다. 최근에 밝혀진 과학적 사실을 적절히 활용하면 내몸에 긍정적 변화를 불러올 수 있기 때문이다.

　이제 신비로운 생물학적 과정과 스스로 조절할 수 있는 노화의 원인들을 설명하기에 앞서 과학적으로 발견된 새로운 장수 원리를 살펴보자. 일단 이 원리를 이해하면 행동을 변화시키기 위한 기초 도구를 갖추는 셈이다. 다음의 다섯 가지 원리는 나이듦에 대한 인식의 틀을 새롭게 바꿔줄 것이다.

노화는 인류의 유전자적 진화에 따른 부산물이다

노화란 인체의 각 부분이 천천히 그리고 고통스럽게 망가지는 것이고, 누구나 당연히 그런 과정을 겪는다는 것은 잘못된 생각이다. 노화는 인생 여정에서 불가피하게 일어나는 자연적 결과가 아니라, 오히려 장대하게 진행되는 생명활동에서 발생한 부산물에 가깝다.

사람들은 대부분 삐걱거리는 관절, 쭈글쭈글한 손톱, 자주 탈이 나는 장에 대해 단순히 노화로 인한 여러 가지 문제 중 하나라고 생각한다. 여든 살이 넘으면 육신의 고통을 감당하며 여생을 보내는 것이 당연한 일일까? 늙는 것은 끔찍한 일이며 어쩔 수 없이 받아들여야 하는 운명일까? 당연히 그렇지 않다.

내몸에서 일어나는 각각의 생물학적 단계를 살펴보면 거기에는 나름의 진화적 이유가 있고, 이것은 대개 종種의 생존 및 유지에 초점이 맞춰져 있다. 한마디로 진화는 삶의 존속보다 유전자 존속을 목적으로 그 역할을 수행해온 것이다. 이를 증명하듯 내몸의 생물학적 과정은 아기를 낳아 기를 수 있을 때까지만 보호하도록 설계되어 있다. 따라서 의학이 발달하기 전인 20세기 중반까지만 해도 선진국에서조차 인간이 이 시기 이후까지 사는 것을 기대하기 어려웠다.

'종의 생존'이라는 1차적 목적에 맞춰진 보호단계가 끝나면, 다시 말해 나이를 먹으면 내몸은 우리가 원하는 방식대로만 작동하지 않는다. 이것이 바로 노화다. 생식을 마칠 때까지만 보호할 수 있도록 설계된 시스템 탓에 나이를 먹으면 내몸이 제대로 작동하지 않을 수도 있다는 얘기다. 노화의 '통일이론'에서는 이런 시스템을 더욱 이해하기 쉽도록 개인의 관점이 아닌 유전자의 눈으로 노화를 바라본다. 노화를 필연적인 삶의 결과가 아닌 유전자적 진화에 따른 부산물로 생각하는 것이다.

내몸은 효율적으로 수선할 수 있도록 설계되었다

자동차나 컴퓨터 그리고 관계는 어느 순간 망가지기도 한다. 망가지는 것은 화재나 무릎인대 손상처럼 급성으로 진행되든 아니면 50년 된 도로 또는 허리같이 오랜 시간에 걸쳐 발생하든 그 결과는 마찬가지다. 물론 가장 좋은 것은 망가지지 않도록 생물학적 시스템을 잘 지키는 것이지만, 일단 망가진 후에는 그것을 회복하고 수선하는 일에 집중해야 한다.

내몸은 지구상 모든 생명체와 마찬가지로 시간이 지나면 망가지도록 구성되어 있다. 물론 다리가 두터우면 쉽게 부러지지는 않겠지만 대신 민첩하게 움직일 수 없다. 다행히 내몸은 망가져도 효율적으로 수선할 수 있도록 설계되었기 때문에 민첩성을 포기하면서까지 두터운 다리로 진화하지 않았다.

노화는 내몸의 세포가 재생력을 잃는 과정에서 필연적으로 발생한다. 예를 들어 미토콘드리아나 텔로미어가 원래의 역할을 수행하지 못하면 손상된 세포는 재생되지 않는다. 하지만 자동차가 주행거리를 누적해서 기록으로 남기듯 내몸은 살아온 삶을 축적해 기록하는 것은 물론, 스스로를 재생해 앞으로 몇 십만 킬로미터를 더 갈 수 있게 한다.

노화는 내부와 외부의 영향을 골고루 받는다

노화는 흔히 생각하는 것처럼 내몸 깊은 곳에서 일어나는 알 수 없는 과정일까? 여기서 우리는 과학의 힘에 경의를 표해야 한다. 왜냐하면 노화는 단순한 세포단위에서 벌어지는 과정이 아니라 내외부의 스트레스 요인에 어떻게 반응하고 적응하느냐에 따라 결정된다는 것이 밝혀졌기 때문이다. 한마디로 노화는 '노화속도'에 관한 것으로, 이는 내몸의 노화를 빠르게 하거나 늦추는 데 내외부 요소가 모두 관여한다는 것을 의미한다.

노화에 대한 엄청난 비밀 중 하나는 노화속도가 8년마다 두 배씩 증가한다는 것이다. 이에 따르면 내몸이 남은 인생 동안 마흔 살의 노화속도를 유지할 경우 백스무 살 넘게 살 수 있다는 논리가 성립된다.

노화는 안에서 밖으로, 또한 밖에서 안으로 작용하며 서로 영향을 미친다. 그러므로 우리는 양방향의 노화작용을 잘 관리해 노화속도를 조절하고 실제 건강나이를 낮추는 데 초점을 맞춰야 한다.

노화는 하나가 아닌 전체의 문제다

스위스치즈를 보면 여기저기에 크고 작은 구멍이 숭숭 뚫려 있다. 갑자기 치즈조각의 구멍에 대한 이야기를 꺼내는 이유가 궁금한가? 그것은 여러 장 겹친 치즈조각의 구멍을 통해 사물을 보는 것이 노화를 이해할 수 있는 한 가지 방법이기 때문이다〈그림 프롤로그 2〉.

각각의 치즈조각을 노화를 방지할 수 있는 보호층이라고 가정해보자. 만약 구멍이 작고 두께가 두꺼운 치즈가 여러 장 겹쳐 있으면 구멍을 통해 사물을 보기 어렵다. 이처럼 노화방지 시스템에 작은 구멍만 있다는 것은 내몸이 건강하고 활력이 넘친다는 것을 의미한다. 이 경우에는 설사 문제가 있더라도 사소한 것이며 결코 생명을 위협할 정도는 아니다. 예를 들면 뇌와 염색체의 건강에 미세한 결점이 있긴 해도 심장에는 큰 문제가 없는 상태로 볼 수 있다. 내몸 전체를 놓고 보면 중대한 문제가 없다는 얘기다.

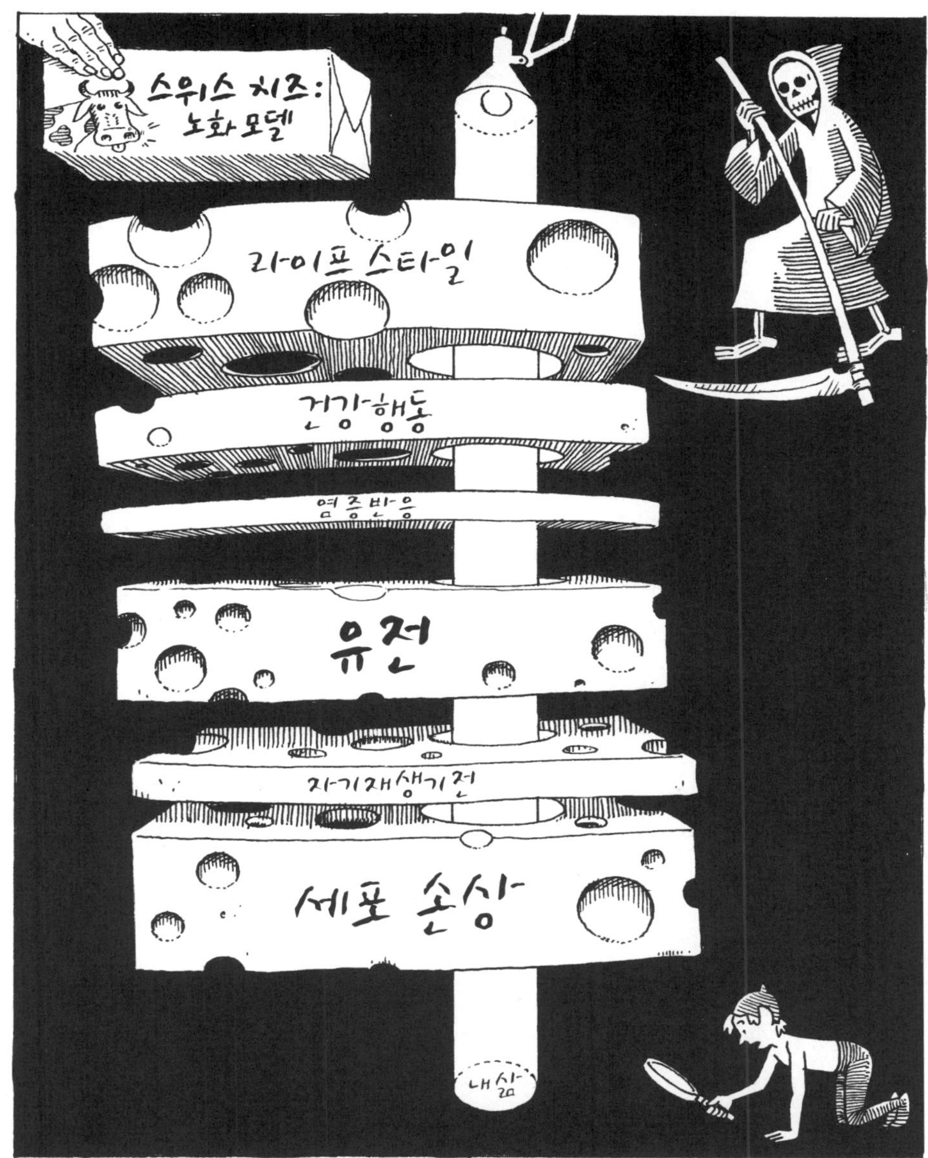

[**그림 프롤로그.2**] 치즈와 노화의 상관관계

노화에 대항하는 보호층은 마치 치즈조각과도 같다. 치즈에 나 있는 구멍의 크기, 숫자, 치즈의 두께 등
이 노화에 저항하는 내몸의 힘을 설명한다.

그러나 점점 노화가 진행되면 그 구멍들이 더 커지거나 치즈의 두께가 얇아지기 시작한다. 이때 한 조각에서 구멍이 커져 다른 구멍과 합해지면 더욱 큰 문제를 일으킨다. 여기저기 흩어진 작은 건강문제는 그다지 위협적이지 않지만, 각각의 작은 문제가 점점 커지거나 다른 문제와 서로 작용하면 원인망web of causality 을 형성한다. 작은 건강문제로 보이던 것이 나선구조로 확장되면서 점차 커지는 것이다.

노화는 관심을 기울이면 되돌릴 수 있다

노화는 아침에 화장실을 가듯 자연스러운 현상일까? 사람은 결코 크고 작은 건강문제를 피할 수 없고 나이가 들면 보조기, 보청기, 두꺼운 돋보기를 사용하는 운명으로 전락하는 것이 당연한 일일까? 노화는 나와 멀리 떨어져 있다가 어느 날 갑자기 산사태처럼 다가오는 것일까?

어떤 편견에 사로잡혀 있든 내몸에 관심을 갖고 유리한 것을 활용한다면 충분히 삶의 지렛대를 만들 수 있다. 그러한 변화를 일으키는 데 너무 늦거나 빠른 때는 없다. 더욱이 내몸은 잘 만들어진 기계와 같기 때문에 모든 부위를 정밀하게 검사할 필요가 없다. 단지 노화의 영향에 가장 취약한 곳을 찾아내 고치면 된다.

노화에 대한 진실은 지금 당장 노력하면 기대여명을 35퍼센트 이상 연장할 수 있다는 점이다. 이것은 누구나 백 살 또는 그 이상까지 살 수 있고 나아가 양질의 삶을 즐길 수 있다는 것을 의미한다. 물론 별다른 노력을 기울이지 않아도 병원을 찾아가면 의사의 재능과 기술, 지식에 의존해 몸의 고장 난 부분을 치료할 수 있지만, 그보다 더 좋은 것은 그런 일이 아예 일어나지 않는 것이다.

노화를 방지하는 세 가지 특효약은 칼로리 제한, 체력 강화, 그리고 숙면이다. 우리가 권하는 다른 몇 가지 건강 프로그램과 더불어 이 세 가지만 잘 실천해도 노화의 70퍼센트를 조절할 수 있다. 아파서 병원에 가기보다 건강을 스스로 조절할 수 있는 능력을 갖고 싶지 않은가?

과거에 건강과 관련해 많은 잘못을 저질렀을지라도 돌이킬 수 없는 것은 아니다. 예를 들어 아침식사로 햄버거를 먹어왔거나 스트레스로 뇌를 범벅했더라도 당장 치매에 걸려 기저귀를 차거나 생일을 잊어버릴 운명에 처하지는 않는다. 그동안 어떻게 해왔든 그것은 큰 문제가 되지 않는다. 노화는 가역적이기 때문에 원한다면 언제든 그것을 뒤집을 수 있다. 구체적으로 이야기하자면 3년만 좋은 건강습관을 유지해도 그것이 내몸에 나타나는 효과는 인생 전체에 걸쳐 건강한 습관을 들여온 것과 비슷하다. 좋은 습관을 3개월만 지속해도 기대수명이 연장되는 것을 측정할 수 있을 정도다.

이미 말했듯 노화 자체는 피할 수 없어도 노화속도는 조절할 수 있다. 70대에 이른 사람 중 허약자로 분류되는 경우는 10퍼센트에 불과하지만 백 살에 이르면 거의 모두 허약해진다. 따라서 우리의 목표는 백 살이 되어도 최대한 허약해지지 않는 데 있다. 출발선에 섰을 때의 좋은 상태를 경주가 끝난 후에도 그대로 유지하기를 원하기 때문이다.

누구도 황금 같은 시간을 미음이나 받아먹으며 욕창에 시달리거나 과거 80년의 일을 기억하지 못한 채 살기를 원치 않는다. 많은 사람이 80대에도 30대처럼 살고 싶어 하며, 또렷한 정신상태로 삶의 지혜를 활용하길 바란다. 따라서 목표는 단순히 백스무 살까지 사는 것이 아니라 건강하고 오랫동안 양질의 삶을 사는 데 두어야 한다.

오래 산다는 것은 일반적인 생각처럼 '죽는 데까지 오래 걸린다'는 개념이 아니다. 그것은 삶의 매순간을 즐기는 것으로 '사는 데까지 오래 걸

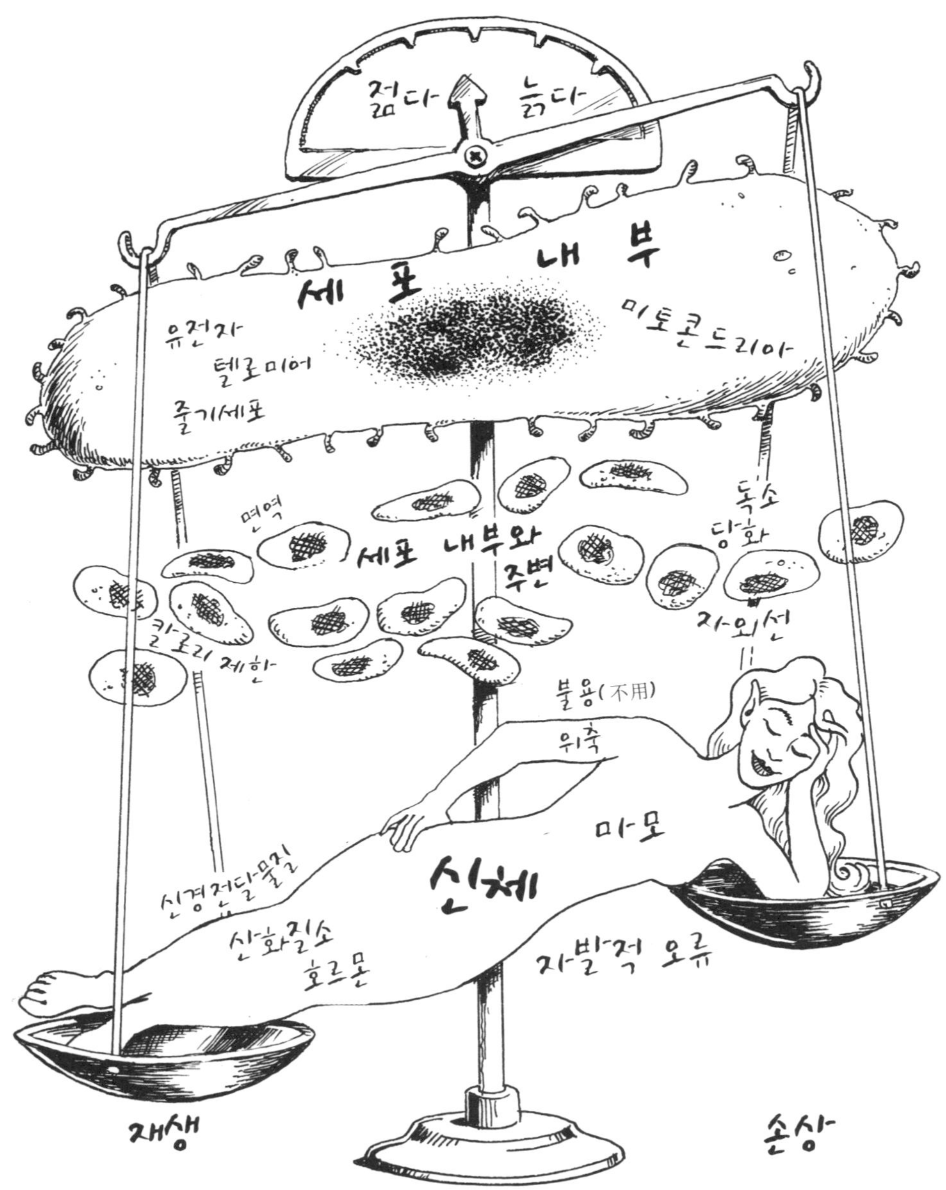

[그림 프롤로그.3] 노화의 주요요인

노화 저울은 재생과 손상기전 사이의 평형이다. 젊음과 늙음에는 각각 7개의 주요 노화요인이 있으며, 저울에서 높은 곳에 위치하는 요인일수록 세포 내에서 작용한다.

린다'는 개념이다. 모두가 오랫동안 활기차게 잘 살기를 원한다. 그렇다면 어떻게 해야 젊음을 유지하며 건강하게 잘 살 수 있을까? 여기에 그 방법이 있다.

나쁜 유전자와 짧은 텔로미어
건강과 질병은 태어나면서 결정되는가

　건강문제가 발생하면 사람들은 대개 타인이나 환경을 탓한다. 콜레스테롤 수치가 높다는 진단을 받으면 언뜻 '아, 세 명의 조부모뻘 되시는 분과 두 분의 삼촌, 고모가 심장질환으로 돌아가셨지'라는 생각이 떠오른다. 실수로 우유를 냉동실에 넣으면 '아차, 숙모가 치매셨지', 비만과 전쟁을 치르느라 고통스러우면 '내 친구와 그 형도 삼겹살, 햄버거, 튀김을 좋아하는데 뭐.' 하고 생각하는 것이다.

　그렇다면 건강과 질병은 사람들이 흔히 생각하는 것처럼 태어나면서부터 정해지는 것일까? 부모 또는 조상에게서 물려받은 유전자가 심장병, 암, 치매 등이나 삶의 질을 떨어뜨리는 건강상태를 결정할까? 물론 유전자는 내몸에서 중요한 역할을 하고 있고 노화와 관련된 문제에도 상당한 영향을 줄 수 있다. 하지만 그것은 노화가 작용하는 한 가지 경로에 불과하며, 내몸이 소위 '유전자 운명'을 피할 수 없는 것은 아니다.

　여기서 프롤로그에 등장했던 도시의 사례로 돌아가보자. 지형적 위치를 결정하는 유전자의 영향으로 도시의 어떤 특징은 바꿀 수 없다. 예를 들어 시카고는 바람, 미니애폴리스는 눈이 많고 샌프란시스코는 단층지대라 지진의 위험성이 있으며 헤테라스곶 노스캐롤라이나에 위치은 열대폭풍의

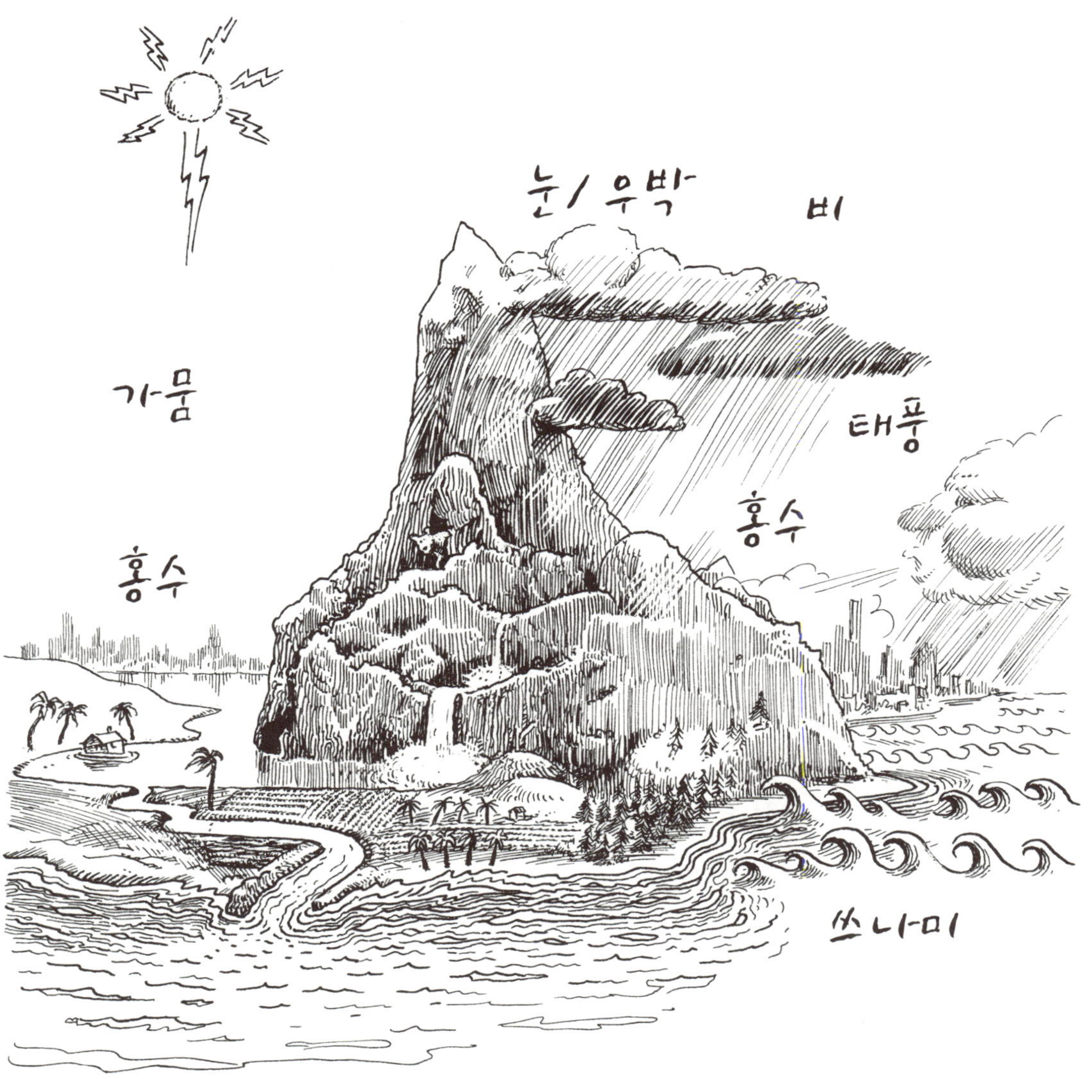

[그림 A.1] 지리학에서의 교훈

유전자가 변할 수 없듯 지형적 위치도 변하지 않는다. 그렇지만 창조적으로 지형을 조정하고 날씨를 관리할 수는 있다. 이는 세계의 많은 도시가 각기 다른 지형에서도 크고 멋진 도시로 성장하는 이유다.

경로에 있다. 지형으로 인한 도시의 이런 특징은 내몸의 유전자 기능과 같다고 할 수 있다. 내몸의 유전자 속성은 내몸이 건강과 관련된 폭풍, 눈보라, 지진, 허리케인을 겪게 만든다. 하지만 자연지형이나 재해에 맞설 수 있도록 도시를 건설하는 것과 마찬가지로 내몸도 유전의 문제에 맞서거나 대비할 수 있게 만들 수 있다.

일란성쌍둥이를 연구한 결과만 봐도 유전자가 수명에 미치는 영향은 25퍼센트에 불과하고, 75퍼센트는 후천적인 건강습관과 생활방식에 달려 있음을 알 수 있다. 이는 어떤 유전자를 타고났는가보다 그 유전자를 어떻게 발현시키는가가 더 중요하다는 것을 의미한다. 즉 유전자가 자신의 역할인 단백질을 제조하도록 발현시킬 것인가 아닌가는 스스로 제어할 수 있다.

그러면 인간이 환경에 적응하도록 돕는 도시개발 계획처럼 내 유전자를 어떻게 제어할 것인가를 생각해보자. 이는 강한 밀물에 대비해 해안가 주택을 단단한 지주支柱 위에 짓거나 지진의 위험성을 고려해 내진 구조로 집을 짓는 것과 같다. 내몸은 인생에 던져진 어떤 문제든 조절하고 그에 적응할 수 있으며 이것이 바로 몸이 작동하는 원리다.

내몸은 과연 어떤 방법으로 유전자의 영향을 조절할까? 예를 들어 운동은 지방연소와 체형관리를 돕고 암에 걸릴 위험을 줄여주는 유전자 코드의 발현을 조절한다. 이는 곧 유전자의 발현을 변화시켜 나쁜 유전자를 조절한다는 것을 의미한다.

*** 스트레스가 많은 사람의 텔로미어는 스트레스가 없는 사람에 비해 거의 50퍼센트나 더 짧다. 텔로미어의 길이로 나이를 예측하면 스트레스를 많이 받는 사람은 생물학적으로 9~17년 더 늙은 상태이다. 사람은 빨리 늙는다는 생각만으로도 실제로 더 빨리 늙을 수 있다.

유전자를 효과적으로 지배하는 법

내몸의 유전자를 지배하게 되면 노화 관련 질병을 피하고, 병원의 대기의자에 앉아 할 일 없이 시간을 보내는 대신 손자 손녀들과 즐거운 시간을 보낼 수 있다.

어떻게 하면 내몸의 유전자 기능을 바꾸거나 장악할 수 있을까? 대표적인 방법은 염색체를 다시 구성하는 것이다. 각각의 염색체에는 운동화 끈의 끝을 감싼 플라스틱처럼 생긴 텔로미어가 있는데〈그림 A.2〉, 이것은 시간이 지나면 운동화 끈의 끝이 닳는 것처럼 세포가 분열할 때마다 길이가 짧아진다. 그리고 플라스틱이 닳아서 너덜거리면 운동화 끈이 더 빨리 낡는 것처럼 텔로미어의 길이가 짧아지면 내몸의 DNA도 더욱 많이 손상된다. 이것이 세포가 분열과 성장, 몸의 회복을 중단하는 이유다. 세포는 자신이 더 이상 몸을 위해 할 수 있는 것이 없음을 깨달으면 자살을 하는데, 이를 아포토시스apoptosis 라고 한다.

단백질 효소인 텔로머라제telomerase 는 몸을 자동적으로 복원하고 세포가 건강하게 유지될 수 있도록 염색체의 텔로미어를 보호하고 수선하는 역할을 한다. 내몸에는 텔로머라제가 없는 세포도 많은데 이는 세포 재분열, 나아가 내몸을 복원하는 데 한계가 있다는 것을 의미한다. 암세포의 85퍼센트는 활성화된 텔로머라제를 갖고 있으며 이를 통해 암세포는 더욱 잘 증식하고 전파한다.

이런 텔로머라제의 양은 유전자의 속성에 달려 있지만 그 크기에 영향을 줄 수 있는 방법은 여러 가지다. 예를 들어 만성질환을 앓는 아이를 양육하는 어머니들을 조사한 결과, 그들의 텔로미어가 짧다는 것이 밝혀졌다. 이것은 만성적인 스트레스가 세포증식과 사멸에 커다란 영향을 줄 수 있다는 것을 의미한다. 반대로 해석하면 여러 가지 방법으로 스트레

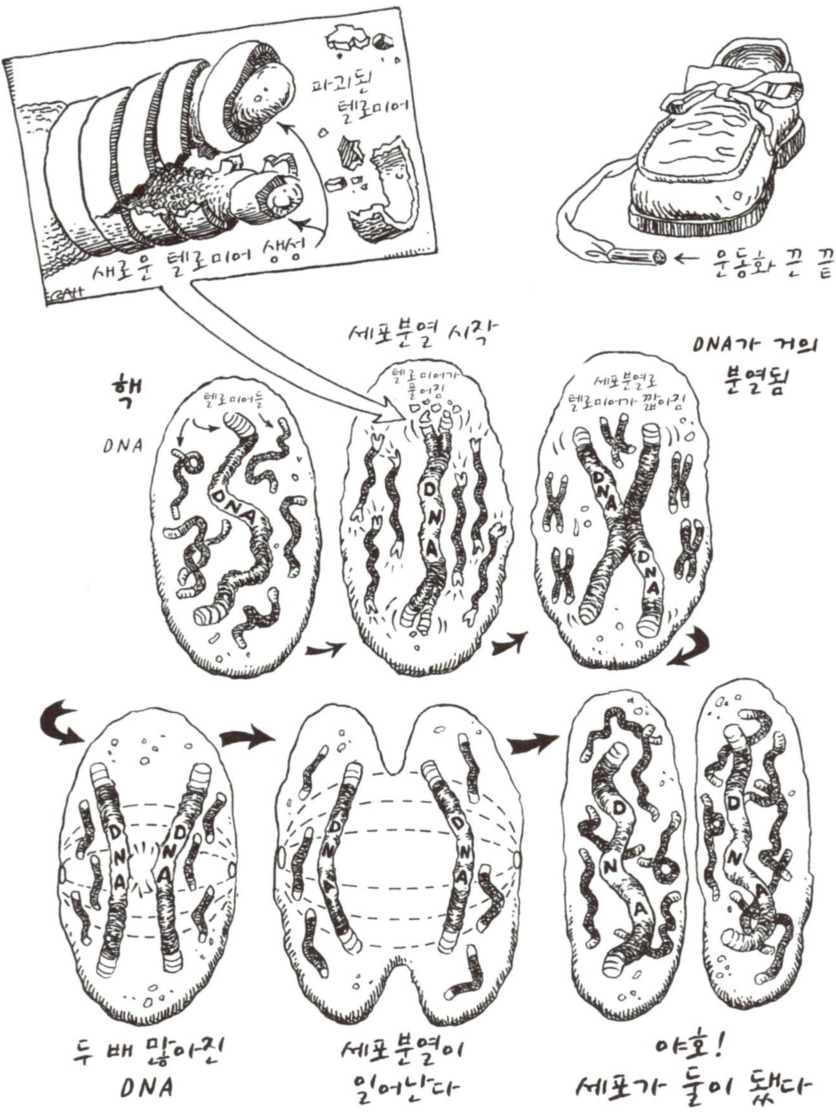

[그림 A.2] 텔로미어 이야기

각각의 염색체 끝에는 텔로미어가 있으며 이는 마치 운동화 끈의 끝을 감싼 플라스틱과 같다. 운동화 끈의 끝이 닳아서 줄어들 듯 세포분열이 일어날 때마다 텔로미어도 그 길이가 짧아진다. 짧아진 텔로미어를 재생하려면 텔로머라제라는 효소가 필요하다.

스를 줄일 경우 텔로미어의 재생 가능성을 높이고, 세포의 죽음이나 노화와 관련된 문제가 발생할 위험성을 줄일 수 있다는 이야기가 된다.

출생지가 부모에 의해 결정되는 것처럼 타고난 유전자는 받아들여야 하고 되돌릴 수 없다. 하지만 그 유전자가 작용하는 방법은 얼마든지 바꿀 수 있다. 다행히 현대의학은 갈수록 유전자를 발현하는 세밀한 방식을 찾아내고 있다. 예를 들면 10분씩 걷는 것이 암세포의 성장속도를 줄이는 유전자를 발현하게 하고, 레스버라트롤resveratrol, 적색 포도주의 성분이 내 몸에서 일어나는 염증반응을 없애주거나 속도를 늦출 수 있다는 것 등이 있다. 또한 가까운 미래에 다른 사람과 다르게 작동하는 개인의 유전적 특성에 적합한 맞춤형 약도 개발될 것으로 보인다.

사람은 각각 고유의 유전자 지도를 보유하고 있기 때문에 개별적으로 나타나는 질병의 발견과 예방, 치료는 어려울 수도 있다. 하지만 현대의학이 내몸의 유전자를 효과적으로 조절할 수 있는 방법을 속속 밝혀냄에 따라 그 유전자가 내몸에 유리하게 발현하도록 할 수 있는 방법도 알려지고 있다. 유전자가 내몸에 어떤 영향을 주는지에 대한 가장 좋은 예는 기억과 관련된 것이다. 기억력이 좋아야 이 책의 내용도 잘 기억할 것이 아닌가.

1

똑똑한 뇌

탁월한 기억력은 어떻게 만들어지는가

집중력 게임

GCHC F ANA BHD FDHEGHEHNEDBNA F BHGCHDE BGAHECHN FGNB
A BDCACEGH FH FHDN HBCE BDNEHGNH FGAC FNCHDE AHAGFDBHA
BCE FHDANHC FGDHA EHBNCHGDGFNEHB E BDHCACHD FGF AHNE
B EHNHNGBGDA FHCEHD FHE AGHGCBNBNCAHD F BNE AH FDGHC

테스트를 두 번 할 수 있도록 이것을 복사한다. 다른 사람에게 시간을 재도록 부탁한 다음 빠르고 정확하게 왼쪽에서 오른쪽으로, 윗줄에서 아랫줄 순서로 H를 찾아 지워나간다. 두 번을 테스트해서 총소요시간의 평균을 낸다. 이 게임은 집중력을 측정하는 데 도움을 준다.

결과:

몇 개의 H가 있을까? 모두 36개이다. 이것을 세는 데 걸린 시간은 몇 초인가? 다음에 해당하는 연령대에서 평균과 비교를 해본다.

나이	평균 소요시간(초)	세지 못한 H 수
30 이하	40	1
31~45	41	1
46~50	42	2
51~55	43	2
56~60	44	2
61~65	46	2
66~70	46	2
71~75	47	3
76~80	50	3
81~85	51	3
86~90	52	2
91~95	53	2

사람들의 뇌는 이런저런 생각으로 늘 복잡하게 얽혀 있다. 따라서 어느 순간에는 초등학교 3학년 시절 친구의 이름을 술술 말하고 자기가 좋아하는 프로야구 구단의 2003년 성적을 이야기하기도 하며, 대학축제 때 입었던 옷의 색깔을 기억하거나 드라마의 대사를 떠올리기도 한다. 하지만 다음 순간 집에서 기르는 고양이의 이름이 기억나지 않을 수도 있다.

가끔 기억이 떠오르지 않으면 '내가 혹시 치매가 아닐까?' 하고 생각하게 되지만, 나이가 들면서 이런 신경학적 딸꾹질은 누구나 경험하는

✳ 가끔은 악이 좋다 ✳

니코틴이 담배가 아닌 패치로 제공되면 뇌를 각성시킨다는 증거가 여럿 있으며, 니코틴보다 덜 위험한 카페인도 기억력을 향상시키는 효과가 있다는 연구도 있다. 하루 다섯 잔 이상의 커피는 알츠하이머성 치매와 파킨슨씨병에서 오는 인지능력 감퇴를 어느 정도 막아준다. 그렇지만 편두통, 심장 두근거림, 불안, 위산역류 등의 부작용을 겪는다면 얻는 것보다 잃는 것이 더 많을 수 있다. 물론 뇌를 각성시키는 정도라면 카페인은 정보를 잘 처리하고 기억장소에 효율적으로 저장하며 다시 올바로 기억해내는 것을 도울 수 있다.

일이다. 그런 경험을 하고 나면 일부는 스트레스, 피로, 또는 신경과민이 원인이라며 대수롭지 않게 여기는 반면 어떤 사람은 알츠하이머병의 초기증상은 아닐지 심각하게 고민한다.

흔히 기억력 감퇴는 뇌의 회백질gray matter, 척추동물의 중추신경, 즉 뇌와 척수에서 신경세포가 모여 있는 곳에 문제가 생겼기 때문이라고 알려져 있다. 사람의 뇌는 어느 기간 동안은 매우 똑똑하지만 그 기간이 지나면 속옷을 맨 마지막에 입는 사건이 발생하고 이는 모두 유전적으로 설계되어 있다는 얘기다. 한마디로 첫 번째 노화요인인 유전자가 인간의 신경학적 운명까지 결정한다고 믿는 셈이다.

물론 이것은 사실이 아니다. 유전자가 질병과 건강상태에 영향을 미치고 기억력이 강력한 유전자 지표를 갖고 있는 것은 사실이다. 예를 들어 양전자방사단층촬영PET, positron-emission tomography은 뇌 기능을 영상으로 보여주는데, 이를 통해 초기 알츠하이머병은 뇌 에너지를 잘못 사용한 탓에 발생한다는 것이 밝혀졌다. 이 소견은 미토콘드리아의 이상을 의미하며 이것은 유전자에 의해 결정된다.

그렇다고 실망할 필요는 없다. 설사 내몸의 유전자가 심각한 기억력 감퇴가 발생하도록 설계되었을지라도 그 유전자를 조절해 얼마든지 마음을 강하게 하거나 뇌 기능을 최대화할 수 있기 때문이다.

또한 지금 건망증 증세가 있든 없든 일생의 중요한 순간들을 자세히 기억할 수 있으며, 심지어 백 살이 넘어도 그렇게 할 수 있다. 많은 쌍생아 연구가 밝혀왔듯 유전은 기억의 50퍼센트 미만만 관장한다. 그러므로 지금부터 어떻게 하느냐에 따라 유전자의 발현을 조절할 수 있다.

❋❋❋ 뇌는 매일 4만 개의 신경세포를 소실하며 예순다섯 살이 되면 뇌세포의 10퍼센트를 잃는다. 그 결과 20대에서 90대에 이를 때까지 10퍼센트의 무게를 잃게 된다. 특히 뇌세포는 문제해결이나 추상적 사고를 비롯해 다양한 임무를 담당하는 전두엽에서 더 빨리 소실된다.

알다시피 뇌는 내몸 중에서 가장 복잡한 기관이다. 이런 뇌를 도시의 복잡한 전선망이라고 가정해보자. 도시의 발전소에서 전기를 내보내고 가정과 직장에서 그 전기를 받는 것과 마찬가지로 뇌세포, 즉 신경세포는 계속 정보를 보내고 받는다. 또한 전기발전소에서 전기를 공급하고 그 연결망이 도시 전체로 뻗어 있는 것처럼 뇌의 메시지는 한 신경세포에서 신경망을 통해 다른 신경세포로 전달된다. 이런 신경세포가 성공적으로 교신하면 내몸의 뇌는 기억을 잘 저장할 수 있다.

그렇다면 폭풍이나 사고 또는 전기톱을 휘두르는 깡패 때문에 전깃줄이 끊어지면 어떻게 될까? 작게는 이웃, 크게는 도시의 상당 부분에 전기 공급이 차단될 것이다. 내몸의 뇌에도 비슷한 상황이 발생한다. 어떤 원인에서든 신경연결이 끊어지면 뇌의 크고 작은 부분이 망각상태를 경험하게 되고, 변기 뒤에 차 열쇠를 두고 나온 것을 기억하지 못해 난처한 상황을 맞는다.

신경망에 기능 이상을 일으키는 원인에는 분명 여러 가지가 있다. 어떤 것은 뇌진탕처럼 급성 또는 일시적인 것일 수도 있고, 유전자 결함으로 신경세포가 손상되는 것처럼 만성적인 경우도 있다. 그러면 만성적인 부분을 좀 더 자세히 다뤄보자.

기억: 잊지 마세요!

원인이 무엇이든 사람은 일생 동안 심각한 기억력 변화를 경험한다. 그중 대표적 증상인 기억장애는 일반적으로 알려진 것처럼 완전히 통제 불가능한 것이 아니다. 먼저 뇌 기능을 통해 기억문제를 이해하기 시작한다면 이 문제를 해결하기 위한 첫걸음을 내디딘 셈이다.

★ 사실 사람의 뇌 기능은 스스로 깨닫기 이전부터 감퇴하기 시작한다. 인정하고 싶지 않지만 기억력 감퇴는 열여섯 살 때부터 시작되며 마흔 살에는 상당히 보편적인 것이 된다. 이것은 비디오게이머에 대한 연구 결과를 보면 쉽게 이해할 수 있다. 게이머들은 스물다섯 살이 지나면 손과 눈을 재빠르게 활용하는 기능을 잃기 시작하고 점점 돌발 상황에 대응할 수 있는 능력도 상실한다. 이 연구가 획기적인 이유는 뇌가 화면에 따라 손을 움직여야 한다는 사실을 인지하지만, 실제로 그 명령을 손에 전달하는 데 드는 시간이 이전보다 더 걸린다는 사실을 잘 보여주기 때문이다. 뇌와 몸 사이의 전선 연결에 지연현상이 있는 것이다.

★ 남성과 여성은 영화를 보는 취향이나 성감대뿐 아니라 기억력 감퇴가 찾아오는 기능도 다르다. 남성은 보통 나이가 들면서 복잡한 문제를 해결하는 능력을 상실하는 반면, 여성은 정보를 빨리 처리하는 능력을 잃는다. 이런 현상은 두 가지 사실을 알려준다. 하나는 기억과 관련된 강력한 유전인자가 존재한다는 것이고, 다른 하나는 유전

적 영향력과 싸워 이기려면 특별한 노력을 기울여야 한다는 것이다. 성별에 따라 특별히 더 감소하는 기능이 있긴 하지만 반대로 이득을 얻는 부분도 존재한다. 따라서 단순히 고장 난 부분을 수선하는 것뿐 아니라 뛰어난 부분을 보전하는 것도 중요하다.

한편, 남녀 모두 처음부터 약했던 부분은 그 능력을 더욱 빠르게 상실한다. 예를 들어 남성은 언어능력을, 여성은 공간지각력을 더 빨리 상실한다. 물론 모든 사람에게 동일하게 적용되지는 않지만 이런 사실은 노화관리에서 어떤 부분에 집중해야 하는지 그 실마리를 제공해주며, 또한 장점을 최대한 살리게 한다. 만약 기억력이 좋지 않다면 그 대책으로 정리와 메모기술을 강화하면 된다.

★ 뇌는 감정에서부터 의사결정에 이르기까지 모든 것을 관장하며, 220쪽에 나오는 〈그림 11.1〉의 야구공이 왜 재미있는 그림인지 이해할 수 있게 해준다. 그중에서도 기억력 감소에 대해서는 세 가지의 특별한 뇌 기능에 초점이 맞춰진다. 그것은 어떤 정보의 중요성을 판별하는 지각능력과 단기 기억장애, 그리고 요리 레시피나 잡다한 기억 및 이름 등 과거의 정보를 떠올리는 장기 기억의 상실이다.

치매 증상에 대해서는 텔레비전이나 가족을 통해 이미 듣고 보았을 것이다. 우선 사람들의 얼굴, 이름, 사는 곳 등 대체로 기억하기 쉬운 정보들을 잊기 시작한다. 가장 흔히 발견되는 문제는 집으로 가는 길을 잃어버리는 것이다. 이때 내몸의 유전적 운명을 조절하려면 어떤 기억을 떠올릴 수 없는지 유심히 살펴볼 필요가 있다.

특히 노화 관련 기억상실은 몇 가지로 분류되는데 알츠하이머병과 치매, 경도인지장애 동일 연령대에 비해 인지기능이 떨어져 있는 상태로 정상 노화와 치매의 중간단계라고 할 수 있다는 서로 다른 병이다. 여기서는 각 질환이 사람들을 변화시키는 것이 비슷하기 때문에 각각의 기억장애를 모두 '노화 관련 기억장애'로 취급하기로 한다.

뇌: 정신과 물질

기억은 기본적으로 정보를 학습하고 저장하며 필요할 때 불러오게 하는 과정을 말한다. 이렇게 해서 기억된 정보는 문제를 해결하거나 이야기할 때 또는 증인석에서 자신을 구하려 할 때 필요하다.

학습은 뇌의 연결로부터 시작되며 이는 메시지가 한 신경세포에서 다른 신경세포로 전달된다는 것을 의미한다. 그리고 정보를 처리하는 능력은 시냅스라는 신경세포들 사이의 연결이 결정한다. 뇌세포가 다른 뇌세포와 대화하는 능력은 그것을 사용하는 정도에 따라 강화되거나 약해지기 때문이다. 특이하게도 뇌의 시냅스는 사용하면 할수록 보다 강해지고 더욱 많이 증식한다. 이것이 가족사에 대해서는 강한 신경회로를 갖고 있는 반면, 90년대 음악 상식에 대해서는 약한 회로를 갖고 있는 이유다. 뇌가 사물을 기억하는 것에도 이 원리를 적용할 수 있다. 어떤 것에 흥미가 있으면 그것을 빨리 배우게 되고 시냅스는 더욱 강하게 연결된다. 반면 지루한 정보는 그 반대로 나타난다. 물론 이런 정보도 학습을 통해 연결을 만들 수 있지만 그것은 반복된 학습을 통해서만 가능하다.

문제는 시냅스 연결고리를 적게 사용할수록 그것이 재생될 가능성이 낮아진다는 점이다. 이는 오랫동안 사용하지 않으면 외국어를 점점 잊는 것과 같다. 내몸은 덜 이용하는 시냅스는 약화시키고 많이 이용하는 시냅스는 수선하거나 강화한다. 자주 쓰는 것에는 굵은 연결회로가 만들어져 정보전달이 빨라지지만, 덜 사용하는 것은 연결회로가 파손되거나 아예 무용지물이 되고 마는 것이다.

따라서 기억력을 적절하게 유지하려면 생물적으로 다음의 세 가지 측면에 주의해야 한다.

• **뇌** • 인간의 뇌에는 1,000억 개의 뇌세포가 있고 각 세포는 1초당 100개의 메시지를 전달받는다. 이 문장을 읽는 데 걸리는 시간에 뇌세포는 인터넷망 컴퓨터 서버보다 많은 과정을 수행하는 것이다.

정보를 전달하는 신경세포는 다른 신경세포와 빗자루 같은 것으로 연결되는데, 이때 빗자루의 손잡이 부분은 정보를 전달하는 케이블 역할을 한다. 이런 신경세포는 소녀들의 재잘거림처럼 빠르게 정보를 교환한다.

해마는 뇌의 깊은 곳에 위치한 기억의 주된 장소이다〈그림 1.1〉. 이런 해마는 기억이 저장되기 전에 정보를 가공하는 역할을 하며 특히 관심이 있고 각성상태에 있을 때 가장 잘 기능한다. 이것은 커피가 기억에 도움을 주는 원리를 설명해준다. 커피는 내몸의 각성상태를 향상시켜 기억하기 좋은 조건을 만들고 장기 기억 속에 저장할 가능성을 높여준다. 그밖에 기억과 관련된 뇌의 또 다른 부분은 전두엽과 소뇌이며, 소뇌는 신체의 균형을 잡아주는 역할도 한다.

노화가 진행되면 뇌의 연결망에 어떤 일이 일어날까? 흔히 베타아밀로이드β-amyloid라는 단백질 조각이 나타나는데, 이것은 지나치게 자란 식물이나 떨어진 가지처럼 연결망을 엉키게 만든다. 바로 이것이 알츠하이머병의 원인으로 알려져 있다. 알츠하이머병을 일으키는 첫 번째 결함은 해마이며 이것은 가는 전선의 입력과 출력에 영향을 주어 기억력을 떨어

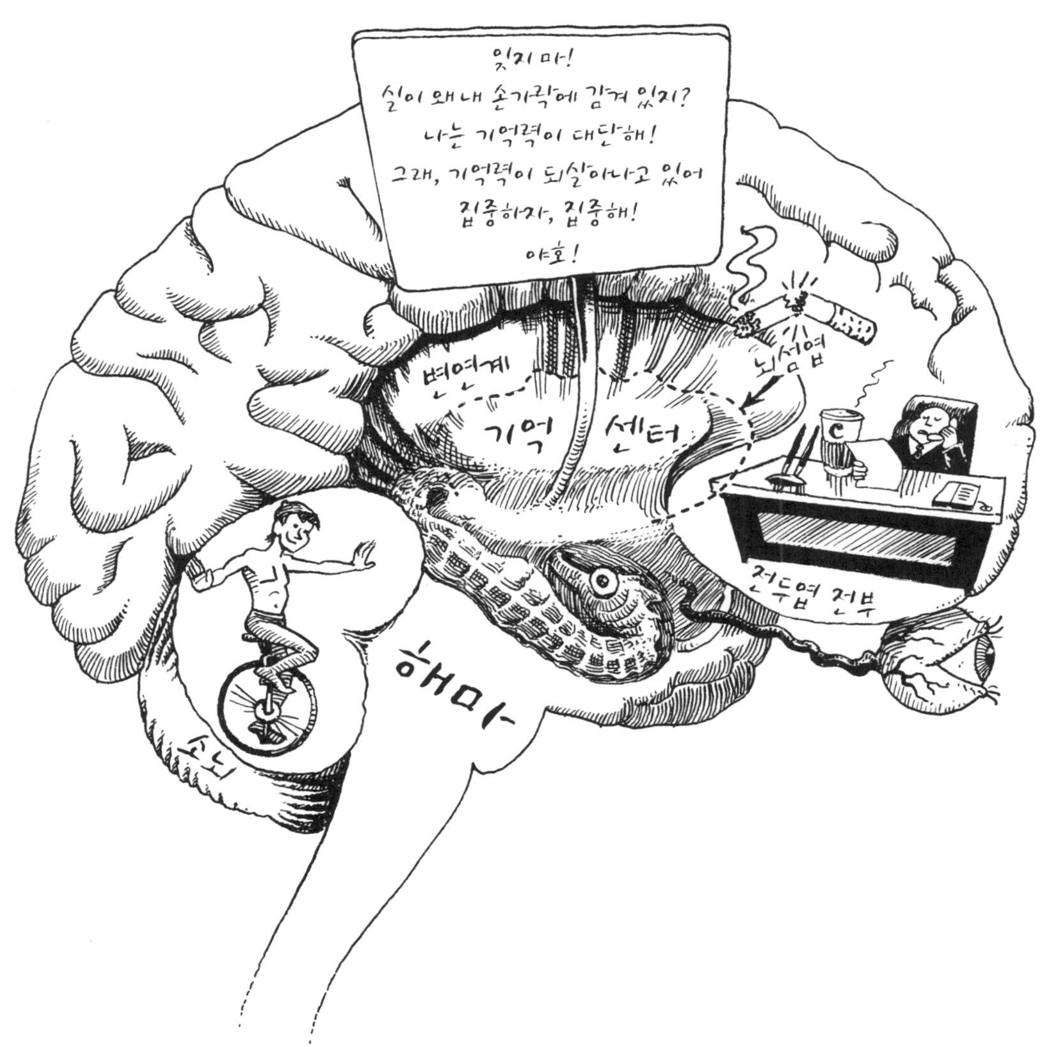

[**그림 1.1**] 저장소

기억은 해마에 저장된다. 뇌에서 기억을 관장하는 또 다른 두 부분은 수행기능을 담당하는 전두엽 전부
와 평형기능을 담당하는 소뇌이다. 중독에 대한 기억은 뇌섬엽insula, 외측 틈새 속에 있는 피질에 있다.

뜨린다.

신경섬유농축체 neurofibrillary tangles 역시 알츠하이머병에 영향을 주는 것으로 밝혀졌다. 이것은 신경세포 안에 생긴 불용성의 꼬인 섬유로 전선이 서로 꼬여 잘못된 곳으로 에너지를 보내는 것과 같은 결과를 만들어낸다. 특히 이것은 기억보다 지능에 영향을 준다. 한두 개의 가지가 떨어지는 것은 별 문제가 없겠지만 많은 가지, 심지어 나무 전체가 고압 전선망 위에 떨어진다면 어떤 일이 일어나겠는가? 당연히 뇌는 수습 불가능한 상태에 놓이게 된다.

일반적으로 유전자는 뇌의 베타아밀로이드 수치를 제어한다. 그렇다고 유전자 혼자 모든 것을 결정하는 것은 아니다. 유전자들 중 유전자의 발현을 조절함으로써 연결망을 망가뜨리는 이 단백질의 양을 조절하는 것은 바로 아포리포단백질-E Apo-E 유전자이다. Apo-E는 마치 전기회사 직원처럼 폭풍이 지나간 후 망가진 전선을 제거하고 떨어진 가지들을 옮기는 일을 한다. 또한 베타아밀로이드를 쓸어내고 시냅스가 제 기능을 유지할 수 있도록 한다. 뇌 기능을 향상시키기 위해 새로운 시냅스를 만들 때마다 그 뒤에는 베타아밀로이드가 남는데, Apo-E는 이런 농축체를 청소해 연결이 깨끗이 유지될 수 있도록 하는 것이다.

반면 Apo-E군 중 하나인 Apo-E4는 오히려 전선 복원을 방해하고 더 많은 전선을 망가뜨리는 역할을 한다〈그림 1.2〉. 연구 결과 Apo-E4가 올라가는 것은 알츠하이머병의 발생률이 높아지는 것과 관련이 있다는 것이 밝혀졌다. 다행히 Apo-E 유전자의 활동을 제지하고 Apo-E팀이 연결망을 더 잘 청소할 수 있도록 하는 방법이 있다. 예를 들어 인도 음식에 많이 들어 있는 터메릭 Turmeric. 강황의 뿌리부분을 말려 빻아 만든 노란색 향신료로 카레에 많이 쓰인다은 Apo-E4 유전자의 발현을 감소시키는 것으로 알려져 있다. 이를 증명하듯 인도에서는 상대적으로 알츠하이머병의 발생률이 낮다.

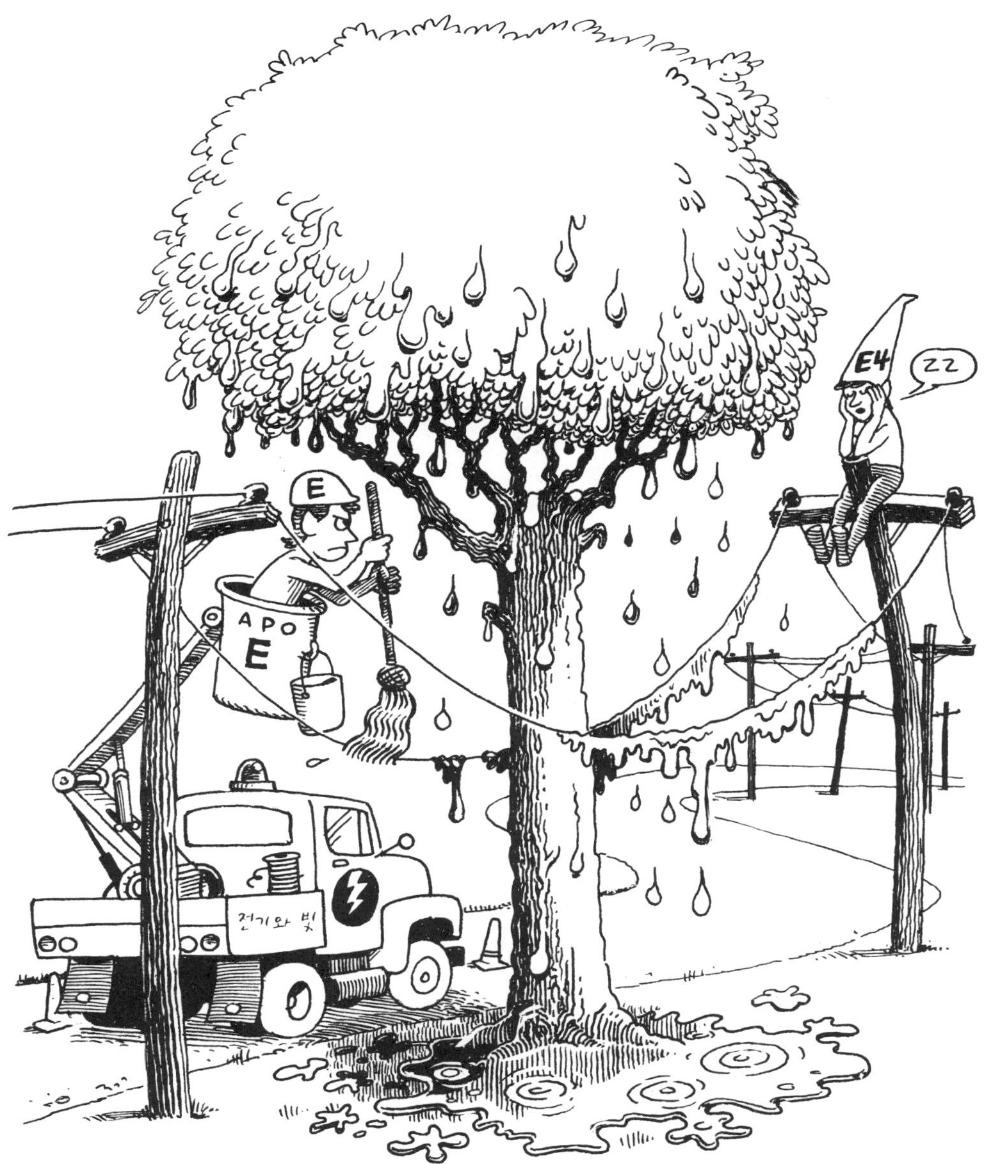

[그림 1.2] 정전

콜레스테롤과 결합하는 Apo-E는 신경을 잘 연결시켜주는 청소부와 같다. 반면 Apo-E4는 방해꾼으로 전깃줄을 베타아밀로이드 아래로 처지게 만든다.

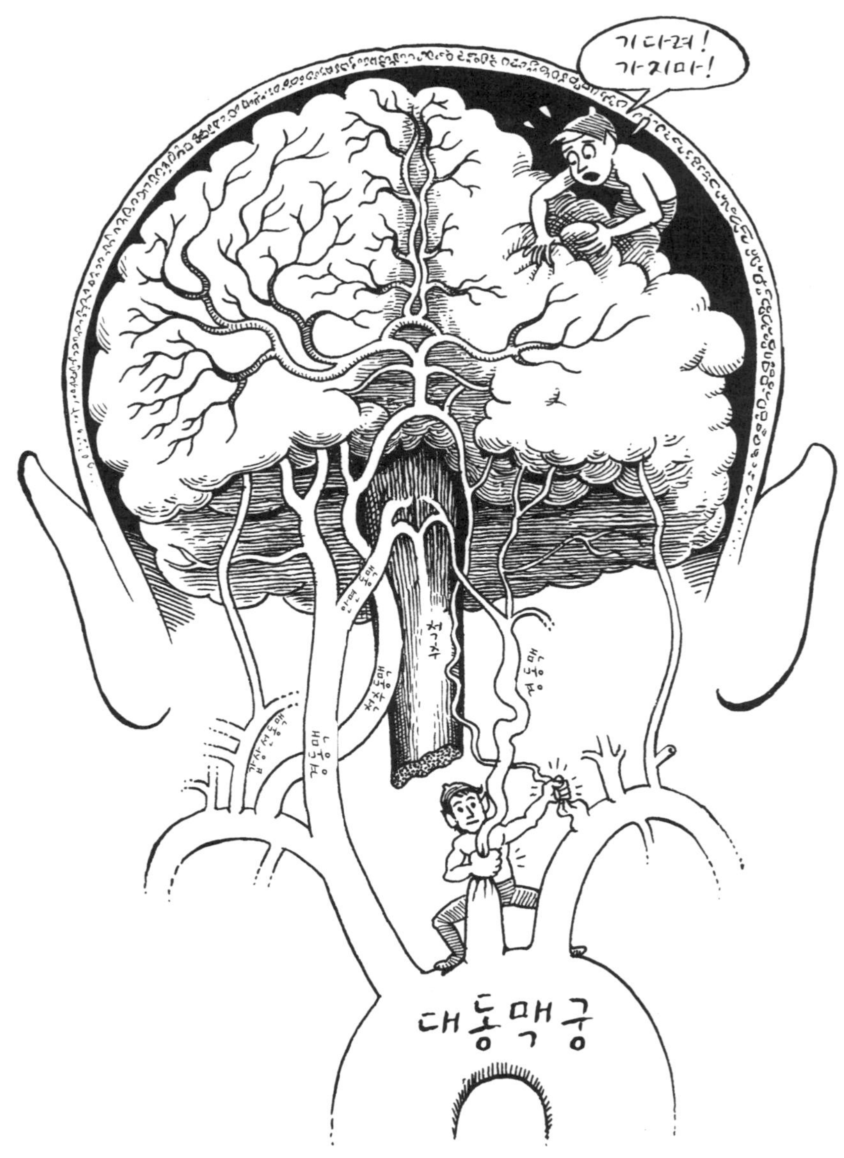

[**그림 1.3**] 배달 실패

영양을 실어 나르는 혈액이 원활히 공급되지 않으면 뇌 조직이 축소되기 시작하고 기억력은 떨어진다.

● **혈액 공급** ● 기억과 관련해 노화된 뇌에 혈액을 공급하는 것도 강력한 유전적 구성요소 못지않게 중요하다. 뇌로 가는 건강한 혈액이 부족해지면 기억력을 상실하기 때문이다. 양쪽 뇌는 각각 다른 혈관을 통해 혈액을 공급받으며 두 개의 큰 혈관이 가지를 쳐서 뇌의 먼 곳까지 혈액을 공급한다. 이때 작은 가지들이 동맥경화로 막히면 뇌경색이 발생한다 〈그림 1.3〉. 한편 콜레스테롤을 낮추는 스타틴 statin 계 약들은 혈관의 기본구조를 보존하고 뇌세포의 염증을 줄여줌으로써 기억력에 도움을 준다.

● **신경전달물질** ● 신경세포는 신경전달물질을 통해 다른 세포와 정보를 교환한다. 신경전달물질이 세포 사이의 시냅스를 통해 신경세포에서 신경세포로 정보를 나르는 것이다. 가장 잘 알려진 신경전달물질은 아세틸콜린 acetylcholine 으로 이 수치가 떨어지면 해마에 인지장애를 가져온다. 이에 따라 대부분의 알츠하이머병 치료제는 뇌의 아세틸콜린 수치를 높이는 기능을 목적으로 한다.

기억과 관련된 다른 전달물질로 BDNF brain-derived neurotrophic factors, 또는 뉴로트로핀가 있는데, 이것은 뇌에 성장호르몬 같은 작용을 한다. 특히 BDNF는 유아기에 학습을 도와주는 신경을 발달시킨다. 그런데 나이가 들면서 찾아오는 염증이나 스트레스 등은 BDNF 수준을 낮추며 반대로 커큐민 curcumin, 터메릭의 성분, 칼로리 제한, 운동, 사랑, 선택적세로토닌재흡수억제제 SSRI 같은 항우울제 등은 BDNF 수준을 높인다. 또한 포화지방이나 정제된 설탕은 BDNF를 낮추고 시금치 또는 칠면조에 많이 포함된 천연 항우울제 트립토판 tryptophane 은

> ### 토막 상식
>
> ✴✴✴ 알츠하이머성 치매에 영향을 주는 신경섬유농축체에는 알루미늄이 함유되어 있다. 참고로 알루미늄은 지구 흙 성분의 14퍼센트를 차지한다. 물론 알루미늄 자체가 기억장애를 일으킨다는 직접적인 증거는 없지만 그래도 피하는 것이 상책이다. 알루미늄 섭취를 줄이는 방법 중 하나는 고운 소금 대신 천일염을 쓰는 것이다. 고운 소금은 굳는 것을 막기 위해 알루미늄을 사용하기 때문이다. 그밖에 비우유 커피크리머, 제산제, 캔, 일부 조리기구, 땀을 줄이는 지한제 등에 알루미늄이 들어 있다.

BDNF를 높인다.

기억과 관련해 뇌의 가장 심각한 문제는 회백질이 실제 나이에 비해 빨리 위축된다는 점이다. 기억력을 유지하는 데 필요한 연결이 막히고 끊어져 우회해서 가야 한다면 기억력은 느려지거나 경우에 따라 아예 없어질 수도 있다. 다행히 이런 신경 연결망을 재생하고 다시 자라게 하며 다음 세대로 넘겨줄 기억과 지혜를 잘 보존할 수 있는 몇 가지 방법이 있다.

내몸 젊게 만들기 작전: 기억력

아이들과 마찬가지로 내몸의 뇌도 같은 것을 원하는데 그것은 바로 '관심'이다. 뇌에 영양을 공급하고 잘 돌보면 좋은 정보와 현명한 행동으로 나쁜 유전자를 면전에서 한 방에 눕힐 수 있다. 그러기 위해서는 지속적으로 뇌의 관심영역을 넓혀야 하며 이때 낱말 맞히기 퍼즐이나 장기, 중국어를 새로 배우는 일 등이 도움이 된다. 고맙게도 내몸의 뇌가 최고의 효율, 최고의 힘, 최고의 상태로 작동할 수 있도록 해주는 방법은 많이 있다.

내몸 젊게 만들기 작전 1 남을 가르친다

살아가면서 우리는 많은 종류의 스승을 만난다. 예를 들면 초등학교 1학년 때의 담임선생님, 야구감독, 발레강사 등이 있다. 그들은 책읽기나 공을 치는 법, 완벽한 발레 동작을 가르치는 동시에 노화에 대해 중요한 교훈도 알려준다. 그것은 남을 가르치는 것이야말로 뇌에 도움을 주는 가장 좋은 방법이라는 사실이다. 어떤 정보를 효과적으로 설명할 수 있으려면 먼저 그것을 잘 배워야 한다. 그러므로 지역사회 동호회에서 강의를 하든 청소년들에게 타이어 교환방법이나 요리법을 가르치든 그러한 기회를 최대한 이용하는 것이 좋다. 특히 다음 세대에게 가르쳐라. 그러면 내몸의 뇌발전소는 더욱 강해진다.

 평생 학습한다

은퇴 이후의 이상적인 모습은 무엇일까? 그물침대, 푸른 바다, 칵테일, 하루 네 번의 낮잠이 떠오르는가? 물론 이런 삶도 굉장하지만 칵테일이 주는 몽롱함으로 마음이 풀어지지 않게 하는 확실한 방법은 뇌 기능을 계속 유지하는 것이다. 일을 하고 변화를 추구하라. 새로운 것을 학습하라.

3,000명이 넘는 수녀를 대상으로 실시한 연구 결과를 살펴보자. 연구진은 수녀들의 일일 신체적, 정신적 활동을 측정하고 연구 중에 죽은 사람은 부검까지 실시했다. 그 결과 사망한 수녀들의 37퍼센트는 치매를 앓았고 치매에 걸리지 않은 수녀는 열심히 교육을 받은 경우였다는 사실이 밝혀졌다. 알츠하이머병에 걸린 수녀는 그렇지 않은 경우보다 정신적, 육체적으로 덜 활발했던 것이다. 이런 사실은 알츠하이머병이 발생하는 데 수십 년이 걸린다는 것을 보여준다. 더욱 놀라운 것은 수녀들이 병리적으로 알츠하이머병 소견을 보이고 있음에도 임상적으로는 증상이 없었다는 점이다. 이로써 알츠하이머병에 유전적 요소가 있을지라도 이에 저항하는 능력은 유전에 따라 결정되는 것이 아님을 알 수 있다.

평생 학습을 지속하면 기억과 관련된 문제의 발생위험을 줄일 수 있다. 늘 뇌를 쓰고 몰입하며 새로운 게임이나 취미 또는 직업을 가지면 뇌에 기억장애와 싸울 능력이 생기는 것이다. 익숙하지 않은 일을 하는 것은 기억을 보존하는 데 필요한 신경망을 재강화하기 때문이다. 물론 새로운 것을 배우는 것은 쉽지 않은 도전이지만 그래도 마음은 항상 깨어 있어야 한다.

내몸 젊게 만들기 작전 3 하던 일을 멈추고 생각의 흐름을 재편한다

숨쉬는 것과 마찬가지로 생각도 자동적으로 이뤄진다. 믿어지지 않으면 다음을 해보라. 멍든 바나나를 생각하지 마라. 그것을 그리지 마라. 그 이미지를 마음속에 두지 마라. 이 순간 뇌는 아마도 자동적으로 그 바나나를 생각하고 있을 것이다. 그래도 좋은 점은 생각에 잠겨 있을 때는 그 외에 아무것도 할 수 없다는 사실이다. 가끔은 생각을 제어할 수도 있지만 그것은 불수의적_{반사적} 반응으로 바다의 파도만큼이나 자연적이다. 이리저리 떠다니다 제 마음대로 떠나기 때문이다.

이제 아침에 일어날 때 다음을 실행해보라. 침대에서 뛰쳐나와 재빨리 세수를 하고 8시 회의를 걱정하는 대신, 주변에 관심을 기울이는 것이다. 새 소리에 귀를 기울여라. 샤워할 때 물방울이 다리에 떨어지는 것을 느끼고 오렌지주스 한 모금의 맛을 음미하라. 이를 닦는 동안 치아 하나하나에 대해 생각하라. 이런 생각을 하기 위해 따로 시간이 필요한 것은 아니지만 뇌를 훈련하는 데는 도움이 된다. 생각의 흐름을 재편하는 것은 뇌를 각성시키고 동시에 뇌 신경망을 강화한다.

내몸 젊게 만들기 작전 4 유전자를 확인한다

만약 기억장애와 관련된 가족력 때문에 신경이 쓰인다면 내몸의 Apo-E4 수치를 측정해보는 것도 좋다. 이 검사는 뇌의 신경회로에서 베타아밀로이드를 잘 처리할 수 있는 능력이 어느 정도인지 알게 해준다. 어떤 결과가 나오든 운동은 혈액 속의 Apo-E4 양을 감소시키는 반면, 비만과 알코올 섭취는 증가시킨다.

 현재에 집중한다

    사람들은 대개 오늘 할 일도 제대로 하지 않으면서 내일 할 일을 걱정하곤 한다. 일단 걱정이 뇌 속에 들어오면 스트레스가 내몸의 시스템에 엄청난 잡음을 내기 시작한다. 그것은 성가신 일들의 연속, 직업에 대한 불만족, 각종 청구서, 명절에 어느 쪽 부모를 먼저 방문해야 하는가 등의 문제를 말한다.

    마음의 건강을 유지하기 위한 열쇠 중 하나는 현재 하는 일에 집중하는 것이다. 어제 저지른 실수나 내일까지 지속될 두통을 생각하지 말고 오로지 지금 하고 있는 것에 몰두하라. 이것은 실제로 내몸의 시스템에서 잡음을 줄이는 데 큰 도움을 준다. 진화론적으로 생각해보면 좀 더 이해하기가 쉽다. 예를 들어 호랑이가 빠르게 급습해왔다고 가정해보자. 위급한 스트레스로 몸이 각성하면 인지적 선택은 세 가지로 좁혀진다. 도망가거나 싸우거나 잡혀 죽는 것이다. 이때 스트레스는 생존을 위해 필수적이기는 하지만 위기에 대처하는 기능은 실제로 염색체의 텔로미어를 짧게 만들고 기억장애를 일으킨다. 마찬가지로 현대사회의 스트레스는 집중력을 떨어뜨리는 것은 물론 전두엽의 퇴화를 가져온다.

    현재에 집중하며 사는 것은 생각보다 쉽지 않다. 그러나 생각의 흐름을 재편하는 것과 마찬가지로 새롭게 익힐 수 있는 하나의 습관이다. 예를 들어 아이와 놀고 있을 때는 놀이에만 집중하고 내일 할 일을 생각하지 않는 연습을 하는 것이다. 이처럼 현재에 집중하는 습관을 들이면 자신뿐 아니라 주변의 모든 사람에게 충분한 보상을 안겨줄 수 있다.

 뇌에 좋은 음식을 먹는다

식사를 하면 중력이 작용해 음식물이 아래로 내려가지만, 소화과정을 거친 후에는 동맥의 혈액을 통해 그 일부가 뇌로 거슬러 올라간다. 특히 뇌 건강에 좋은 영양소 중 하나가 불포화지방산으로 대표적인 것이 연어나 청어 같은 등푸른 생선에 많이 함유된 오메가-3 지방산이다. 몸에 좋은 이 지방은 동맥을 깨끗이 유지시켜 줄 뿐 아니라, 뇌의 정보전달 신경물질 기능을 향상시킴으로써 인지기능이 감소하는 것을 늦춰준다. 따라서 가능하면 일주일에 생선 300그램 이상, 생선기름이나 해조류에서 추출한 DHA 하루 2그램 이상, 호두 30그램 이상을 먹는 것이 좋다. 특히 DHA는 뇌에 가장 좋은 오메가-3이다.

 기공을 시도한다

느린 동작으로 이뤄지는 기공은 신체적 건강뿐 아니라 마음까지도 단련시켜준다. 특히 느리고 부드러운 일련의 동작은 뇌의 잡음을 줄여주고 일상생활을 가로막는 각종 아픔과 통증에도 효과가 있다. 455쪽에 좀 더 자세한 설명이 나와 있다.

 야채를 많이 먹는다

야채를 많이 먹되 기름기가 많은 드레싱은 가능한 사용하지 않는다. 야채는 과일보다 인지능력 감소를 늦추는 효과가 크며, 하루에 두 번 또는 그 이상 야채를 먹으면 예순 살이 넘은 경우에도 인지능력 감소를 35퍼센트까지 낮출 수 있다.

내몸 젊게 만들기 작전 9 인지기능을 돕는 영양소를 섭취한다

그밖에 몇 가지 영양소가 인지기능을 돕는 것으로 보고되고 있다. 다음은 우리가 추천하는 몇 가지 영양소이다.

★ 카로티노이드 Carotinoid 와 플라보노이드 flavonoid 는 항산화제 기능을 한다. 생명에 필수적인 것은 아니지만 색깔이 있는 과일과 야채에 많이 들어 있다.
★ 리코펜 lycopene 과 케르세틴 Quercetin 은 토마토, 분홍색 자몽, 수박, 녹색 야채, 붉은 사과, 양파, 크렌베리, 블루베리에 많다.
★ 적색 포도주에 들어 있는 레스버라트롤의 필요량을 포도주로 섭취하려면 열여덟 병이나 마셔야 하므로, 그보다는 보충제로 정제된 제품을 복용하는 것이 좋다.
★ 70퍼센트 이상의 순수 코코아로 만들어진 다크초콜릿에는 여러 종류의 플라보노이드가 들어 있다. 하지만 초콜릿은 대개 칼로리가 높아 지나치게 섭취하면 득보다 실이 많으므로 주의해야 한다.
★ 터메릭과 커큐민은 인도 음식과 카레에 들어 있는 향신료이다. 겨자도 터메릭을 함유하고 있으며 Apo-E4를 감소시키는 효과가 있다.

 혈액순환을 원활하게 한다

혈액은 뇌에 영양을 공급한다. 영양이 원활하게 공급되지 않으면 뇌가 제대로 기능할 수 없으므로 내몸의 혈관을 깨끗이 하고 혈액순환이 잘되도록 하는 것은 매우 중요하다. 혈압을 정상으로 떨어뜨리면 인지기능이 향상되고 알츠하이머병의 진행속도를 늦출 수 있기 때문이다. 만약 이완기혈압이 하한치인 90을 넘으면 90 아래인 사람에 비해 앞으로 20년 내에 치매에 걸릴 확률이 다섯 배나 높아진다. 고혈압은 콜레스테롤 플라크_{혈전}를 축적시켜 혈관 수축을 불러오고 그러면 특정 부위에 도달할 혈액 및 영양소의 공급은 제한받는다. 특히 뇌의 구조상 두 개의 주된 동맥으로 충분한 혈액을 공급받지 못하면 뇌졸중의 위험이 높아진다. 혈압을 낮추고 콜레스테롤 플라크를 줄이는 방법은 다음 장에서 소개하겠다.

 호르몬제 사용을 고려한다

폐경기 여성에 대한 초기 연구의 목적은 에스트로겐 수치를 높여 알츠하이머병을 지연시키는 데 있었다. 하지만 최근에 연구를 통해 이것이 불확실하다는 사실이 밝혀지면서 치매 예방을 위해 에스트로겐을 복용하는 것을 권장하지 않는다. 물론 다른 이유로 에스트로겐 복용을 고려한다면 이는 긍정적으로 작용할 수도 있다. 258쪽에서 에스트로겐에 대해 보다 자세한 정보를 소개한다.

내몸 젊게 만들기 작전 12 **운동을 한다**

운동이 체력을 향상시키고 심장에도 좋다는 것은 널리 알려진 사실이다. 또한 운동은 마음에도 특효약이다. 특히 강도 높은 운동은 Apo-E4 유전자의 발현을 감소시키고 신경세포의 가지를 엉키게 하는 베타아밀로이드 플라크를 깨끗이 청소함으로써 뇌의 인지기능을 보존시킨다. 더불어 운동은 텔로미어의 길이를 길어지게 하는 효과도 있다. 그러므로 일주일에 1~2회 배드민턴 또는 테니스 게임처럼 내몸을 현재에 몰입시킬 수 있는 스포츠나 운동으로 몸과 마음을 깨끗이 할 것을 권한다. 그렇다고 지나치게 많이 할 필요는 없다. 하루에 30분씩 걷는 것에 더해 444쪽의 〈내몸 운동〉을 일주일에 두 번 정도 실시하면 2,000~3,500칼로리를 연소시킬 수 있으며, 이 정도면 텔로미어 길이를 연장시킬 수 있는 것으로 알려져 있다.

내몸 젊게 만들기 작전 13 **몸의 독소를 빼내라**

미국에서 항간에 떠돌던 〈미친 모자장수 이야기〉는 환경에 존재하는 독소가 내몸의 마음과 기억에 어떤 영향을 미치는지를 잘 보여준다. 이야기의 요점은 모자공장에서 일하는 근로자들이 모자의 틀을 만들 때 많은 양의 수은에 노출되었고, 이로 인해 거세되지 않은 황소보다 더 미쳐버렸다는 것이다. 스스로도 깜짝 놀랄 만큼 기억에 문제가 있다면 새로운 대책을 마련하기 전에 일단 생활 속에서 접하는 몇몇 화학물질부터 제거해보라. 여기에는 인공감미료 같은 식품첨가물이나 MSG, 심지어 샴푸도 해당한다. 사실 머리카락을 깨끗이 하는 것보다 머리 안쪽을 깨끗이 하는 편이 더 낫다.

한편 생명을 보호한다는 이점에도 불구하고 스타틴계 약제는 가끔 비가역적인 기억상실을 초래한다. 심장보다 기억력이 더 문제라면 이런 약물의 지속적인 복용에 대해 주치의와 상의하는 것이 좋다. 심지어 약국에서 구입한 감기약이나 알레르기약도 기억력 감퇴를 일으킬 수 있으므로 안심해서는 안 된다. 실제로 실험실 동물에게 항히스타민제인 디펜히드라민diphenhydramine의 활성성분을 주입하면 알츠하이머병과 유사한 기억상실 증세가 나타난다.

내몸 젊게 만들기 작전 14 유머를 즐긴다

즐겁게 웃는 것이 면역체계를 향상시킨다는 증거는 매우 많으며 실제로 유머는 기억증진에 상당한 효과가 있다. 유머를 구사하려면 기대하지 않던 것에 기대하는 것을 재치 있게 관련짓는 능력이 필요하다. 이런 유머감각은 지능을 나타내는 상징으로 남을 가르치는 것과 마찬가지로 뇌를 자극한다.

내몸 젊게 만들기 작전 15 생각을 도식화한다

마음을 강화하는 또 다른 방법은 상상력을 발휘해 자주 사용하지 않는 부분을 활용하는 것이다. 다음에 어떤 일 때문에 중압감을 느낀다면 심리학자 토니 부잔Tony Buzan이 만든 재미있는 놀이를 해보라〈그림 1.4〉. 이는 실제로 해야 할 일을 열거하기보다 그림으로 그리는 것이다. 우선 그림

의 중앙에 해야 할 주된 일을 그린 다음, 작은 단위 개념의 일과 주요 단
어로 작은 가지들을 만들어 나간다.

예를 들어 체중을 10킬로그램 줄이고 싶다면 해야 할 일을 목록으로
만드는 대신, 종이의 중앙에 체중을 감량한 자신을 그려 넣는다. 그런 다
음 중앙으로부터 선을 그어 음식, 운동, 장애물, 주위의 지지, 그리고 도
움이 될 만한 다른 것을 큰 가지로 만들어 연결시킨다. 이들 큰 가지에는
작은 가지, 즉 '음식'이라는 큰 가지에 '아침 먹기', '하루에 다섯 차례
로 나눠 소식하기', '더 이상 튀김 먹지 않기' 같은 내용이 연결된다.

이것은 뇌에 매우 효과적이다. 우선 중앙에서부터 시작하면 뇌가 다른
방향으로 자유롭게 생각을 전개하는 데 도움을 준다. 또한 그림을 그리
는 것은 상상력과 집중력을 길러준다. 뇌가 연관성을 갖고 작동하듯 가
지도 그렇게 작동하는 것이다. 가지들을 연결하면 더욱 잘 기억하거나
이해할 수 있고 보다 쉽게 문제를 해결할 수 있다.

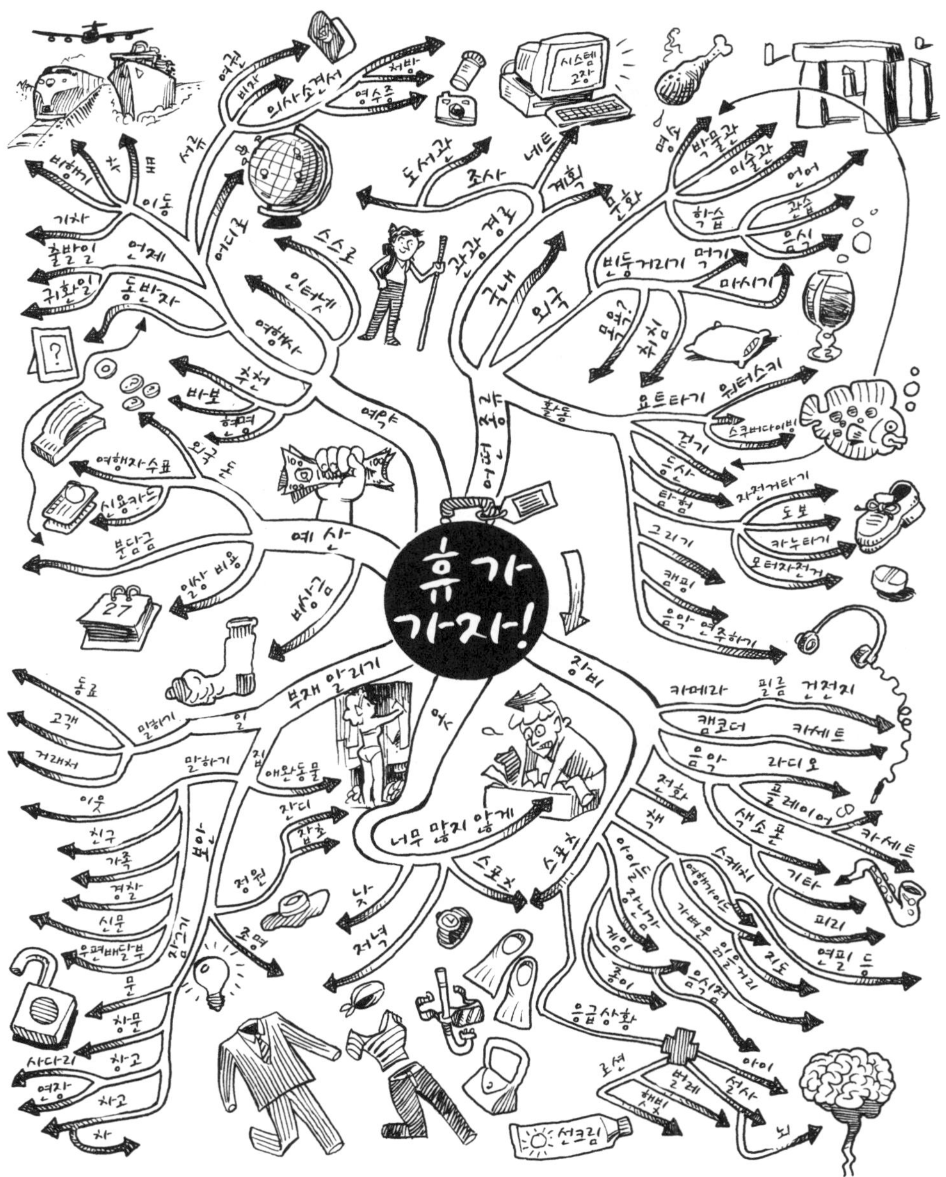

[그림 1.4] 생각의 지도

토니 부잔이 고안한 생각의 지도는 단순한 목록보다 뇌를 더욱 활성화시킨다. 창조적이고 새로운 결정이 뇌 속에 새로운 경로를 만든다는 사실을 기억하라.

빠르게 생각하기

별의 번호 순서대로 선으로
연결한다. 별이 지기 전에 빨리
해야 한다.

연습

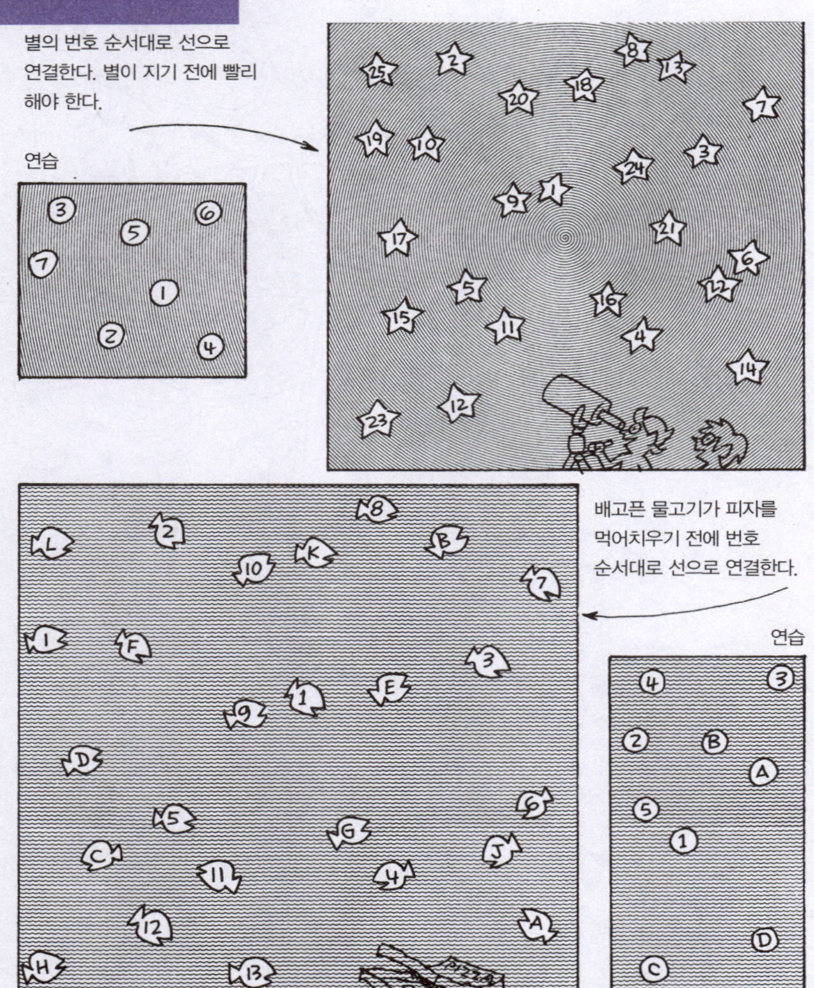

[**그림 1.5**] 채점하라

펜을 떼지 말고 직선으로만 번호 순서대로 연결한다. 먼저 연습을 해보라. 첫 번째 테
스트에서는 번호 순서대로 선을 연결한다. 두 번째 테스트에서는 1→A, A→2, 2→B
등의 순서로 연결한다. 기능적 뇌 연령을 검사하기 위해 가능한 빨리 한다. 옆 사람에
게 시간을 재게 한 후 자신의 정신력이 다른 연령대와 어떻게 다른지 살펴보라.

연령대	시간(초)
20~29	122
30~39	113
40~49	145
50~59	148
60~72	228

산화와 비효율적인 미토콘드리아
내몸의 에너지 공장을 어떻게 운영할 것인가

가족을 부양하느라 몇 개의 직업에 종사하며 이리 뛰고 저리 뛰면 누군가가 그 많은 에너지가 대체 어디서 나오느냐고 물어볼 것이다. 이때 그냥 미소를 짓거나 어깨를 으쓱하며 밥을 많이 먹는다고 대답하는 대신, 내몸에서 어떻게 에너지가 생성되는지 이야기하면 어떨까? 바로 내몸 세포의 미토콘드리아에서 그 에너지가 나온다고 말이다.

먼 옛날 미토콘드리아는 독립적인 단세포 생물이었다. 그들은 숙주에 붙어 공생하는 일종의 기생충으로 생을 영위하다가 진화의 어느 단계에서 다른 세포에게 삼켜져 스스로 존재하는 대신 각 세포의 한 부분이 되었다.

세포당 수백 개가 들어 있는 미토콘드리아는 내몸이 해야 할 일을 하도록 음식물을 에너지로 전환하는 물질대사metabolism. 생물체 내에서 일어나는 물질의 분해나 합성 같은 모든 물질적 변화의 중요한 원동력이다. 그렇기 때문에 미토콘드리아의 기능 이상은 노화이론의 근간을 이룬다.

문제는 미토콘드리아가 음식물을 에너지로 만들 때 부산물로 활성산소oxygen free radical. 유해산소를 생성한다는 점이다. 활성산소는 세포의 다른 부분뿐 아니라 미토콘드리아 자신에게도 위험한 염증반응을 유발하는 분자이다. 미토콘드리아를 내몸 도시의 에너지발전소라고 해보자. 〈그림 B.1〉의 오래된 공장처럼 노화한 미토콘드리아는 주변에 더 많은 오염물 질을 방출한다. 또한 세포와 세포 속에 있는 미토콘드리아에서 일어난 염증반응으로 손상이 일어나는 것은 노화와 관련이 있다. 예를 들어 산 화로 동맥이 녹슬면 이는 심혈관 노화를 일으킨다.

그러면 미토콘드리아가 하는 일을 보다 자세히 살펴보자.

전지전능한 미토콘드리아: 내몸의 에너지 공장

미토콘드리아를 위에서 보면 마치 미로처럼 생겼음을 알 수 있다. 〈그 림 B.2〉에 나타나 있듯 구불구불한 주름을 크리스타crista 라고 하는데, 세 포 하나에는 수백 개의 미토콘드리아가 있고 미토콘드리아 하나에는 수 십 개의 미토콘드리아 DNA 주름이 있다. 이는 각각의 세포가 수천 개의 미토콘드리아 DNA를 갖고 있음을 의미한다.

이제 내몸을 도시에 비유해 미토콘드리아를 핵발전소로 상상해보자. 이 공장은 필요한 에너지를 만드는 한편 내몸에 큰 손상을 입힐 수 있는 잠재력도 안고 있다. 이는 핵발전소가 폭격을 당했을 때 발전소뿐 아니 라 주변에 광범위하게 손상을 입히는 것과 마찬가지다. 핵발전소의 경우 에는 주변에 방사선이 퍼지며, 미토콘드리아의 경우에는 염증을 일으키 는 활성산소가 발생해 손상을 입힌다. 심지어 미토콘드리아 DNA는 에너 지를 전환하는 능력까지 감소시킨다. 이런 손상 기전機轉은 내몸의 세포 를 파괴하는 악순환을 반복하는데, 활성산소는 미토콘드리아 DNA를 상 하게 하고 손상된 미토콘드리아 DNA는 더욱 비효율적으로 변해 보다 많 은 활성산소를 방출한다.

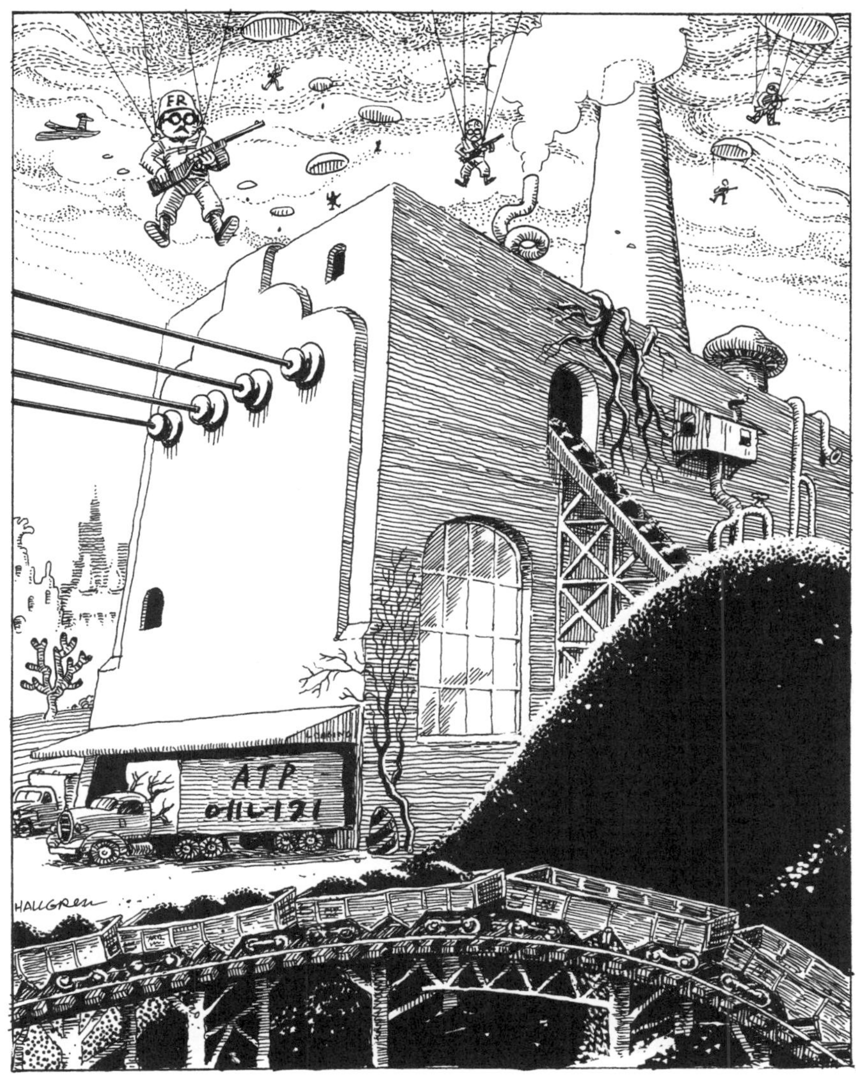

[**그림 B.1**] 생물의 기반

미토콘드리아는 내몸이라는 도시에 전기를 공급한다. 전기가 없으면 빛도 따뜻함도 재미도 누릴 수 없다. 특히 관리를 소홀히 하는 낡은 전력공장은 도시를 오염시킬 위험성이 높다. 이런 낡은 공장처럼 나이가 들면 미토콘드리아가 유해물질을 쏟아내므로 이를 청소하기 위한 항산화제가 필요하다.

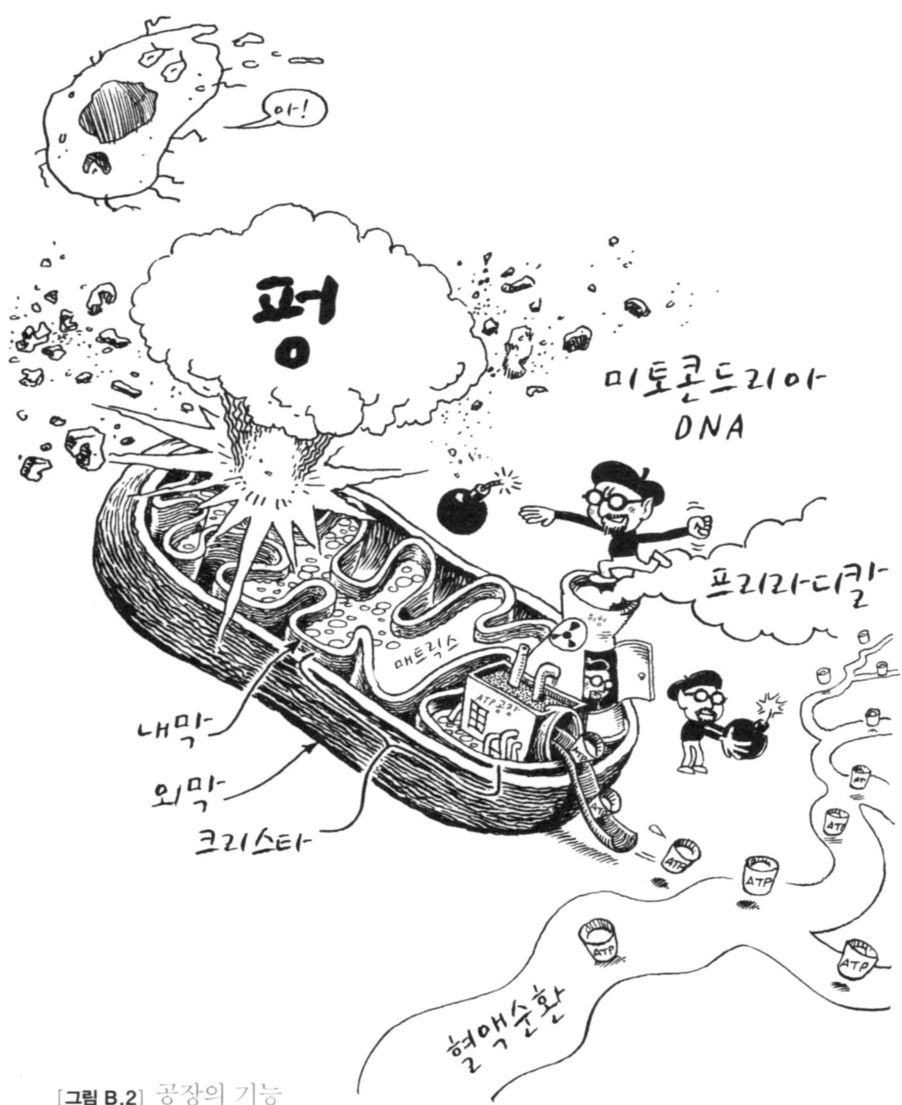

[그림 B.2] 공장의 기능

미토콘드리아는 에너지 공장으로 끊임없이 ATP를 쏟아내며 이들은 다시 혈액순환을 통해 전신으로 배달된다. 이런 미토콘드리아는 일종의 미로처럼 생겼는데 크리스타라는 구불구불한 벽에 의해 나뉜다. 특히 미토콘드리아는 높은 에너지를 생산할 때 파생되는 프리라디칼free radical, 짝을 짓지 않은 전자를 가진 원자나 분자의 위험을 잘 견딘다.

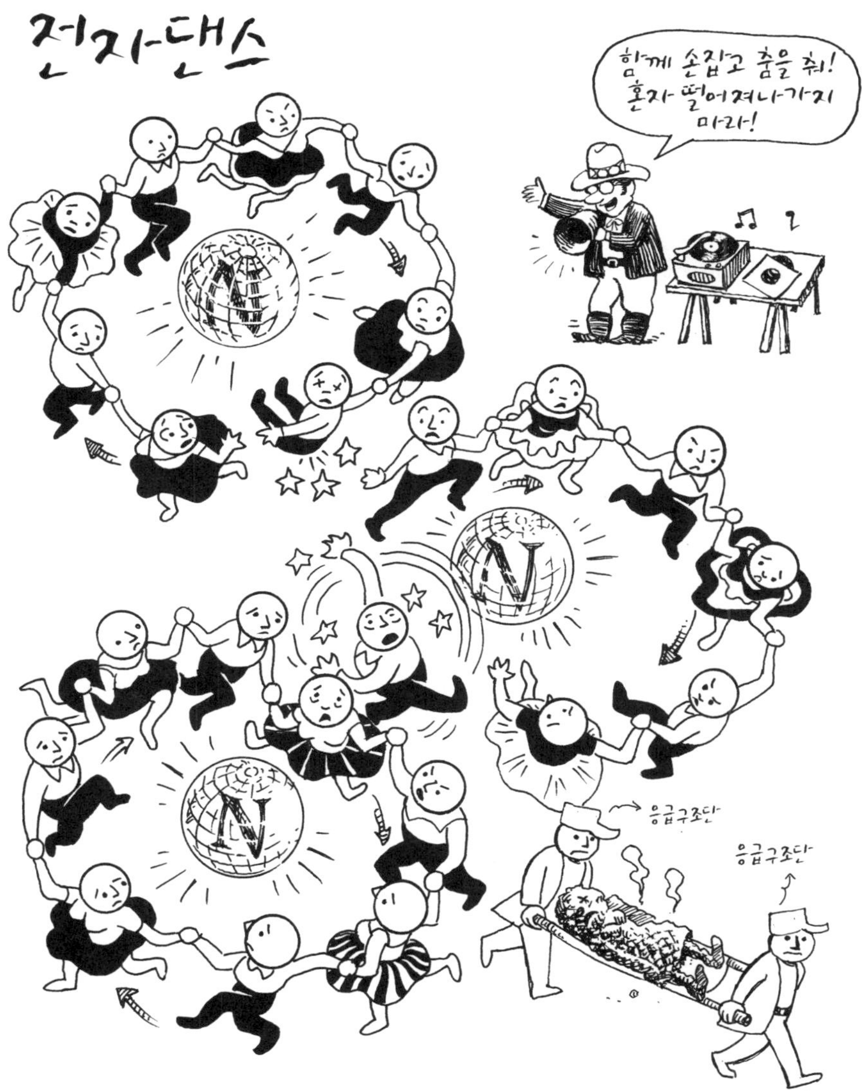

[**그림 B.3**] 라디칼 이해하기

활성산소는 세포의 핵을 도는 동안 전자가 하나 떨어져나갈 때 발생한다. 그리고 떨어져나간 전자가 다른 붙을 곳을 찾을 때 파괴가 일어난다.

미토콘드리아 DNA가 비효율적으로 변한다는 것은 무엇을 의미할까? 사업의 경우 비효율은 돈을 잃는 것을 뜻하고 미토콘드리아 DNA의 비효율은 병원에 예약할 가능성이 훨씬 크다는 것을 의미한다.

내몸이 음식물의 당과 산소로부터 효율적으로 에너지를 생산하지 못하면 많은 에너지를 얻을 수 없다. 좋은 영양성분을 섭취하더라도 ATP의 흐름이 원활하지 못하기 때문이다. 또한 내몸이 당과 산소를 효율적으로 사용하지 못하면 심장에서 미토콘드리아 손상이 발생한다. 간혹 뇌와 관련된 질병이나 당뇨병에서도 미토콘드리아 손상이 관찰되곤 한다. 이런 미토콘드리아의 손상은 암을 일으키기도 하는데, 이는 산화 손상이 발생할수록 더 많은 DNA가 손상되고 손상된 DNA가 계속 증식해 암세포로 발전하기 때문이다.

손상된 내몸을 회복하라

평판이 나빴던 정치인도 노력하면 명예를 회복하듯 내몸도 손상된 것을 회복할 수 있다. 늙은 미토콘드리아의 크리스타는 게으르고 살찐 고양이처럼 부풀어 올라 더 이상 일하려고 들지 않는다. 대신 새로 태어난 작고 효율적인 미토콘드리아가 내몸의 에너지 공급원 역할을 수행한다.

크리스타가 큰 미토콘드리아는 도시의 고소득 관료처럼 적은 월급을 받으며 활기차게 일하는 젊은 일꾼들을 방해함으로써 자신들을 대체할 수 없게 만든다. 이에 따라 내몸 세포에서는 한바탕 전쟁이 벌어지는데, 그 이유는 덩치 큰 늙은 미토콘드리아가 작은 미토콘드리아의 희생을 통해 생존할 수 있기 때문이다.

미토콘드리아 DNA는 미토콘드리아에 가해지는 손상을 잘 견뎌내며 복원력 또한 뛰어나다. 특히 이 DNA는 산화성물질의 공격을 받을 때 일어나는 손상을 해결하는 데 앞장선다. 문제는 미토콘드리아가 어느 정도까지는 잘 견디지만 결국 폭발해 손상을 일으킨다는 점이다. 안타깝게도 이런 현상은 정상적인 노화과정에서 발생한다. 사실 예순 살 이상은 마흔 살 이전보다 미토콘드리아의 효율이 40퍼센트나 낮게 나타난다. 그렇다고 이런 자연적 현상을 반드시 피할 수 없는 것은 아니다.

다음 장에서는 에너지를 가장 많이 사용하는 조직인 근육을 살펴볼 것이다. 내몸의 세포에서는 조절이 불가능할 것 같은 전쟁이 늘 일어나고 있지만 내몸은 여전히 제어능력을 발휘하고 있다. 설사 그럴지라도 내몸이 계속해서 유해 노폐물을 뿜어내면 세포의 산화과정을 따라잡지 못해 결국 혈관이 녹슬고 심장을 포함한 몇몇 기관에 문제가 발생하고 만다.

2

튼튼한 심장

막힘없이 온몸에 혈액을 공급하는 법

심박수를 높여라

다음에 숨찬 운동을 하게 되면 최대심박수의 80퍼센트 이상까지 올라가도록 운동 강도를 높여보라. 최대심박수는 '220-나이'로 구할 수 있다. 운동을 멈춘 후 심박수가 66회 이하로 돌아오는 데까지 걸린 시간을 잰다.

A. 2분 이하

B. 4분 이하

C. 산소호흡이 필요한 상태

결과:

2분도 안 돼 66회 이하로 심박수가 떨어질 만큼 회복력이 빠르다면 심장은 매우 건강한 상태이고 내몸의 건강나이가 달력나이보다 8년 정도 더 젊은 것이다. 그리고 무슨 일을 해도 무방하다.

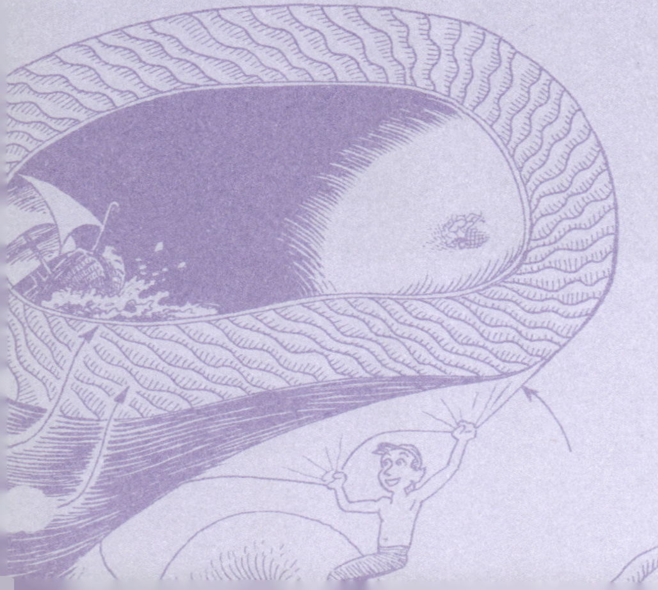

살다보면 첫사랑이나 9회말 만루 홈런처럼 심장이 멎을 만큼 짜릿한 순간을 만나기도 하고, 공포영화를 보거나 막 떠나려던 기차에 올라탔을 때처럼 심장이 군악대의 드럼소리보다 요란하고 빠르게 고동치는 상황도 겪는다. 또한 심장을 영원히 멈추게 하는 것들도 있는데 그것은 담배, 소시지, 청산가리 등이다.

노화에 따른 심장질환에 대해 사람들은 운명적으로 좋지 못한 유전자를 갖고 태어났다거나 45년간 주말마다 먹어댄 치즈볼 때문에 혈관이 막혀 그렇다는 잘못된 핑계를 대곤 한다. 어쨌든 심장이 건강하지 못한 것은 미토콘드리아가 일으킨 산화와 동맥혈관 속에서 일어난 염증반응의 복합적인 결과이다.

심장: 혈관의 손상과 염증에 관하여

차선을 바꾸면서 미리 신호를 보내지 않는 운전자와 맞닥뜨려도 혈압이 올라가지 않고, 피를 보아도 잘 참을 수 있는 사람이라도 심장을 학습하다 보면 약간 상기가 될 것이다. 가슴 안쪽으로 살금살금 기어들어가 보면 보아뱀이 똬리를 튼 것 같은 꽈배기 모양의 근육이 보이는데 그것이 바로 심장이다. 그 꽈배기의 운동은 생명의 근원일 뿐 아니라 내몸이 필요로 하는 영양분을 얻게 해주는 기전이기도 하다.

심장근육은 박동기의 자극을 받아 혈액을 대동맥으로 방출하는데, 그것은 젖은 타월에서 물을 짜내는 모양과 흡사하다. 그리고 대동맥은 박동을 통해 들어온 혈액을 내몸의 구석구석과 심장을 둘러싼 관상동맥으로 보낸다.

심장질환은 대부분 심장 자체보다 주로 동맥에서 발생하며, 동맥은 내몸의 각 장기에 영양분과 독성물질을 실어 나르는 터널이다. 동맥벽을 구성하는 조직은 3층으로, 셀로판 같은 외막, 근육층인 중막, 얇고 부드러운 내막으로 이루어져 있고 그 안으로 혈액이 지나간다. 이런 동맥은 여러 가지 심장질환을 일으키는 염증반응의 주된 장소이기도 하다〈그림 2.1〉.

염증반응의 원인은 콜레스테롤에 있으며 콜레스테롤은 건강에 유익한 HDLhigh density lipoproteins 과 유해한 LDLlow density lipoproteins 로 나뉜다. 동맥

✱ 내몸의 메틸 실험실 ✱

메틸화는 인체에 매우 중요한 과정이다. 각 분자에 메틸군을 결합시킴으로써 일어나는 이 과정은 내몸의 독소를 제거하고 DNA를 수선하며 새로운 세포를 만들어낸다. 이런 메틸화 능력은 나이가 듦에 따라 감소하며 특히 심장병, 알츠하이머성 치매 및 당뇨와 관련이 있다. 이에 대처하는 방법은 생선이나 통으로 된 곡식 같은 메틸화의 보조인자를 섭취하는 것이다. 또한 비타민 B_{12}와 엽산을 복용하는 것도 호모시스테인을 낮춤으로써 메틸화를 돕는다.

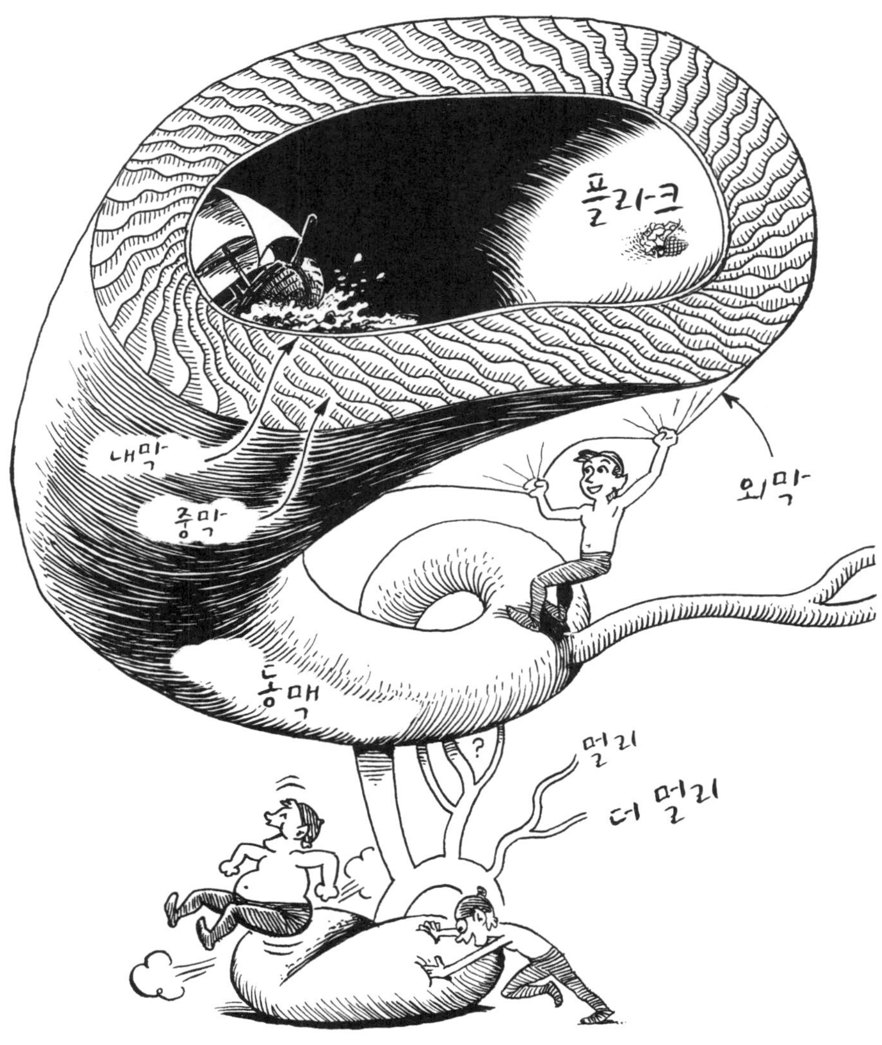

[그림 2.1] 터널 보기

동맥벽은 셀로판 같은 외막, 근육층인 중막, 그리고 얇고 부드러운 내막의 3층으로 구성되어 있으며 그 안에서 혈액이 순환한다.

의 부드러운 내막은 높은 혈압, 담배, 지나친 당 섭취 등으로 손상을 입는데 이때 내몸은 손상된 내막을 치유할 목적으로 LDL을 보낸다. 그러면 내막의 상처 부위에 있던 면역세포는 이 LDL을 삼켜 그 안쪽으로 집어넣고, 내몸은 상처와 콜레스테롤에 낮은 수준의 염증으로 반응한다. 이처럼 염증은 내몸의 면역체계가 피부에 박힌 조각, 세균, 곤충의 독 등 외부 침입자에 대처하는 방식이다.

반면 HDL은 상처 부위의 LDL을 제거하는 역할을 한다. 대개 장에서 만들어지는 HDL이 콜레스테롤을 둘러싸 쉽게 배출될 수 있게 하는 것이다. 축구경기에서 훌리건들hooligans, 축구장에서 난동을 부리는 무리를 일컫는 말을 경기장에 보내는 버스를 LDL로, 거리를 정리하는 청소차를 HDL로 생각하면 이해하기 쉽다.

콜레스테롤의 크기는 다양하며 크기가 작을수록 동맥의 벽에 자리 잡기 쉬워 손상과 염증반응을 더 잘 일으킨다〈그림 2.2〉. 따라서 동맥을 깨끗하게 하려면 HDL의 기능은 물론 크기도 향상시켜야 한다. 이를 위해 도움을 주는 것은 피브레이트fibrate 계와 스타틴계 약물, 나이아신, 오메가-3, 비타민 B_3 등이다.

한편 LDL과 반응해 생긴 경미한 염증반응은 면역강화세포인 대식세포를 불러들인다. 대식세포는 LDL을 잡아먹고 지방으로 꽉 차 마치 마시멜로처럼 부풀어 오른 상태로 동맥벽에 달라붙는다. 그리고 이것이 플라크를 형성해 동맥벽을 막는다.

플라크가 자라면 혈액을 통한 영양공급을 방해하고, 영양공급이 끊겨 마시멜로에 금이 가면 혈전이 플라크를 메우는 대폭발이 일어난다. 마치 상처를 막는 피딱지처럼 급작스런 혈전이 형성돼 동맥을 막아버리는 것이다. 예를 들어 도시로 향하는 6차선 다리를 상상해보자. 만약 한 차선이 막히면 속도가 약간 줄긴 해도 교통흐름은 원활하다. 하지만 다리가

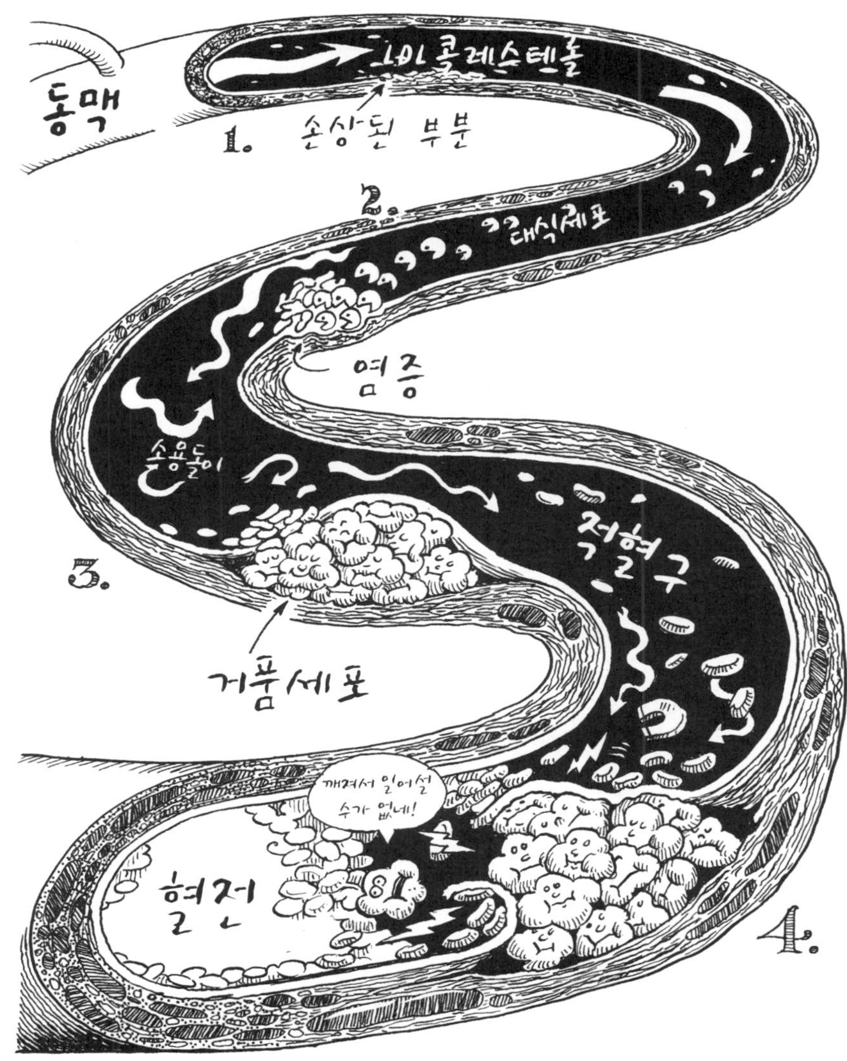

[**그림 2.2**] 차단

동맥은 콜레스테롤에 대해 염증으로 반응해 대식세포라는 면역세포를 불러들인다. 이때 대식세포는 콜레스테롤을 잡아먹고 마시멜로처럼 부풀어 오른 거품세포가 되어 플라크를 형성한다. 플라크는 혈액순환을 방해하고 염증을 증가시켜 결국 깨지고 만다.

폭파돼 모든 차선이 막히면 어떤 차도 지나갈 수 없다. 그것이 동맥의 플라크가 매우 위험한 이유이다. 다리의 차선이 하나만 막힐지 아니면 폭파될지는 현재의 검사방법으로는 알아낼 수 없다.

심장질환을 얘기할 때는 종종 석회화가 언급되곤 한다. 이때의 석회화는 음식으로 섭취한 칼슘이나 초콜릿 아이스크림의 양과는 아무런 관련이 없다. 동맥의 석회화는 염증성 플라크를 치료하기 위한 몸의 반응일 뿐이다.

칼슘은 플라크를 안정 및 고정시키는 시멘트 역할을 하는데 동맥경화증이 있는 남성의 90퍼센트가 칼슘화한 동맥을 갖고 있는 반면, 여성은 30퍼센트에 지나지 않는다. 따라서 여성의 심장질환은 남성에 비해 회복시키기가 쉬운 편이다. 그렇지만 다른 한편으로 칼슘막이 없다는 것은 플라크가 불안정해 터지거나 혈전이 생길 위험이 높다는 것을 의미한다. 따라서 갑작스런 심장발작이나 뇌졸중을 발생시키는 플라크를 막으려면 평소에 건강한 생활을 해야 한다.

염증은 다양한 종류의 심장질환과 관련이 있다. 예를 들어 부정맥의 하나인 심방세동atrial fibrillation, 심방근의 많은 부분이 동시에 불규칙적으로 통제 없이 수축하는 상태의 경우 심장의 위쪽에 위치해 혈액을 받아 부드럽게 아래로 보내는 심방이 마치 지렁이 주머니처럼 변형되기 시작한다〈그림 2.3〉. 그 결과 심방이 혈액을 완전히 내뿜지 못하면 혈액은 정체되거나 응고된다.

심방세동은 종종 심장벽의 염증으로 인해 일어나며 비효율적인 미토콘드리아가 발생시킨 활성산소가 그 손상을 부추긴다. 부정맥의 다른 원인으로는 심장벽의 높은 압력과 호르몬 이상 등이 있으며 심장의 전반적인 염증도 관련이 있다. 원인이 무엇이든 일단 부정맥이 일어나면 심장

✳ 판막검사 ✳

'심장병' 하면 대개 혈관과 혈관의 막힘에 대한 얘기를 하지만, 혈액이 심장으로 들어오고 나가는 것을 통제하는 판막도 무시할 수 없다. 심장 판막은 오랜 혈액순환 통제로 손상을 입기 때문에 여든다섯 살이 되기 전까지 전 인구의 30퍼센트 정도가 판막질환을 앓게 된다. 판막은 매번 약간의 혈액 소용돌이에 시달리면서 상처를 입고, 그 상처를 칼슘으로 메우기 때문에 마치 경첩이 녹슬어 뻑뻑해진 문처럼 되어 버린다. 따라서 청진기로 들어보면 정상 판막과 이상 판막을 쉽게 구분할 수 있다. 정상 판막은 '툭탁' 소리를 내지만 혈액이 고장 난 판막을 지나칠 때는 '툭 으-쉬' 소리를 내기 때문이다. 정확한 진단은 심에코도_{심장 초음파검사}를 통해 내릴 수 있다. 스타틴계 약물은 이 과정을 지연시키며 수술하면 고장 난 판막을 수선하거나 아예 교환할 수 있다. 최근에는 수술하지 않고 판막을 수선할 수 있는 방법을 연구하고 있는데, 이를 통해 비용과 중환자실에 머무는 시간을 줄일 수 있을 것으로 보인다.

전체에 분포된 전기회로가 붓고 회로 사이에 합선이 시작된다. 실제로 우리가 부정맥을 느낄 수도 있는데 대표적인 증상이 가슴 두근거림이다. 그러므로 트랜스지방과 포화지방이 많은 감자튀김, 햄버거, 파이 등은 식단에서 뺄 필요가 있다.

심장을 제대로 보호하려면 혈관의 손상과 막힘을 일으키는 원인을 줄이는 것은 물론, 심장근육을 강화시키고 심혈관질환의 위험을 줄이려는 노력을 기울여야 한다. 내몸에는 손상된 미토콘드리아의 산화현상을 억제하는 항산화제라는 지원병이 있으며 이를 위한 약물도 존재한다. 예를

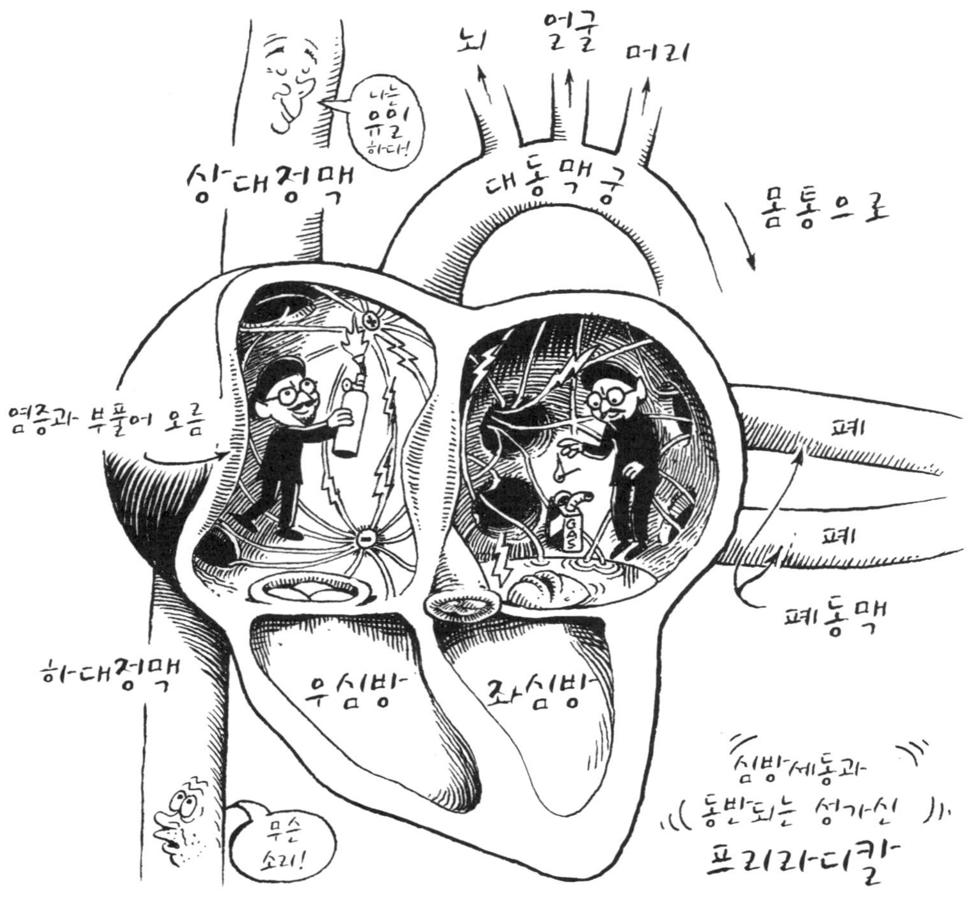

[**그림 2.3**] 나쁜 심장박동

심장의 우심방과 좌심방에서 염증세포가 자극을 받으면 심장벽이 부풀고 심장의 전기회로에 합선이 일어난다. 이렇게 생긴 부정맥은 혈액을 고이게 하고 혈전을 만들며 뇌졸중을 일으킨다.

들어 스타틴계 약물은 플라크의 염증을 줄여줄 뿐 아니라, 혈관 막힘을 늦추고 플라크 파열을 줄임으로써 혈전 생성을 예방한다.

궁극적으로 여기에서 권하는 모든 방법은 진압군을 많이 보내 작은 염증이나 문제를 해결하게 함으로써 건강한 혈관을 유지하기 위한 것이다.

내몸 젊게 만들기 작전: 혈관

튀긴 음식, 담배, 달콤한 아이스크림 등이 심장병에 나쁘다는 사실은 누구나 알고 있다. 입을 즐겁게 해주는 이들 식품과 기호품을 멀리해야 하는 것은 당연하다. 여기서는 그 다음 단계로 막힘

없이 온몸에 혈액을 공급하도록 심장 기능을 강화하는 정보를 제공하고
자 한다.

 심장에 좋은 음식을 먹어라

심장을 건강하게 하기 위해 영양전문가가 될 필요는 없다. 포화지방과
트랜스지방이 혈관의 염증반응을 극대화하는 위험성분이라는 것은 이미
널리 알려져 있지 않은가. 반면 아래의 식품들은 심장에 건강한 영양분
을 공급할 뿐 아니라 강력한 항염작용을 한다.

· 과일 및 야채 · 포도, 크렌베리, 토마토, 양파, 그리고 토마토주스 같
은 과일 및 야채에는 플라보노이드와 카로티노이드라는 항산화성분이
들어 있다. 색깔이 있는 자연식품에 많이 존재하는 플라보노이드와 카로
티노이드는 비타민과 유사한 물질로, 활성산소로 인한 손상을 줄이고 소
변을 통한 배출을 촉진해 염증을 낮춘다.

· 마늘 · 논란의 여지가 있긴 하지만 하루에 한 쪽의 마늘을 섭취하면
혈액이 묽어지고 혈압을 낮춘다. 마늘 냄새가 문제라면 알약 형태로 섭
취할 수도 있으나 냄새가 땀으로 배어나오기도 한다. 하루에 마늘의 주
성분인 알리신allicin을 400밀리그램 정도 섭취하는 것이 좋다.

· 올리브 오일 · 특히 엑스트라버진은 식물성 영양분을 많이 함유하고
있어 몸에 좋은 HDL을 높여준다. 따라서 하루에 섭취하는 지방 중 25퍼
센트는 올리브오일처럼 건강에 좋은 지방으로 구성해야 한다.

● **오메가-3 지방산** ● 생선이나 해초에 많이 함유된 이 영양소는 혈관을 수리하는 팔방미인이다. 우선 혈액 속의 중성지방 수치를 낮추고 심장발작 이후의 부정맥 위험을 감소시킨다. 또한 혈압을 낮추고 혈소판의 점성을 줄여 응고를 막는다. 일주일에 3회 이상 생선을 섭취하라. 가장 좋은 식단은 연어, 메기, 가자미, 송어 등의 등푸른 생선으로 구성된 것이다.

● **마그네슘** ● 100퍼센트 통밀빵과 시리얼, 콩, 아욱콩, 아보카도, 사탕무, 건포도 등에 많으며 동맥을 확장시켜 혈압을 낮추고 부정맥을 줄여준다. 마그네슘은 하루에 400밀리그램을 섭취하는 것이 좋은데 아욱콩 한 접시에는 100밀리그램, 시금치 반 컵에는 80밀리그램, 30알의 땅콩에는 50밀리그램이 들어 있다.

● **콩단백질 식품** ● 두부나 기타 콩을 재료로 만든 식품을 섭취해 하루 25그램의 콩단백질을 먹으면 LDL과 중성지방 수치를 낮출 수 있다.

● **스태놀과 스테롤** ● 식물성 콜레스테롤로 혈액 속의 LDL과 대체되어 혈관을 건강하게 해준다.

● **다크초콜릿** ● 최근의 연구에 따르면 다크초콜릿은 고혈압에 좋은 약의 효과만큼이나 혈압을 낮추며 HDL을 높이고 LDL은 낮춘다고 한다.

 숨찬 운동을 한다

다양한 환경에서 여러 종류의 신체활동을 즐기는 것이 좋으며 특히 심장 기능을 향상시키려면 숨이 차게 운동해야 한다. 예를 들어 심혈관 운동은 수축기혈압과 이완기혈압을 낮춰주고 혈관을 확장시켜 더욱 유연하게 해줌으로써 건강에 도움이 된다. 매일 30분 이상 걷기에 더해 심혈관 운동, 즉 숨이 찬 운동을 일주일에 60분 이상 하라. 이상적인 것은 주 3회 최대심박수의 80퍼센트에 이르도록 20분 이상 운동하는 것이다.

관절에 무리가 없는 수영, 자전거, 트램펄린trampoline, 타원형이나 사각형의 탄력성 매트에서 각종 묘기를 펼치는 도구 등도 심장박동을 높이기에 좋은 운동이다. 인터벌트레이닝interval training, 즉 높은 강도의 운동 사이에 불완전 휴식을 넣어 일련의 운동을 반복하는 신체 훈련법도 도움이 되는데, 이는 최대 강도의 운동과 회복기를 반복하기 때문에 심장에 매우 좋다. 예를 들면 10분 간격으로 마지막 1분간 최대 강도의 운동을 하는 것으로 시작할 수 있다. 또한 워밍업 후에 1분간 최대심박수의 운동을 하고 나서 2분의 휴식기에 최대심박수의 60퍼센트 강도로 낮춘다. 나머지 7분은 최대심박수의 80퍼센트로 운동한 후 마무리한다. 일단 훈련이 진행되면 1분은 매우 빠른 운동, 2분은 천천히 하는 식으로 인터벌을 강화하면 된다. 인터벌트레이닝은 심장에 좋은 만큼 부담이 될 수도 있으므로 시작하기 전에 주치의와 상의해야 한다.

 보충제를 복용한다

다음의 비타민과 보충제는 심장 기능을 강화하는 효과가 있다.

• **엽산, 비타민 B₆, 비타민 B₁₂** • 엽산, 비타민 B₆, 비타민 B₁₂는 심장질환의 위험을 높이는 신체화학물질인 호모시스테인을 감소시킨다. 따라서 매일 800마이크로그램㎍의 엽산을 섭취하는 것이 좋다. 사람들의 식단에 포함된 양은 대부분 그 절반 정도에 불과하기 때문에 400마이크로그램을 보충제로 추가할 필요가 있다. 비타민 B₆ 50밀리그램과 비타민 B₁₂ 800마이크로그램도 같이 보충하면 좋다.

• **코엔자임Q10** • 미토콘드리아가 포도당을 에너지로 바꾸는 과정에서 전자를 전달해주는 분자 중 하나가 코엔자임Q10이다. 이것은 미토콘드리아의 효율성을 향상시켜 심부전이나 기타 여러 가지 염증을 막아준다. 하루에 200밀리그램이 통상적인 용량이며 이것을 2회에 걸쳐 나눠 먹으면 된다. 특히 스타틴계 약물을 복용 중인 사람에게 도움이 되는데 이는 약물이 내몸의 코엔자임Q10을 감소시키기 때문이다. 근육경련 및 통증 등의 스타틴계 약물 부작용이 발생하는 것은 동맥에 에너지가 부족하다는 신호일 수 있다.

• **나이아신** 비타민 B₃ • 나이아신의 하루 권장량 500밀리그램은 LDL콜레스테롤과 중성지방 수치를 낮추고 HDL콜레스테롤 수치를 높인다. 하지만 이보다 많은 용량을 투여하려면 의사의 처방을 받는 것이 좋다. 드물게 나이아신이 간에 문제를 일으키는 경우도 있기 때문이다.

• **비타민 D** • 최근의 연구에 따르면 비타민 D는 뼈와 면역시스템뿐 아니라 심장에도 도움을 준다고 한다. 예순 살 이하는 하루 800IU를, 예순 살 이상은 1,000IU를 복용한다.

● **판토텐산**비타민 B₅ ● 수용성비타민으로 대사 및 HDL콜레스테롤 생산에 필수적이다. 하루에 150밀리그램을 2회 복용하면 좋다.

● **홍국** ● 홍국Red yeast rice. 홍국균인 붉은 누룩곰팡이를 멥쌀의 밥알 표면에 배양한 약 누룩은 중성지방과 LDL콜레스테롤 수치를 낮출 뿐 아니라 건강한 HDL콜레스테롤 수치를 높여준다고 한다. 그 활성성분은 흔히 이용되는 스타틴계 약물과 동일하기 때문에 그 주장은 사실일 수도 있다. 그러나 약물에 적용되는 엄격한 관리 없이 제조되기 때문에 보충제 속에 함유된 활성성분의 양이 일정하지 않을 수 있다. 같은 비용이라면 나이아신이나 판토텐산 같은 다른 보충제를 이용하는 것이 더 좋을 것이다.

● **디-리보스** ● 디-리보스D-ribose. 5개의 탄소로 이뤄진 단당류는 혈압을 개선하고 울혈성 심부전 환자의 운동내성을 향상시켜준다. 또한 ATP에너지를 심장과 골격근에 공급해주는 것으로 보인다. 하루에 5그램을 1~3회 복용한다.

내몸 젊게 만들기 작전 4 지방을 균형 있게 섭취한다

식사할 때 섭취하는 지방의 종류는 크게 몸에 유리한 지방과 해를 주는 지방으로 나눌 수 있다. 하지만 좋은 지방도 적절한 비율이 필요하다. 시리얼, 견과류, 통밀, 식물성기름 등에 많은 오메가-6 지방산으로 심장병 예방효과를 보려면 오메가-3 지방산과 적절한 구성 비율로 섭취해야 한다. 이상적인 비율은 오메가-3 지방산, 특히 DHA를 오메가-6 지방산의 25퍼센트 정도로 섭취하는 것이다.

 치실을 사용한다

치과의사들은 충치와 잇몸질환 예방을 위해 양치질보다 치실 사용을 더 권한다. 특히 치실은 염증으로 인한 박테리아를 제거해 심장질환을 예방하는 데 도움을 준다. 치실을 올바르게 사용하려면 양쪽 치아 사이로 치실을 잘 통과시켜 부드럽게 잇몸에 닿도록 해야 한다.

줄기세포의 쇠퇴
진정한 젊음과 회춘을 보장하는 불멸의 만능세포인가

줄기세포는 세계적으로 가장 큰 논란을 일으키고 있는 용어 중 하나이다. 줄기세포를 노화 연구에 이용하는 것은 윤리적인 문제를 유발할 수도 있지만, 내몸은 줄기세포를 이용해 스스로를 더 강하게 만들고 시시각각 내몸을 약하게 만드는 각종 질환에 대항할 저항력을 갖출 수 있다〈그림 C.1〉.

내몸의 줄기세포는 믿을 수 없을 만큼 강력한 도구다. 특히 내몸이 스트레스로부터 회복되는 과정에서 줄기세포는 매우 중요한 역할을 한다. 문제는 내몸이 나이가 들면서 줄기세포를 점차 잃는다는 점이다. 손상된 여러 장기를 치유하는 데 사용되거나 화학치료, 방사선, 그리고 활성산소 같은 독소로 인해 파괴되기 때문이다. 줄기세포가 줄어들면 내몸은 스트레스 관련 질환에 점점 더 취약해진다.

줄기세포에는 두 가지 유형이 있다.

● **배반포** ● 수정란이 4일째가 되면 특수한 줄기세포들이 벽에서 분리되어 내부의 세포덩어리를 형성한다. 이 세포들은 온갖 형태로 재생산될 수 있는 능력이 있으며, 배아가 되면 성숙하고 성장해 신체라는 퍼즐을

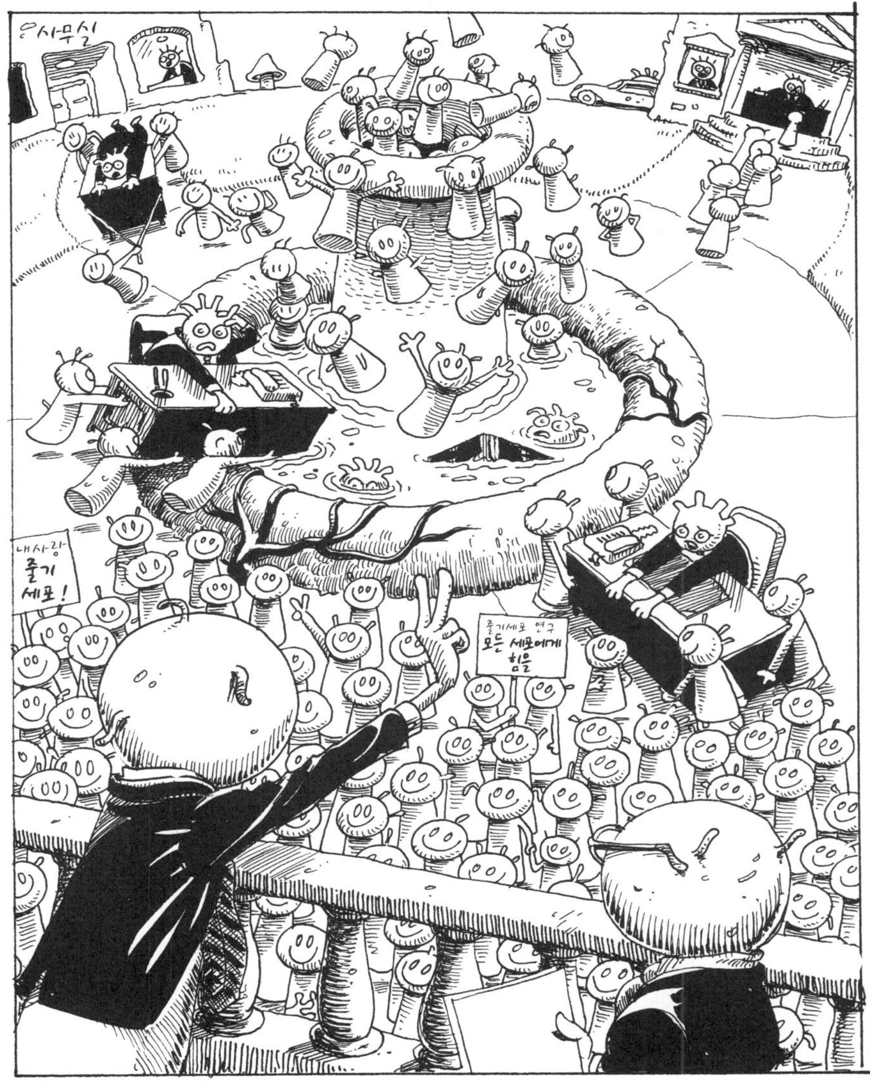

[**그림 C.1**] 젊음의 샘

줄기세포는 인체 도시의 새로운 지도자이다. 이들은 변화를 잘 받아들이지 않는 노인과 달리 회춘을 추구한다.

구성하는 조각으로 자신을 분화시킨다. 그러나 배반포胚盤胞, 수정란이 분열을 시작해 줄기세포로 배양되기 이전 단계는 아직 배아胚芽라고 할 수 없다. 착상되지 않으면 더 이상 진행되지 않기 때문이다. 이 단계는 배반포 또는 전배아 상태다. 한때 배반포가 배아라는 용어로 잘못 불리는 바람에 정치적 또는 도덕적 논란이 일기도 했다.

이런 불멸의 배반포 줄기세포는 신체의 모든 장기로 분화할 수 있는 자연적이고도 놀라운 능력을 지니고 있다. 한마디로 자신들이 성장해 무엇이 될지 결정할 수 있는 축복받은 존재이다. 심장세포가 될까? 아니면 간세포나 뇌세포가 될까? 이처럼 무엇으로든 변할 수 있기 때문에 줄기세포는 질병 치유에 커다란 능력을 발휘할 수 있다. 특히 파킨슨씨병 같이 노화와 관련된 질병 치유 능력에서 큰 기대를 모으고 있다.

● **전구세포** ● 배반포 세포 중 일부로 서른 살이 될 때까지도 부모님과 함께 사는 사람처럼 제자리에 머물며 다른 조직이나 장기로 성숙하지 않는다. 대신 골수로 가서 골수의 일부로 자리 잡는데, 이 전구세포progenitor cell, 성체줄기세포라고도 부른다는 다른 종류의 세포로 성장할 수 있다. 물론 이런 현상은 의학적, 과학적 관점에서 큰 관심을 모으고 있다. 만약 성체줄기세포를 현재 내몸에 있는 줄기세포가 손상되거나 질병에 걸린 조직을 대체하는 데 쓸 수 있다면, 또한 기존의 장기를 치유하는 데 활용할 수 있다면 치유가 가능한 질병은 크게 늘어날 것이다.

이런 만능세포의 일부를 실험실에서 성장시킨 후 노화와 관련된 심장발작, 뇌졸중, 당뇨병, 알츠하이머병 등 여러 가지 질병으로 인해 손상된 조직을 회복시키는 데 사용하는 것이 줄기세포 연구가 지향하는 목표 중 하나다. 어떻게 이런 일이 가능할까? 우선 심장병 치료에서 그 가능성을 확인할 수 있다. 심장은 한번 손상되면 스스로 복구할 능력이 없는 대표

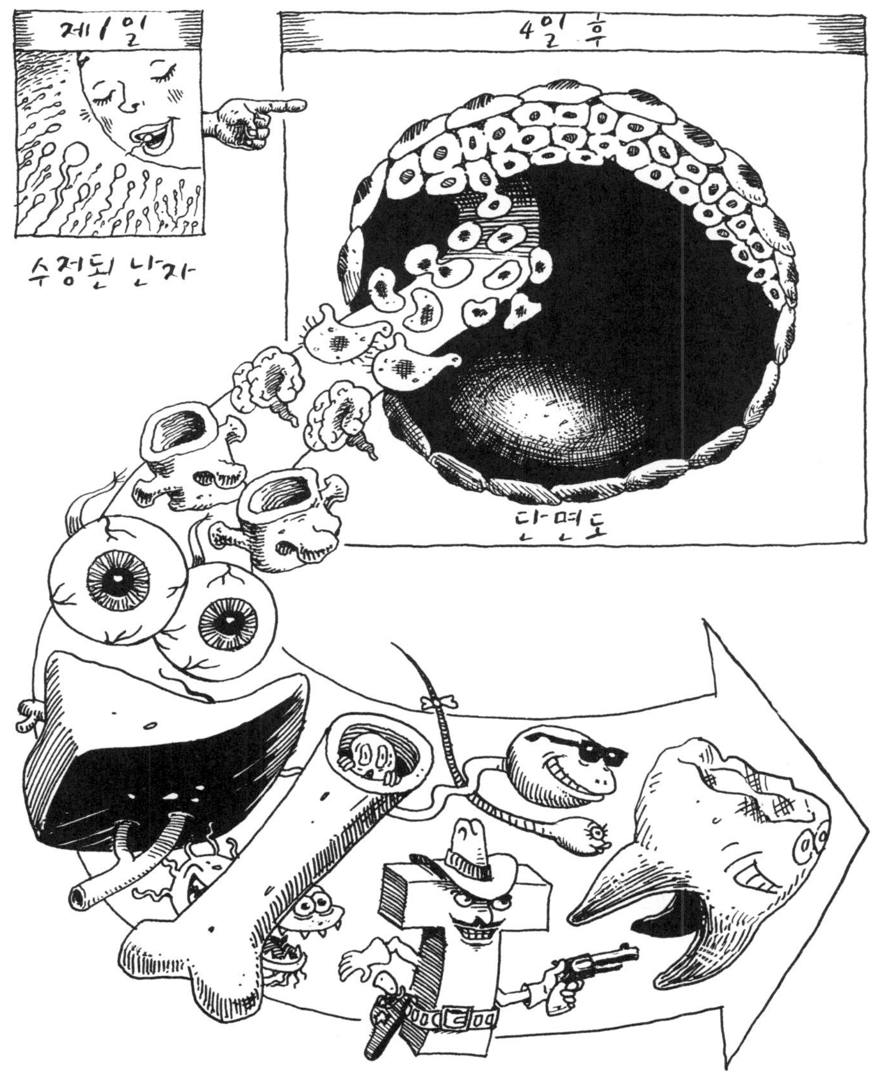

[**그림 C.2**] 세포 서비스
줄기세포의 장점은 무한으로 재생할 수 있고 인체의 어떤 조직으로도 변할 수 있다는 것이다.

적인 장기로 간주되기 때문에 많은 심장학자가 줄기세포의 가능성을 가장 인정하지 않는 편이었다.

그런데 일부 학자가 여성의 심장을 이식받은 남성을 연구하면서 그 인식에 변화가 찾아들었다. 심장이식에서 성별은 그다지 문제될 것이 없지만 남성에게 이식된 여성의 심장세포에는 원래 갖고 있던 이중 X염색체 xx만 있고 남성의 Y염색체는 없다. 하지만 흥미롭게도 심장이식을 받은 지 몇 개월이 지난 뒤에 다시 검사하자 남성의 심장에서 Y염색체가 발견되었다. 이것은 남성의 줄기세포가 골수로부터 심장으로 이주해 심장을 주기적으로 보수했다는 것을 의미한다. 이처럼 내몸의 거의 모든 장기에서 전업 줄기세포 수리공이 이와 비슷한 회생과정을 담당하고 있다.

인생의 어느 순간이든 손상이 발생하면 내몸은 줄기세포를 동원해 대응한다. 예를 들어 담배를 피워 폐가 손상되면 줄기세포는 그 손상에 대응하기 위해 폐로 파견된다. 태양빛 때문에 피부가 화상을 입어도 보수를 위해 줄기세포가 출동한다. 하지만 이처럼 내몸을 보수하고 치료하는 것은 두 가지 불행한 결과를 초래할 수도 있다. 아무리 가치 있는 과정도 양면성이 있어 부작용이 발생할 수 있는 것이다.

첫째, 보다 많은 줄기세포가 보수를 위해 동원될수록, 다시 말해 자외선 차단제 없이 수영해 피부가 화상을 당하는 횟수가 많아질수록 더 많은 줄기세포의 재생산이 일어난다. 그리고 줄기세포의 재생산이 늘어날수록 세포분열 과정에 오류가 발생할 가능성이 커진다. 즉 줄기세포가 종양세포로 분화될 기회가 늘어나는 것이다. 줄기세포는 스스로를 빨리 복제하는 데 선수이다. 그런데 바로 그 순간 암이 발생하고 만다. 흡연, 태양빛에 의한 화상, 과음, 포화지방이나 단순지방에 의한 염증 등으로 장기에 반복적인 손상이 가해지면 암이 발생하기 쉬운 이유가 바로 여기에 있다.

둘째, 줄기세포가 태양으로 인한 화상을 보수하는 일에 계속 동원되면 다른 장기들을 유지하는 데 도움을 줄 줄기세포의 여력이 사라진다. 나이를 먹음에 따라 내몸에서는 여러 가지 증상과 증후가 나타나는 것 외에도 골수에서 내보내는 줄기세포의 수가 점점 줄어든다. 이것은 내몸에 발생하는 손상을 보수할 능력이 감소한다는 것을 의미한다. 스트레스 수준을 걱정하는 이유가 바로 여기에 있다. 스트레스는 내몸의 텔로미어를 무력화하고 줄기세포에게 족쇄를 채워 노화로 인한 여러 가지 손상을 보수할 능력을 약화시키기 때문이다.

3

스트레스 제대로 관리하기

눈에 보이지 않는 적을 영원히 물리쳐라

인내의 한계는 어디까지인가

휴가를 떠나기 전날 저녁 5시, 출발 준비목록을 검사한다. 아직 여행가방과 아이들 소지품을 챙기지 못했다. 강아지를 애견보호소에 맡기고 여행 티켓도 프린트해야 한다. 또한 아이를 축구연습장에서 데려오고 처방받은 약을 약국에서 구입해야 한다. 공항까지 갈 차에 기름을 채우는 것과 떠나기 전에 배우자에게 화장실 물탱크 새는 곳을 고치겠다는 다짐을 받는 것도 잊지 않아야 한다. 축구연습장으로 가는 길에 강아지는 아직 차 안에서 헐떡대고 있는데, 자동차의 엔진점검등이 깜박이며 마지막 인내력을 시험한다. 어떻게 대응할 것인가?

A. 배고픈 아이처럼 소리를 지른다.

B. 치즈조각으로 먼저 배를 채운다.

C. 가까운 카센터로 가서 자동차에 다른 문제는 없는지 체계적으로 점검한다.

D. "내일 바하마로 떠나는데, 내일이면 바하마로……"라고 중얼거린다.

E. 자동차회사를 욕하고 휴대전화를 차창으로 던져버린다. 강아지까지 차 밖으로 내친다. 이놈은 넉 달 전에 카펫에 오줌을 싼 적이 있어. 불결하고 귀찮은 놈 같으니!

결과:

C는 건강한 스트레스 반응이다. D도 그리 나쁘지 않다. 다른 반응은 스트레스와 관련된 노화를 더욱 촉진할 것이다.

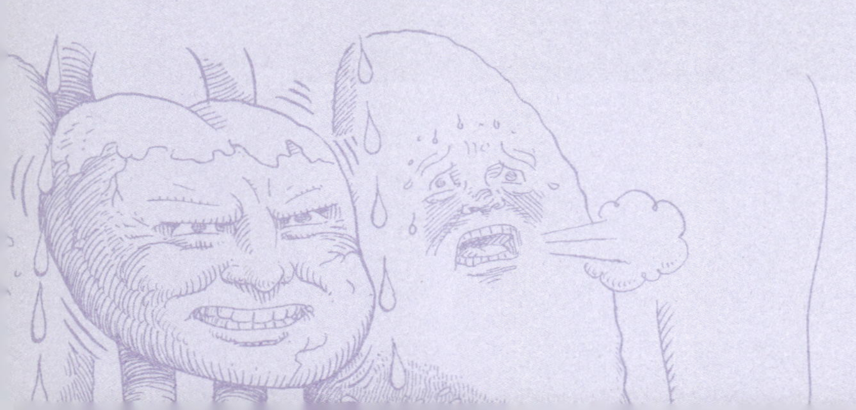

아주 먼 과거에는 한 종류의 스트레스만 있었는데, 그것은 바로 사느냐 죽느냐 하는 것이었다. 그 스트레스는 호랑이의 습격이나 30일간 지속된 기근 등의 형태로 다가왔다. 당시에는 사냥하고 고기를 굽고 불가에서 춤추고 모여 앉아 이야기하고 나무를 다듬고 아이를 낳는 것이 삶이었다. 부자와 가난뱅이의 구분 없이 그처럼 단순하게 살았던 것이다.

오늘날에는 신발바닥에 붙은 껌 조각이 당기는 것보다 더 많은 방향으로 에너지와 관심을 쏟아야 한다. 사장의 말을 들어야 하고 부하직원의 투정에 응해야 하며 쉴 새 없이 울려대는 전화벨도 상대해야 한다. 마감일이 다가와 속은 타는데 참석해야 할 회의들이 기다리고 있고 4시간 동안 약속이 여섯 개나 잡혀 있다. 어디 그뿐인가! 청구서가 수북이 쌓이고 교통 체증으로 20분이나 허비하며 날마다 인내심과 전쟁을 벌여야 한다. 사랑하는 아이들의 얼굴은 언제 볼 수 있는가?

칼곤Calgon사는 현대사회가 스트레스로 꽉 차 있어서 서로 부딪히고 멍들며 짓눌리지만, 현대인은 그렇게 사는 데 이미 익숙해져 있다는 슬로건을 내걸어 유명해졌다. 사실 사람들은 스트레스를 삶의 동반자로 생각해 크게 겁먹지 않는다. 그러나 눈에 보이지 않는다고 해서 해를 끼치지 않을 거라고 생각하는 것은 오산이다. 스트레스는 이 책에서 다루는 다른 모든 것처럼 실제로 존재하는 상황이다. 그럼에도 스트레스가 내몸 건강에 얼마나 나쁜지, 그것이 내몸을 얼마나 늙게 만드는지 아는 사람은 많지 않다.

이 장에서는 스트레스가 어떻게 작용하고 그에 대한 대응이 왜 중요하며 스트레스로 인해 내몸의 줄기세포가 어떻게 약해지는지를 다루고 있다. 특히 스트레스를 다루는 법과 스트레스로부터 일시적으로 탈출하는 것이 아니라 장기적으로 관리하는 법에 초점을 맞추고 있다.

곧 알게 되겠지만 모든 스트레스가 나쁜 것은 아니다. 따라서 스트레스를 없애기보다 그에 대응하고 반향을 변화시키는 방법을 알아야 한다. 내가 죽지 않는 한 스트레스는 완전히 없어지지 않는다.

모든 스트레스가 나쁜 것은 아니다

흔히 스트레스는 치수가 하나뿐인 슬리퍼와 같아서 스트레스를 받거나 받지 않는 두 가지의 경우만 있다고 생각한다. 하지만 스트레스는 여러 가지 형태와 크기, 다양한 강도로 다가온다. 어떤 사람은 다른 사람보다 많이 걱정하고 또 어떤 사람은 스트레스에 대항할 무기를 더 잘 갖추고 있다. 스트레스가 위험한 이유는 그것이 건강문제의 중요한 원인인데다 나이가 듦에 따라 증가하는 경향이 있기 때문이다.

스트레스는 내몸의 면역체계를 쇠약하게 만들고 심장박동에 변화를 초래해 부정맥이나 치명적인 심장질환을 일으킬 수 있다. 특히 일상생활 속의 스트레스는 크게 세 가지 범주로 나눌 수 있으며 이들은 모두 삶과 건강에 각각 다른 영향을 준다.

● **지속적인 저강도 스트레스** ● 우리에게는 가정이 있고 직장에서 일하며 재채기를 할 때도 입을 가리지 않는 사람들과 접하며 살아간다. 살아

있는 한 끊임없이 스트레스가 만들어지는 상황에 놓일 수밖에 없다는 얘기다. 이 모든 스트레스를 없애고자 하는 것은 가능하지도 않지만 건강한 생각도 아니다. 오히려 스트레스에 대응하는 능력을 기르는 것이 내몸을 더 강하게 만들어준다.

● 끊임없이 괴롭히는 과제들 ● 마치 나무를 찍어대는 도끼처럼 내몸의 뇌를 끊임없이 자극하고 괴롭히는 스트레스로 더 이상 참을 수 없는 지경에 이르기도 한다. 더 이상은 견딜 수 없어! 어질러진 옷장, 몇 년째 눈에 밟히는 화장실의 깨진 타일, 주말에도 쉬지 못하게 하는 서류작업 등 우리를 끊임없이 괴롭히는 과제들은 지속적인 저강도 스트레스보다 훨씬 파괴적이다.

● 삶의 중대한 사건들 ● 이 범주에 속하는 경우는 누구나 쉽게 알 수 있다. 이혼, 이사, 이직, 가족의 죽음, 갑작스런 발병, 파산 등은 결코 휴대전화 배터리가 떨어진 정도의 스트레스가 아니다. 통계적으로 이런 사건이 1년에 세 차례 발생하면 내몸이 마치 32년은 더 늙어버린 듯 느끼고 행동한다고 한다. 그러므로 이런 위기에 대처하는 전략을 개발하고 자신을 지탱하는 데 도움을 줄 지원시스템을 형성하는 것이 매우 중요하다.

이런 스트레스는 내몸에 어떤 영향을 미칠까? 첫 번째 유형의 스트레스는 내몸을 지치고 피곤하게 만들 수 있지만, 모두가 건강에 해롭게 작용하는 것은 아니다. 나머지 두 가지 유형의 스트레스는 건강에 해가 된다. 어쨌든 스트레스를 멈추는 방법을 이해하려면 먼저 스트레스의 작용 기전을 알아야 한다.

호르몬의 대향연: 스트레스의 생물학

스트레스는 괴물처럼 내몸을 괴롭히기만 하는 것이 아니다. 스트레스가 좋을 수도 있는데 그 이유는 내몸의 생리시스템을 항진시켜 위협에 대처할 수 있게 해주기 때문이다. 예를 들어 적이나 자연재해, 그리고 어떤 멍청이가 내가 사는 동굴 앞에서 불을 피우고 있다는 사실 등은 위협이 된다. 이때는 내몸 안에서 변화가 일어나 침입자에 맞서 싸울 힘을 돋우거나 아니면 도망가게 한다. 그렇다면 스트레스가 강하게 작용할 때는 내몸에 어떤 변화가 일어날까? 현미경보다 강한 집중력이 생기고 반응시간이 빨라지며 힘이 불끈 솟아난다. 스트레스를 견뎌낼 수 있는 한, 스트레스가 좋은 작용을 한다는 것은 역사가 증명하고 있다.

과거의 스트레스와 현대의 스트레스 사이의 큰 차이는 동굴 속의 원시인이 이메일을 하지 않았다는 사실이 아니라 그들이 스트레스를 받는 시간이 짧았다는 데 있다. 과거에는 고강도의 스트레스 이후 저강도 스트레스가 오거나 아예 스트레스가 없는 시간이 있었다. 하지만 현대인은 아예 스트레스의 바다에 빠져 지내기 때문에 그 파도가 끊임없이 덮쳐온다.

> ### ✳ 요가! 요가! 요가! ✳
>
> 요가는 스트레스를 줄이는 운동 중 하나로 혈압과 맥박을 낮추고 스트레스 호르몬을 감소시키는 반면 세로토닌, 도파민, 엔도르핀 같은 이완 호르몬은 증가시킨다. 이런 효과는 요가교실을 다니지 않고 한 동작만 익혀도 얻을 수 있다.

만약 스트레스로 생리적 반응이 항진되면 단기간에는 좋은 역할을 하지만, 스트레스가 완화되지 않고 계속될 경우 생리적 반응이 지나치게 된다. 따라서 과도한 스트레스가 지속되면 심장발작, 암, 커다란 사고 같은 스트레스 관련 문제로 이어질 수 있다. 나아가 수면리듬을 파괴해 음식 및 알코올에 의존하게 되거나 새벽 3시에 홈쇼핑을 할 수도 있다. 이때 뇌에서는 여러 가지 화학물질이 생산돼 혈액을 타고 흘러 다니며 신체의 모든 시스템에 영향을 준다. 바로 이것이 스트레스가 작용하는 경로다.

스트레스의 작용경로는 신경계와 스트레스 호르몬 사이의 상호작용으로, 시상하부-뇌하수체-부신축HPA, hypothalamic-pituitary-adrenal 이라는 호르몬 시스템으로 이루어진다. 이 세 가지 분비샘 사이에서 호르몬이 피드백 고리의 형태로 주기를 보이는 것이다. 예를 들어 강도를 만나거나 마감일이 임박하는 것처럼 큰 스트레스가 닥치면 뇌의 기저에 있는 옥수수 알갱이 모양의 시상하부에서 부신피질자극호르몬분비촉진호르몬CRH, corticotropin-releasing hormone 이 분비된다. 이것은 뇌하수체에 작용해 다른 호르몬인 부신피질자극호르몬ACTH, adrenocorticotropic hormone 을 분비시킨다. 그리고 이 호르몬은 부신의 분비샘에서 코르티솔을 분비하라는 신호를 보내고 노르에피네프린아드레날린의 생산과 분비를 촉진한다.

〈그림 3.1〉이 보여주듯 이 네 가지 화학물질은 마치 경찰특공대처럼 비상상황에 대응한다. 이때 아드레날린은 혈압과 맥박을 올리고 코르티솔은 당분을 포도당의 형태로 내보내 근육과 뇌의 연료로 사용되도록 한다. 그 다음에는 피드백 고리의 주기를 닫기 위해 코르티솔이 시상하부로 가서 부신피질자극호르몬분비촉진호르몬의 생산을 중단하게 만든다. 그러면 스트레스가 사라지고 분비되던 호르몬은 다시 정상으로 돌아간다. 물론 이것은 어디까지나 스트레스가 끝날 때의 이야기이다.

스트레스 호르몬은 스트레스로 발생하는 문제에 대처하기 위한 화학적 도구 역할 외에도 뇌의 여러 영역에 작용해 정서와 두려움, 기억, 식욕 등에 영향을 미친다. 또한 생식과 대사, 면역 등을 조절하는 다른 호르몬시스템과 상호작용한다. 이처럼 스트레스 호르몬이 야단법석을 떨며 대책 마련에 부심해야 하는 이유는 무엇일까? 그것은 HPA축의 용솟음치는 호기심 때문이다. HPA축은 마치 갓 말문을 튼 세 살배기 아이처럼 자기 주위에 있는 모든 것에 손을 댄다. 그것이 짧으면 크게 나쁠 것도 없지만 지나치면 상황이 달라진다. 스트레스가 건강악화와 관련이 있

✳ 진정한 생명력이란 ✳

내몸에서 에너지로 작용하는 것은 섭취한 음식의 칼로리와 세포 수준에서 미토콘드리아가 생산하는 ATP가 있다. 에너지장이라는 또 다른 에너지도 있는데 이것은 아직 과학적으로 명확하게 규명되진 않았지만 세포 안팎과 에너지 사이에서 생산된다. 예를 들면 다리를 절단한 사람에게 발생하는 환각지 phantom limb 를 전자기 사진으로 찍으면 에너지장이 보이기도 한다. 화학적 연결이 거의 없어 보이는 신체의 부분들이 침이나 반사요법 reflexology 으로 서로 영향을 미치는 것도 이 에너지 때문이다. 더 시간이 흐르면 사람들의 기도를 뒷받침하는 에너지를 발견할지도 모른다. 차세대 의학의 주제가 기氣나 아우라 등 에너지장이 될 수도 있다. 또한 인체의 신경세포가 간의 줄기세포에 영향을 주는 것이 마음과 자연치유의 직접적인 관계를 설명할 수도 있다. 많은 사람이 기도가 기도하는 사람에게 작용하는 이유는 마음과 몸의 연결 때문이라고 믿는다. 이것은 인체의 노화에도 적용될 수 있다.

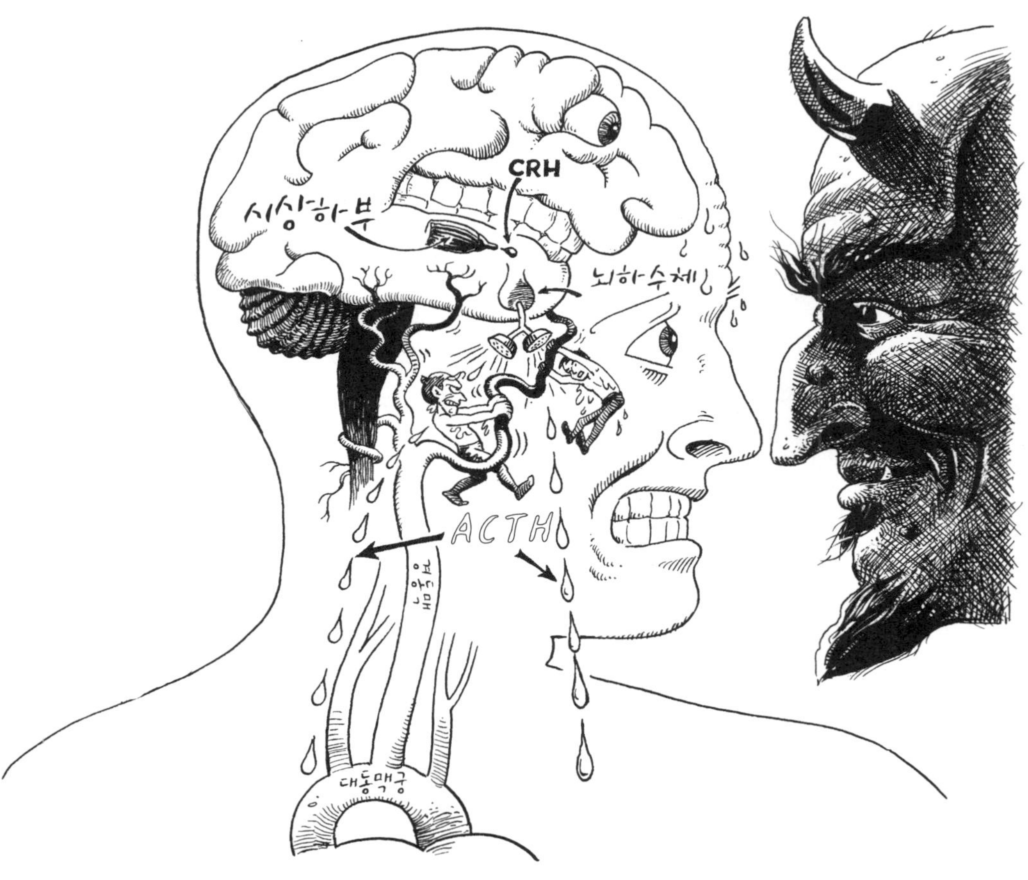

[그림 3.1] 스트레스 유발과정

시상하부-뇌하수체-부신축HPA축은 신경계와 내분비계를 연결한다. 시상하부는 뇌하수체로 가는 호르몬을 분비하고 뇌하수체는 부신과 자율신경에 작용하는 호르몬을 혈액에 분비하는 것이다. 그 결과 혈압이 상승한다.

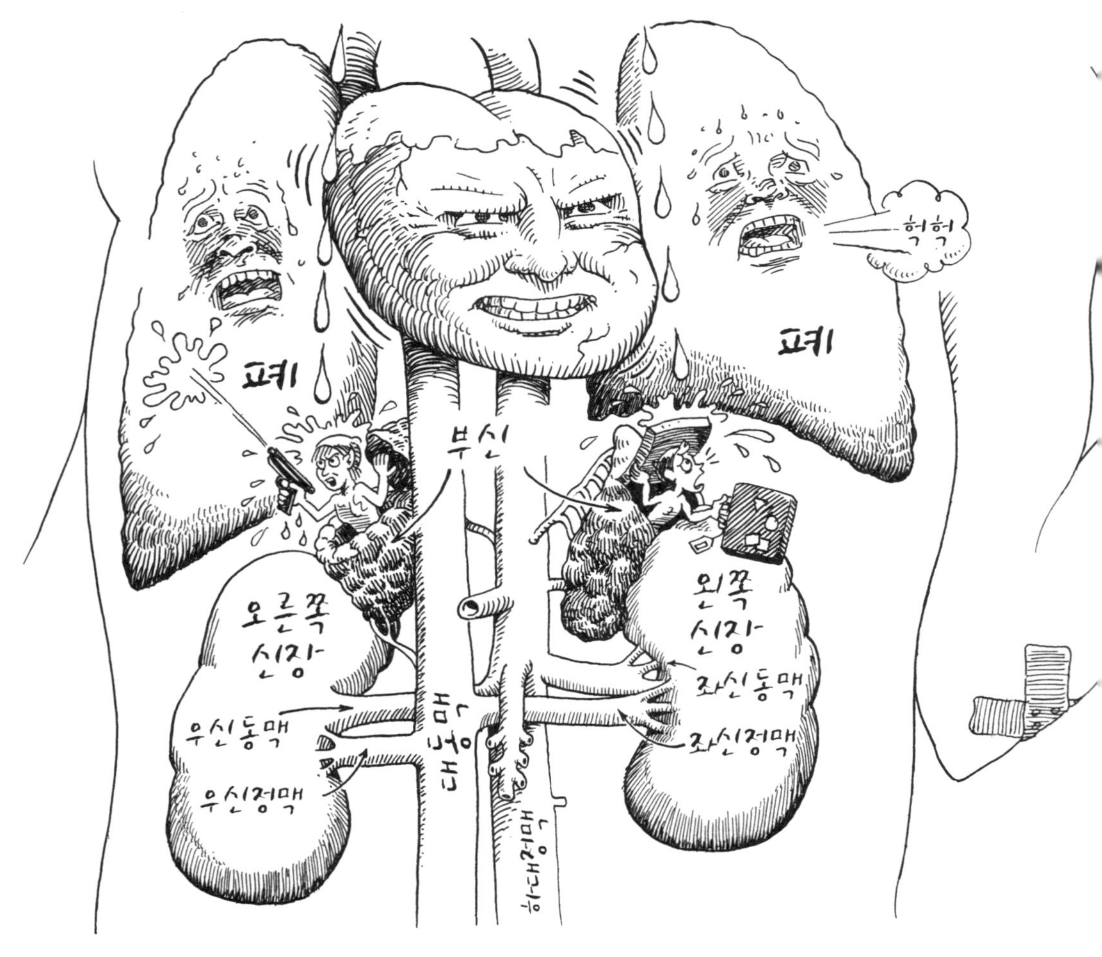

[그림 3.2] 스트레스의 대장

싸우거나 도망가야 할 때 스트레스 호르몬들은 야단법석을 떨며 작용한다. 그중 대장격인 코르티솔은 면역체계를 차단함으로써 내몸의 과도한 반응을 억제하고, 에피네프린은 혈액순환을 돕는데 가끔 너무 빨라서 탈이 난다. 이렇게 상황을 넘기지만 그만한 대가는 치르게 된다.

는 이유는 HPA축을 이루는 호르몬들이 미처 날뛰면서 문제를 만들어내
기 때문이다.

★ HPA축이 과도하게 활동하면 신체가 스트레스 반응을 중단하기 어렵
다. 그러면 불안과 우울로 이어지고 이는 성욕감소, 고혈압 같은 문
제로 나타난다. 이 두 가지 모두 노화와 관련된다.
★ HPA축이 과도하게 활성화하면 또 다른 문제, 즉 LDL콜레스테롤이
나 중성지방 같은 나쁜 지방의 수치가 상승하고 건강에 좋은 HDL콜
레스테롤은 감소하는 일이 발생할 수 있다. 이는 부분적으로 스트레
스와 관련된 카나비노이드가 갑자기 증가한 결과인데, 이것이 식욕
을 높여 당뇨나 비만을 촉발하기도 한다.
★ 코르티솔은 내몸의 면역체계를 강화하는 화학물질의 분비를 막아버
린다〈그림 3.2〉. 이로 인해 스트레스를 심하게 받으면 병에 걸리기 쉬워
진다. 코르티솔이 과다 분비되면 면역체계가 억제되어 감염에 대항
하는 능력이 저하되기 때문이다. 그런데 남성은 스트레스를 받을 때
분비되는 코르티솔이 빠르게 정상화되지만 여성은 그 호르몬의 효과
가 계속 남아 있는 경우가 많다. 이를 통해 연인이 다툰 다음 남성은
금방 잊고 기분을 회복하는 반면, 여성은 다툰 일을 고스란히 기억해
마음속에 앙금으로 남는 이유를 설명할 수 있다.
★ CRH는 생식과 섹스에 관계되는 모든 호르몬을 조절하는 호르몬의
분비를 막는다. 배란이나 정자 방출의 조절 등도 여기에 포함된다.
실제로 임신이 잘 되지 않는 부부가 이를 극복하기 위해 스트레스 조
절법을 이용하는 이유도 여기에 있다. 임신을 위해 신체의 호르몬 리
듬을 잘 준비하는 것은 진화론적으로도 의미가 있다. 사나운 짐승과
싸워야 하거나 가뭄이 극심한 시기에 임신을 하는 것은 좀 문제가 있

지 않을까?

★ HPA축이 오랫동안 항진되어 있으면 성장호르몬 분비가 억제된다. 다음 장에서 설명하지만 성장호르몬은 일부 노화 관련 질병에 대항해 싸우고 근육을 강화하는 데 중요한 역할을 한다.

★ HPA축이 오랫동안 항진되어 있으면 지쳐서 반응이 둔화될 수 있다. 따라서 스트레스를 받으면 완전히 녹초가 되는 느낌이 들기도 한다.

환경과 스트레스로 내몸에 손상이 발생할 때, 줄기세포는 어떤 역할을 할까? 이 경우 줄기세포의 재생력은 상당히 중요하다. 일단 스트레스 호르몬이 세포와 장기들을 손상시키면 줄기세포가 나서서 손상된 세포를 대체하고 장기를 복구한다. 바로 이것이 내몸이 항상 각성상태로 있지 않아도 되는 이유 중 하나다. 그러므로 뇌를 좀 쉬게 하면서 상사와 동료, 부하직원으로부터 받은 스트레스로 손상된 세포와 조직을 줄기세포가 수리하도록 할 필요가 있다.

예를 들어 음식의 독이 내몸의 간을 손상시키고 임신으로 심장 기능이 약화되며 서툰 이발사가 동맥에 상처를 내더라도 줄기세포는 내몸을 다시 이전 상태로 회복시켜 준다. 문제는 스트레스로 인해 텔로미어가 짧아지고 텔로머라제의 작용을 억제해 가장 빠르게 복제하는 세포인 줄기세포마저 제 기능을 발휘하기가 어렵다는 점이다. 5년 전만 해도 줄기세포의 복구가 전체 장기에 해당된다는 사실을 몰랐지만, 지금은 모든 장기가 소생을 위해 골수에서 줄기세포를 빌려온다는 것이 알려져 있다. 응급구조원 역할을 하는 이 세포들은 내몸의 장기 재생에 기초를 마련해 주는 것이다.

어쨌든 스트레스는 내몸의 건강을 구성하는 다양한 측면에 집중포화를 퍼붓는다. 동맥의 노화 위험을 높이고 면역체계에 손상을 줄 뿐 아니라 치명적 사고의 주범이 되기도 한다. 실제로 사고를 당한 사람들 중에는 사고 전에 스트레스를 받았거나 화를 낸 경우가 많다. 스트레스는 스테로이드 분비를 초래하는데 인위적으로 스테로이드를 다량 투약하면 분노 반응이 나타날 수 있다는 것은 법률적으로도 인정하고 있다. 이런 스트레스는 노화를 불러오는 생물적 주요요인으로 스파 마사지로 쉽게 없앨 수 있는 것이 아니다.

한편 스트레스에 대한 반응은 어느 정도 유전적인 영향을 받는다. 다시 말해 어떤 사람은 심각한 위협에도 담담하게 반응하지만 또 어떤 사람은 미세한 자극에도 난리를 친다. 이는 HPA축을 조절하는 유전자가 사람에 따라 다르기 때문이다.

인생의 초기에 커다란 스트레스를 겪으면 스트레스에 대한 반응이 담대해지고 앞으로 다가올 스트레스에 더욱 잘 대처하게 된다. 뜨거운 것에 덴 경험에서 이런 반응의 예를 볼 수 있다. 사람을 포함해 어떤 동물이

✳ 뱃살은 스트레스의 척도다 ✳

인류의 조상은 기근을 겪을 때 장간막腸間膜, 복막에 있는 얇은 반투명 막에 지방을 저장했다. 마찬가지로 현대인도 스트레스를 받으면 필요한 것보다 더 많이 먹어 남는 것이 장간막에 쌓이게 한다. 여기에 HPA축이 분비하는 스테로이드가 장간막에 흡수돼 이를 더 크게 만드는데, 이는 마치 보디빌더가 스테로이드를 복용하면서 근육을 키우는 것과 같다. 그 결과는 매우 위험하다. 커진 장간막의 지방이 주위의 기관에 직접 해로운 독소를 뿜어내기 때문이다. 이 내장비만은 스트레스의 좋은 척도로 크면 클수록 스트레스가 많다는 것을 의미한다.

든 뜨거운 것에 닿으면 그 온도에 적응하는 법을 배우기 때문에 다음번에 뜨거운 것을 만지면 잘 대응할 수 있다. 같은 맥락에서 '죽지만 않으면 더 강해질 수 있다'는 말은 그만한 생리적 근거를 갖고 있다. 그밖에도 외부의 압력으로 인해 발생하는 신체 내부의 손상을 최소화하는 방법은 매우 많다.

● 내몸 젊음유지 프로그램 ● 분노 조절법

분노는 아무에게도 도움이 되지 않는다. 내가 욕설을 퍼부은 운전자, 내가 야단쳐서 울게 만든 인턴사원, 나를 피해 달아나는 아이들은 물론 나 자신에게도 도움이 안 된다. 특히 분노는 심장질환이나 다른 여러 가지 건강상의 문제 발생률을 높이는 것으로 알려져 있다. 그런데 사람들은 분노를 다루는 최선의 방법에 대해 잘못 알고 있다. 욕설을 퍼붓거나 펀칭백을 주먹으로 치는 것이 긴장 해소에 도움이 된다고 생각할지도 모르지만 사실은 그 반대다. 그보다는 다른 행동을 개발해야 한다. 열 받아서 주먹으로 치고 복수를 생각하며 끙끙 앓으면 개미가 빵 부스러기를 갉아먹듯 스트레스가 내몸을 갉아먹는다. 대신 아래와 같은 행동적 또는 정신적 기법을 사용하면 분노나 두려움뿐 아니라 그에 따른 만성적인 심장 문제 등도 줄일 수 있다.

★ **반대로 행동한다** | 화를 폭발하면 분노와 공격성을 돋울 뿐 상황을 해결하는 데 아무런 도움이 되지 않는다는 사실은 연구를 통해 밝혀진 바 있다. 격렬한 감정을 다스리려면 반대로 행동해야 한다. 분노의 반대는 회피하거나 터트리는 것이 아니라 공감대를 형성하는 것이다. 새치

기한 사람을 욕하는 대신, 그에게 그럴 수밖에 없는 이유가 있을 거라고 생각해본다. 예를 들면 그의 아내가 지금 아기를 분만 중이거나 그의 어머니가 아이들의 장난감에 걸려 넘어져서 일어나지 못하고 있는 상황 등이 있다. 그러면 고의로 그렇게 하는 사람은 없다고 생각하게 된다. 화가 난다고 해서 생각 없이 분노를 터트리면 금방 후회할 일을 만들게 된다.

★ **자신의 행동을 돌이켜 본다** | 자신이 하루 동안 느꼈던 모든 감정과 그 이유를 기록해본다. 그러면 자신에게 분노를 일으키는 상황과 유형을 깨닫게 된다. 대개 자신이 존중받지 못했거나 귀한 시간이 낭비될 때 또는 모욕을 당했을 때 분노가 치민다.

★ **운동을 한다** | 화가 날 때 신체적으로 나타나는 반응과 증세는 누구나 경험하는 일이다. 이때 자기 자신에게 "참아야 하느니라"라고 말하는 것은 가장 나쁜 방법이다. 왜냐하면 내몸은 위협이나 분노를 느낄 때 뭔가 행동을 하도록 만들어져 있기 때문이다. 그렇다고 집에 불을 지를 수는 없는 노릇이므로 팔굽혀펴기나 스트레칭 또는 심호흡을 하는 것이 좋다. 그러면 분노로 인한 신체적 부담이 한결 감소된다.

★ **적절한 말을 사용한다** | '절대로' 또는 '언제나' 같은 단어는 신중하게 사용해야 한다. "이제 이 기계는 절대로 쓸 수 없을 거야" 또는 "당신은 언제나 잊어버리잖아" 같은 표현은 정확하지 않을 뿐 아니라 화만 돋우고 문제를 해결할 방법을 없애버린다. 그뿐 아니라 문제를 함께 풀어야 할 사람을 소외시키고 비참하게 만들기도 한다. 또한 현실적인 기대를 하는 것이 중요하므로 '~할 수 있었는데', '~해야 했는데' 등의 말로 능력 밖의 일을 자책해서는 안 된다.

내몸 젊게 만들기 작전: 스트레스 해소

숨을 깊이 들이마시고 그대로 참고 있다가 아주 천천히 내쉰다. 기분이 조금 나아지지 않았는가? 그것은 산화질소가 작동하기 때문이다. 물론 이것이 스트레스를 해소하는 유일한 방법은 아니다. 스트레스는 전후 상황을 모두 고려해 파악해야 한다. 예를 들어 대중 앞에서 말하는 것에 두려움을 느끼면 긴장되고 땀이 흐르며 위장이 뒤틀린다. 하지만 진실은 내몸이 긴장해서 연설이 더욱 고통스럽고 어려운 일로 느껴지는 것이다. 말실수에 대한 걱정이 실제로 말실수를 하는 것보다 더 나쁘다.

만약 다음의 방법으로 마음을 이완시키고 잘될 거라고 자신을 타이를 수 있다면 스트레스를 줄이는 첫걸음을 내딛기 시작한 셈이다.

내몸 젊게 만들기 작전 1 스트레스를 풀기 위한 행동지침을 세운다

스트레스가 모두 나쁜 것은 아니다. 스트레스는 집중력을 강화시켜 마감시간 안에 과제를 끝낼 수 있도록 도와주기도 한다. 물론 스트레스는 일주일째 굴러다니는 쓰레기처럼 독특한 악취를 풍길 수도 있다. 그러므로 커다란 스트레스에 직면하면 그것을 해소하기 위한 행동지침을 세울 필요가 있다. 어떤 사람에게는 운동이나 명상이 도움이 되기도 한다. 이 두 가지는 엔도르핀이라는 뇌 화학물질이나 산화질소 같은 사람의 기분을 좋게 만드는 물질을 방출하기 때문에 만성적 스트레스 관리에 도움이 된다. 한창 열을 받았거나 긴장이 최고조에 달했을 때는 내몸의 생리학적 도구상자에서 긴급 스트레스 해소용 행동들을 꺼내 사용하면 된다. 예를 들면 다음과 같은 것이 있다.

★ 15초 정도 얼굴 근육에 단단히 힘을 준 다음 풀어준다. 이 과정을 몇
차례 반복한다. 이렇게 수축과 이완을 되풀이하면 목 위에 몰려 있는
긴장을 푸는 데 도움이 된다.

★ 숨을 깊이 들이마신 후 입술을 오므리고 천천히 내쉰다.
맑은 공기는 쓸데없는 생각에서 벗어나게 하고 마음을
진정시킨다.

★ 코르크 마개를 이용한다. 포도주병 코르크 마개를 치아
사이에 수직으로 끼운 다음 부드럽게 코르크를 물면
집중적으로 긴장이 몰려 있는 턱이 이완된다. 이때 먼
저 포도주를 마셔서 긴장을 풀려고 해서는 안 된다.

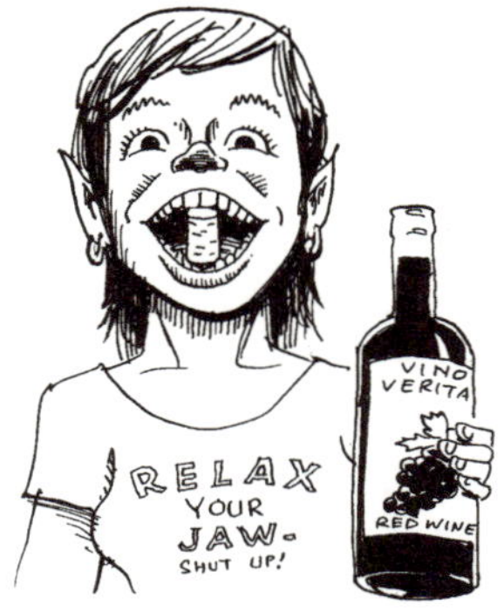

내몸 젊게 만들기 작전 2 _ 누군가의 도움을 받는다

친구는 내 이빨에 고춧가루가 끼었다고 말해주거나 돈을 빌릴 때만 도
움이 되는 존재가 아니다. 친구는 궁극적인 스트레스 해소자로 커다란
사건을 겪은 뒤 내몸에 가해지는 노화라는 벌칙의 90퍼센트를 없애줄 수
있다. 이를 증명하듯 사회적 유대망이 강력하면 스트레스가 건강에 미치
는 나쁜 영향을 감소시킬 수 있다는 연구 결과가 많다. 함께 수다를 떨거
나 장기를 두고 온천에 가고 골프를 치고 친목회에 참석하는 것은 단순
히 재미로 그치는 것이 아니다. 이런 행동은 약 이상으로 마음에 도움이
된다. 종교 활동도 마찬가지다. 이런 사회적 유대망은 커다란 스트레스
가 닥칠 때 폭풍이 몰아치는 바다 한가운데서 유일하게 의지할 닻으로
작용할 수 있다.

 큰 조각은 작게 나눠 대처한다

에베레스트를 오르는 산악인이나 마라톤에 참가한 마라토너들은 한 번에 한 걸음씩 나아간다. 큰 그림만 그리는 것이 아니라 다음에 내디딜 한 걸음도 생각하는 것이다. 만약 지금 주어진 과제를 도저히 해낼 수 없을 것 같다면 한 번에 조금씩 하면 된다. 마찬가지로 스트레스도 헤쳐 나갈 수 없는 장애물로 생각하지 말고 해결 가능한 과제로 작게 나눠 다루는 것이 좋다. 한 걸음 한 걸음 내딛다 보면 어느덧 8,849미터의 에베레스트 정상에 도달하게 된다.

 일한다, 계속 일한다

긴 직장생활의 끝에는 궁극적인 스트레스 해소책으로 은퇴가 기다리고 있다. 은퇴하면 모자랐던 잠도 푹 자고 교양강좌를 듣거나 골프를 즐기겠다는 사람이 많지만, 은퇴한다고 해서 선뜻 마음의 평화가 찾아오는 것은 아니다.

세계적인 장수지역인 사르디니아, 오키나와, 코스타리카의 예를 살펴보자. 이 지역의 주민들은 어른 아이 할 것 없이 함께 산책하고 놀며 가족 간의 유대가 강력하기 때문에 스트레스에 쉽게 대처한다. 게다가 따로 은퇴라는 것이 없다.

그렇다고 머리칼이 하얗게 세도록 이리저리 휘둘렸던 회사의 압박에 자신을 다시 구속시키라는 것은 아니다. 비록 은퇴하더라도 계속 일할 수 있는 방법을 찾으라는 얘기다. 자원봉사도 좋고 보수를 받고 일하는 것도 괜찮다. 일을 해야 신체적, 정신적 활력을 유지하고 살아가는 의미를 강화할 수 있으며 스트레스에 대처하는 데 필요한 사회적 유대망을 강력하게 유지할 수 있기 때문이다.

 돈을 적당히 소유한다

돈 걱정은 엄청난 스트레스를 안겨준다. 당연한 귀결이지만 건강문제는 커다란 경제적 손실을 초래하고 경제적 손실은 다시 스트레스와 관련된 건강문제를 악화시킨다. 그러므로 큰 걱정을 안 해도 될 정도의 돈을 갖고 있는 것이 중요하다. 돈 걱정에서 벗어나면 스트레스를 해소하기도 쉽다. 매달 수입의 10퍼센트를 저축해 노후를 대비하라. 생활에 제약을 주는 신용카드 빚을 청산하라. 카드는 지불을 편리하게 하는 수단이지 카드를 쓰는 데서 인생의 목적을 찾아서는 안 된다.

 좋아하는 것을 주변에 놓아둔다

집안에 스트레스를 해소해줄 두 가지를 놓아둔다. 이를테면 애완동물이나 화초도 좋다. 화초는 요양원에서 감염률을 줄이고 혈압을 낮추는 효과가 있는 것으로 밝혀졌으며, 심장병이 발생했던 사람이 애완동물을 키울 경우 심장병 재발율이 낮아진다고 한다. 특히 애완동물과 함께 산책하면 좋다. 사실 애완동물을 데리고 산책한다는 생각만으로도 스트레스가 줄어들 수 있다.

 우선 행동한다

만성적으로 심한 스트레스를 받는 사람은 흔히 파괴적인 악순환을 거듭한다. 우선 스트레스를 받으면 음식을 양껏 먹어 치운다. 하지만 스트레스 탓에 운동하고 싶은 마음은 조금도 없다. 그렇게 엄청나게 먹고는 책상 앞에 앉아 일에 매달리느라 다시 스트레스를 받는다. 바로 이것이 내몸을 비만, 게으름, 그리고 우울증으로 빠져들게 만드는 사이클이다.

일단 우울증에 빠져들면 어떤 것에서도 의욕이 생기지 않는다. 이럴 때는 행동변화의 동기가 머릿속에서 생기기를 기다리지 말고 곧바로 행동부터 해야 한다. 무조건 산책을 하거나 책상 앞에 앉은 채 스트레칭을 하는 것도 좋다. 먼저 몸으로 행동하면 머리의 동기가 따라오게 마련이다.

 다이어리를 활용한다

일상생활 속의 불확실성도 스트레스를 유발하는 원인 중 하나다. 교통체증이나 컴퓨터 고장, 엉망인 애프터서비스 등은 스트레스를 유발한다. 특히 일상생활 속에서는 예측 불가능한 사건이 많이 일어나므로 규칙적인 생활과 스케줄 관리로 해야 할 일을 미리 정리하는 것은 도움이 된다. 또한 많은 일을 어떻게 처리해야 할지 걱정하느라 머릿속을 뒤죽박죽 뒤섞는 것보다 해야 할 일의 목록을 적은 다이어리를 활용하는 것이 좋다. 이미 그렇게 하고 있다면 추가로 이런 기록을 해보는 것도 도움이 된다. 즉 매일 감사한 일을 적어보는 것이다. 그러면 스트레스를 좀 더 넓은 안목으로 바라볼 수 있다.

 처리할 수 있는 일의 목록을 만든다

어떤 일은 혼자서도 쉽게 처리할 수 있지만 간혹 그렇지 못한 일도 발생한다. 특히 부상을 당했거나 우울한 일 또는 슬픈 일을 겪을 때처럼 중대한 스트레스에 혼자 대처하는 것은 매우 어렵다. 이런 일이 발생하면 사람들은 대개 자기만의 생각과 삶 속으로 숨어 버리지만, 사실은 바로 그런 순간에 적극적으로 나서서 자신이 처리할 수 있는 일의 목록을 만들어야 한다. 그래야만 문제를 스스로 처리할 수 있는 것과 도움을 받아야 할 것으로 분리해 계획적으로 해결할 수 있다.

저항력 약화
세균과 바이러스가 내몸의 가장 강력한 적인 이유

'감염'이라는 말은 사람에 따라 다르게 받아들여진다. 도시의 경우, 감염은 공포나 두려움을 주는 나쁜 이미지로 남아 있다. 내몸에서는 감염이 콧구멍에서 흘러나오는 농이나 발톱이 살을 파고들어 빨갛게 된 상태를 의미할 수도 있다. 부모는 아이들의 귀나 상처를 통한 감염, 여성은 곰팡이로 인한 피부 트러블, 그리고 10대는 데이트를 망칠 수도 있는 여드름을 생각할지도 모른다.

이것은 모두 감염에 대한 고전적 정의에 해당한다. 어떤 외부 침입자가 내몸을 공격하고 내몸이 그 침입자를 내보내기 위해 힘들게 싸운다는 의미이기 때문이다.

하지만 노화가 진행되면 세균과 바이러스에 의한 급성감염뿐 아니라 만성감염도 중요해진다. 세균을 비롯한 여러 가지 미생물이 장막 뒤에 숨어 염증반응을 촉발하면 내몸의 전체 시스템이 노화하기 때문이다. 이런 염증반응은 더 많은 세포 복제를 일으키기도 하는데 이때 변이의 위험이 높아져 암이 발생하기도 한다. 〈그림 D.1〉에서 보는 것처럼 전염병이 방문자들을 겁주어 가상도시에서 쫓아내기 시작하고, 잠시 후에는 내가 살던 도시에서 나조차 살기 싫어진다.

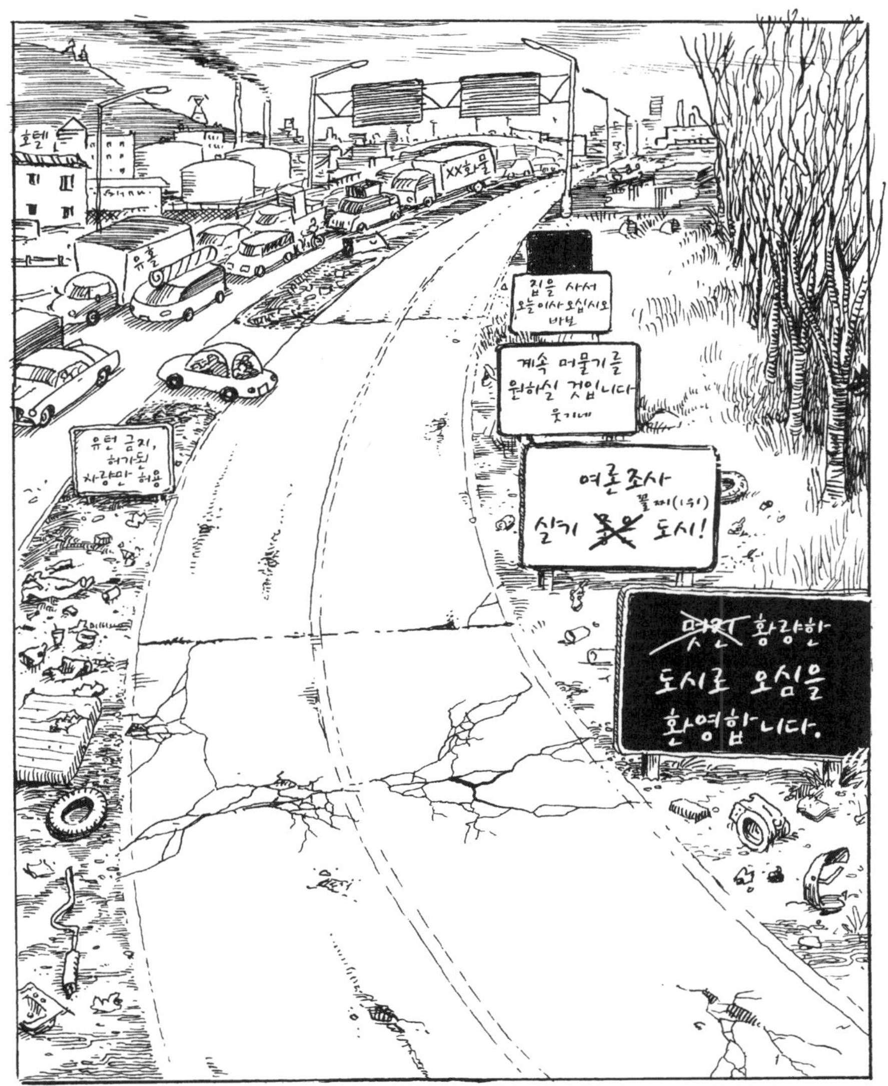

[**그림 D.1**] 얼룩진 이미지

감염은 한 도시를 폄하하는 소문과 같다. 나쁜 소문은 꼬리에 꼬리를 물고 퍼져 도시의 이미지에 오랫동안 흠을 남긴다. 그 반대도 성립하는데 '가장 살기 좋은 도시'라는 평판은 그 도시를 수년간 좋은 이미지로 남게 한다.

노화과정의 많은 부분이 내몸에 구축된 방어기전의 부작용인데, 감염은 그 대표적인 예이다. 50년 전만 해도 세균이나 바이러스에 감염되면 인간은 사망하기 일쑤였다. 당시에 폐렴이 어찌나 흔했던지 '노인들의 절친한 친구'라고 불리기도 했다. 특히 바이러스 감염은 암 발생의 원인이 되기도 하며 림프종의 일부, 자궁경부암, 그리고 전립선암 등을 일으킨다. 또한 잇몸에 발생한 세균 감염은 췌장암, 심장질환, 뇌졸중의 위험을 높일 수 있다.

믿기 어렵겠지만 내몸을 구성하는 세포의 90퍼센트 이상은 정확히 내몸의 것이 아니고 이물질, 즉 외부 유기체에 속한다. 내몸에는 약 10조 개의 세포가 있는데 위장관에만 해도 그 10배에 달하는 외부 세포가 있다. 그러고 보면 내몸에서 나 자신은 극히 일부에 지나지 않는다고 할 수 있다. 외부 세포의 숫자는 엄청날 뿐 아니라 내몸은 이들의 도움 없이 살아갈 수 없다. 따라서 노화를 통제하려면 이런 외부 세포와 평화롭게 살아가면서 더 많은 영향력을 행사하는 법을 배워야 한다.

사실 내몸은 변화하는 환경에 '적응'함으로써 어떤 세균이 침범해 병을 일으키거나 내부를 만신창이로 만들려는 것에 대응한다. 그러나 세균을 따라잡는 것은 매우 어려운 일이고 이는 마치 제자리에서 뛰는 것과 비슷하다. 내몸이 이쪽으로 피하면 박테리아는 저쪽에서 다가온다. 특히 자가 복제를 하는 감염체는 사람보다 빠르게 진화해 면역시스템을 항상 앞서나가는데, 생물학자들은 이를 두고 붉은 여왕의 원리라고 부른다〈그림 D.2〉. 루이스 캐럴Lewis Carroll 의 소설《이상한 나라의 앨리스Through the Looking Glass》에 보면 붉은 여왕이 앨리스에게 이렇게 말하는 장면이 나온다.

"언제까지나 계속해서 달려봐야 항상 제자리구나!"

인간은 아프리카 초원지대에 출현한 이후, 10만 년간 생물학적으로 거의 변화하지 않았다. 이것은 긴 시간이지만 진화론적으로 볼 때는 그렇

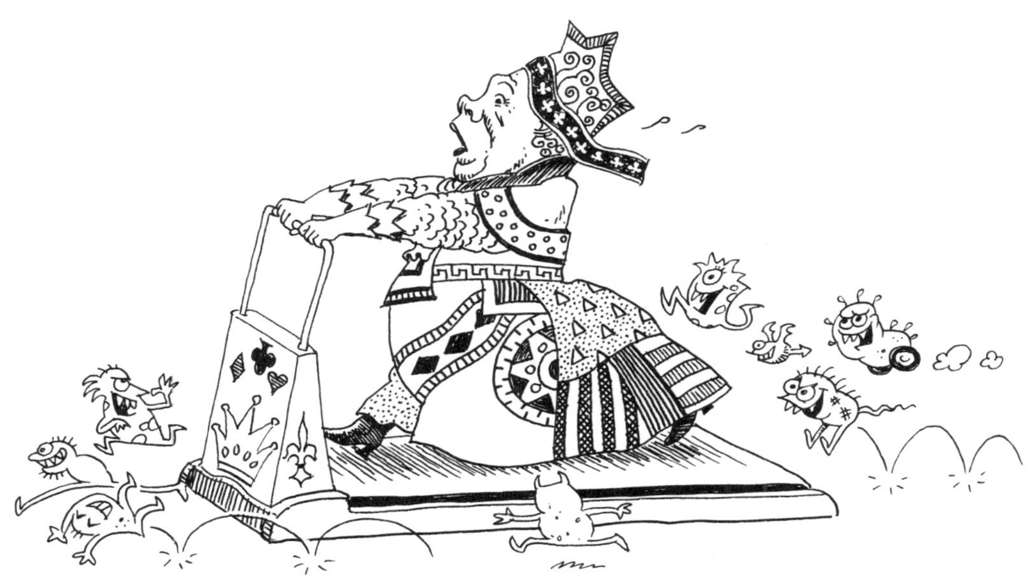

[**그림 D.2**] 여왕의 명령

인간은 침입자인 세균만큼 빨리 적응할 수 없기 때문에 거의 제자리에서 뛰는 것과 같다. 생물학자들은 이런 현상을 붉은 여왕의 원리라고 부르는데,《이상한 나라의 앨리스》에서 앨리스가 애써 도망가려 했지만 제자리를 벗어나지 못하는 장면에서 비롯되었다.

지도 않다. 이 과정은 고작 3,000세대에 불과하며 이는 여러 가지 중대한 적응을 만들어내기에 충분한 시간이 아니다. 하지만 세균은 일주일 만에 3,000세대를 거칠 수 있다. 이렇게 세대교체가 빠르게 일어나면 변이가 자주 발생하는 것은 물론 항생제 내성을 획득할 기회도 얻는다. 바로 이것이 서구에서 급성감염이 사망원인의 다섯 번째를 차지하고 어떤 지역에서는 첫 번째 사망원인이다.

인류 역사를 살펴보면 대부분의 시기에 페스트나 성홍열, 천연두, 결핵, 그리고 감염성 설사 등을 일으키는 미생물로 인한 사망이 첫 번째 사망원인임을 알 수 있다. 물론 최근에도 감염은 맹활약을 펼치고 있다. 1981년에 크게 유행한 인플루엔자는 전 세계에서 약 4,000만 명의 생명을 앗아갔다. 그리고 현대의 역학자들은 사스SARS와 조류독감 등의 유행병이 인류를 위협할 것이라고 예측하고 있다. 이에 대비해 내몸은 외부 침입자들에 대항해 싸우는 방법을 개발해야 한다. 물론 오늘날에는 항생제 치료나 백신 예방으로 감염에 대항하지만 진화론적 관점에서 인간은 꾸준히 세균과의 전쟁에서 승리하는 법을 찾아내려 애써왔다. 그 대책이 바로 섹스, 즉 유성생식이다.

병원체와 숙주인 인간 사이에 영원히 계속되는 경쟁 사이클에서 인간이 한 걸음 앞서가려면 유성생식이 필수다. 만약 인간이 무성생식, 즉 처녀생식을 한다면 인간은 모두 똑같은 사람이 되고 결국 동일한 종류의 질병과 싸울 수밖에 없다. 이때 세균이 동일한 인간의 대항 메커니즘에서 빈틈을 노리고 공격한다면 모든 인간을 죽일 수도 있다. 그러나 유성생식을 하면 서로 다른 집단 사이에 유전자가 섞이게 된다. 이것은 질병에 대항하는 세포들의 다양성을 보장하기 때문에 더 빨리 진화하는 병원체와의 경쟁을 지속할 수 있다.

인간은 오늘도 진화한다

만약 나쁜 연쇄상구균에 감염되면 두통, 인후통, 발열, 식욕감퇴, 그리고 빈혈증상이 나타난다. 이런 증상이 나타나면 사람들은 대개 음식, 아스피린, 영양보충제, 엄마가 끓여주는 죽 등으로 자연스럽게 대처한다.

물론 이 모든 방법은 적절한 조치지만 이때 나타나는 두통 등의 증상이 혹시 뭔가 좋은 일을 하고 있지는 않은지 검토해보는 것도 의미가 있다.

예를 들어 발열은 병원체의 침입경로를 차단하기 위한 계산된 반응이다. 따라서 해열제를 복용하면 오히려 내몸의 방어기전을 와해시킬 수 있다. 세균은 열을 싫어하지만 내몸의 면역세포들은 열을 잘 이겨내며 고열이 지속되는 동안에도 계속 증식한다. 한 연구진이 감기에 걸린 사람들을 두 그룹으로 나눠 한쪽은 진통해열제인 아세트아미노펜을 주고 다른 쪽은 가짜 약을 복용하게 한 연구를 시행한 적이 있다. 그런데 놀랍게도 가짜 약을 복용한 사람들이 더 높은 항체반응을 보였으며 코 막힘 증상도 훨씬 적었다.

만약 만성질환 때 나타나는 빈혈을 치료하기 위해 철분약을 복용하면 어떤 결과가 나타날까? 그다지 효과가 없다. 그것은 그저 세균이 원하는 행동일 뿐이다. 철분은 세균에게 꼭 필요한 핵심 영양소이기 때문에 내몸은 세균에게 철분을 공급하지 않기 위해 여러 가지 방법을 진화시켜왔다. 일단 감염이 발생하면 내몸은 백혈구 내인성 매개물질LEM, leukocyte endogenous mediator을 만드는데 이것은 혈류 속에 있는 철분의 양을 줄이는 기능을 한다. 그렇기 때문에 혈액검사에서 빈혈로 나타나는 것은 사실 내몸이 세균을 억제하기 위해 철분을 의도적으로 줄인 결과이다.

감염에 대한 몸의 이런 반응은 매우 중요하다. 예를 들어 림프절형 흑사병은 중세시대에 매우 치명적인 질병이었는데, 이때 세균은 청소부 역할을 하는 대식세포 속으로 들어가 그곳에 풍부한 철분을 먹고 크게 증식했다. 그러나 북유럽지역 주민에게 가장 흔한 유전병이자 철분이 체내에 지나치게 축적되는 질환인 혈색소증 환자에게서는 이 흑사병 세균이 살아가기 어렵다. 대식세포에 함유된 철분의 양이 매우 적기 때문이다. 혈색소증 환자는 비정상적 철분의 양으로 인해 조기사망의 위험이 높긴

하지만 반대로 림프절형 흑사병으로 죽는 경우는 거의 없다는 얘기다.
제1차 흑사병 유행은 유럽 인구의 약 4분의 1을 휩쓸어버렸지만 당시 혈
색소증을 앓던 사람들은 생존할 수 있었다. 더불어 이후에 발생한 흑사
병 유행에서는 재앙의 정도가 약해졌다.

감염은 자연선택 과정을 통해 인간의 유전자 형태를 변화시키고, 인류
는 스스로를 보호하기 위한 복잡한 시스템을 개발하며 진화해왔다. 또한
노화는 내몸의 정교한 면역기능을 약화시키고 이는 건강에 큰 변화를 초
래할 수 있다. 때로는 이전에 회피했던 것을 얻을 수도 있고 또 때로는 인
간의 세심한 방어체계가 잘못된 방향으로 갈 수도 있다. 이제부터 내몸
의 면역시스템을 최고급 싸움기계로 만드는 방법을 설명하고자 한다.

4

면역력의 비밀

노화를 조절하는 신비로운 미주신경 여행

여행을 자주 하면 다른 사람보다 쉽게 병을 앓는가?

여행은 면역력을 측정할 수 있는 좋은 척도이다. 여행을 하는 과정에서 여러 가지 다른 것에 노출되기 때문이다. 만약 자신이 가족이나 친구보다 쉽게 병에 걸린다면 면역체계가 약해졌음을 의미한다.

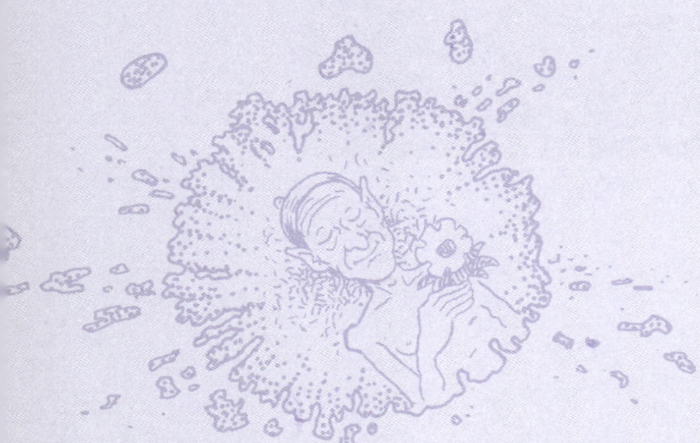

내 몸 노화 테스트 **면역력 감지하기**

컴퓨터 바이러스가 어떤 종류의 문제를 일으키는지는 모두 알고 있다. 바이러스는 컴퓨터를 완전히 먹통으로 만들거나 하드 드라이브를 못쓰게 망가뜨리고 온갖 욕설이 튀어나올 만큼 스트레스를 주기도 한다. 자신의 컴퓨터가 외부 침입자 때문에 갑자기 느려지거나 꺼지는 일을 경험해본 사람은 당연히 서둘러 방화벽을 설치한다.

그런데 내몸의 경우에는 모든 바이러스를 완전히 막아내는 방화벽을 만들 수 없다. 외부 침입자가 일종의 필요악이기 때문이다. 내몸은 다양한 종류의 생물체, 즉 세균, 바이러스, 곰팡이, 기생충 등 내부를 갉아먹으려는 여러 침입자와 상호작용하고 있다. 이들의 주된 침입경로는 피부, 폐, 위장관 등으로 여기에는 침입자들로부터 내몸을 보호하는 메커니즘이 발달해 있다.

침입자 때문에 몸이 약해지면 감기나 감염 그리고 좀 더 심각한 질병에 더 잘 걸린다. 더불어 나이가 듦에 따라 면역체계가 약해지면 질병에 더욱 취약해진다. 그러면 바로 노화가 시작되는 것이다. 암 같은 질병이 노인에게 많이 발생하는 이유는 내몸의 감시망이 느슨해져 방어력이 약해졌기 때문이다. 면역력은 내몸에 침입하는 모든 외부 침입자를 어떻게 다루느냐에 따라 결정된다. 세균이 위궤양이나 위식도역류와 관련되어

✽✽✽ 몸이 아플 때 항생제를 복용하는 것은 무해하다고 주장하는 사람들이 있지만, 이는 사실과 다르다. 이는 항생제 과용이 부수적인 피해를 입히기 때문인데, 실제로 항생제는 장내의 이로운 세균까지 멸종시켜 바이러스를 견제할 수 없게 만든다. 감기 같은 바이러스 감염과 싸울 때 항생제를 복용하는 것은 득보다 실이 많다. 따라서 세균 감염과 싸우기 위해 항생제를 복용할 경우, 장내세균이 좋아하고 염증을 줄여주는 프로바이오틱(probiotic, 장내 유익균)을 함께 섭취하는 것도 고려할 필요가 있다.

있다는 것은 잘 알려진 사실이다.

또한 바이러스는 자궁경부암을 일으키고 전립선암이나 방광암과도 관련이 있다. 이런 침입자들은 사람 자체를 죽이는 데는 관심이 없다. 그렇게 되면 침입자들 자신도 살 집이 없어지거나 위험에 노출돼 번식할 수 없기 때문이다. 이들의 주된 관심사는 내몸의 좋은 세포를 자신을 위해 사용하거나 먹어치우는 것이다.

결국 중요한 것은 '보호'라고 할 수 있다. 즉, 암살자로부터 내몸의 좋은 세포를, 배고픈 적으로부터 내몸의 장기를, 그리고 면역체계를 강화해 내몸의 건강을 보호해야 하는 것이다. 하지만 내몸과 조화를 이루며 공존하려는 착한 이웃과는 평화롭게 지내야 한다. 대표적으로 장 속에는 착한 세균이 있어서 나쁜 녀석들이 진을 치지 못하게 막아준다.

한편 내몸은 면역력에서 완벽한 균형도 유지해야 한다. 충분한 면역반응이 필요하긴 하지만 오히려 내몸을 공격할 정도로 과도하게 반응해서는 안 된다는 얘기다. 면역력을 조절하는 비밀 중 아직까지 잘 알려지지 않은 사실이 하나 있는데, 그것은 바로 미주신경이다. 이것을 잘 이해하면 노화과정을 조절하는 실마리를 찾을 수도 있다.

미주신경은 매일 쉬지 않고 세균과의 전투가 벌어지는 위장관으로부터 뇌까지 정보를 전달해주는 고속도로 역할을 한다. 최근까지만 해도 미주신경은 신비로 남아 있었지만 지금은 많은 것이 밝혀졌다.

미주신경: 뇌로 향하는 정보 고속도로

정신으로 물질을 다스리는 것이 가능할까? 티베트 승려들은 수도과정의 하나로 몸에서 열을 발하는 시험을 통과해야 한다. 이는 감기가 들고 얼음이 얼 정도의 차가운 날씨에 담요를 어깨에 걸치고 몸에서 발산되는 열로 그 담요를 말리는 시험이다. 또한 불 위를 걷는 사람firewalker은 불타는 석탄 위를 맨발로 천천히 걸어간다. 이런 초자연적인 현상을 보고 어떤 사람은 속임수라거나 카메라 조작이라며 무시해버리기도 한다.

이처럼 정신으로 물질을 지배하는, 그야말로 입이 딱 벌어질 정도의 행동을 정확하게 설명해주는 것이 있다. 그것은 바로 미주신경인데 이 신경은 뇌에서 직접 나오는 신경들 중에서 가장 길며 내몸의 위장관과 다른 모든 장기에게 메시지를 전달하고 또한 받아들인다〈그림 4.1〉. 이 거대한 미주신경은 뇌에서 내몸의 소리를 듣는 가장 중요한 메커니즘으로 신경의 85퍼센트가 정보를 뇌로 전해주는 기능을 한다. 그리고 나머지 15퍼센트는 정보를 뇌에서 내몸으로 전달해준다.

이런 메시지시스템의 핵심과정 중 하나는 톨유사수용체TLR, toll-like receptors인데, 이것은 피부나 위장관 같은 곳에 침입자가 나타날 때 면역반응을 자극한다. 또한 내몸의 위장관 내에 살고 있는 세균들은 새로 나타난 세균이 이웃에 자리 잡지 못하도록 벽을 만든다. 톨유사수용체는 병원체 세포와 자신의 세포를 구분하는 능력이 있어서 외부 세포가 침범하면 내몸의 면역체계에 위험경보를 전하는 봉화대 역할을 한다. 그리고 일단 정보가 올라오면 면역팀이 행동에 나서 신체 조직에 손상이 발생하지 않도록 막는다〈그림 4.2〉. 이 조기경보시스템은 기초적인 방어체계로 다음에 설명하는 또 다른 면역세포인 B세포와 T세포만큼 정교하지는 않다.

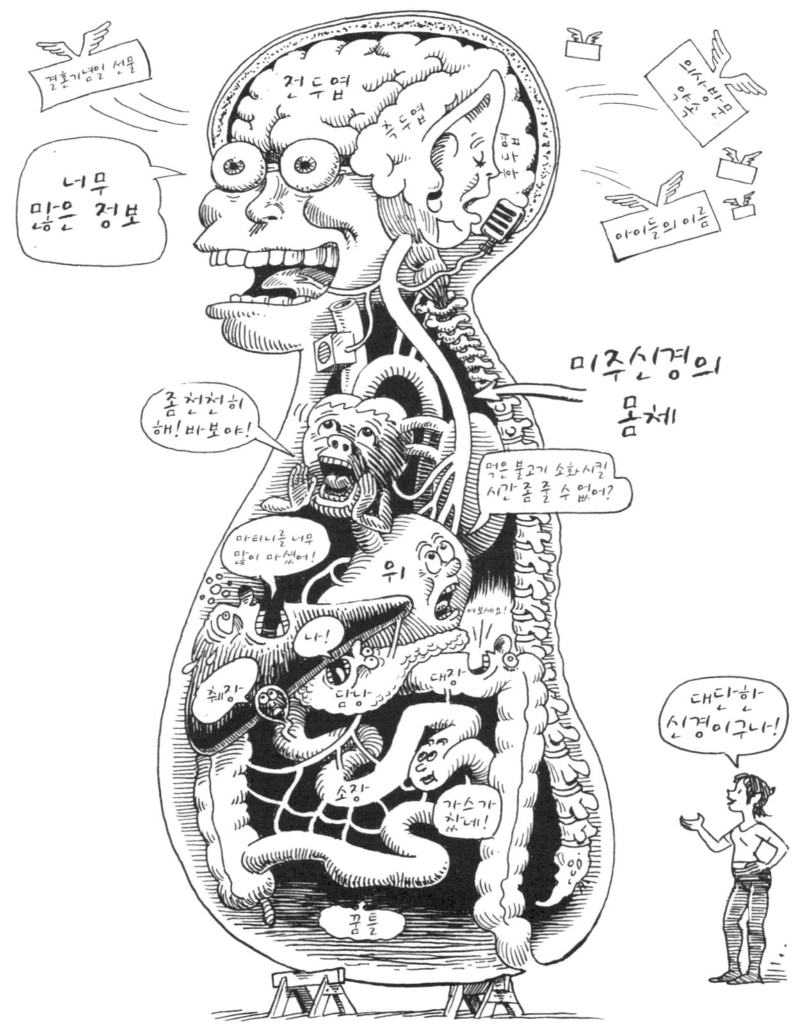

[**그림 4.1**] 미주신경

신비하면서도 신경치고 매우 거대한 미주신경은 신체에서 일어나는 모든 일을 뇌에 전달하는 데 대부분의 시간을 쓴다. 너무 많은 일이 일어나 뇌가 압도당할 지경이 되었을 때, 명상이나 약물로 미주신경의 교통량을 줄이면 도움이 되는 것은 바로 이런 이유에서다.

예방접종은 면역을 위한 보험이다. 인체에는 수백만 개의 서로 다른 항체가 있지만 중요한 순간에 꼭 필요한 항체가 없는 경우도 종종 있다. 약화된 바이러스나 세균의 일부를 투입하는 예방접종은 특별한 감염에 대해 인체가 항체를 생성하도록 만든다. 일반적인 지연 면역반응은 감기바이러스가 힘을 쓴 이후에 작용하는 데 반해, 홍역백신에 의해 생성된 항체는 홍역이 시작하는 것을 막아준다. 물론 백신도 부작용을 일으킬 수 있지만 우리가 권장하는 것은 실보다 득이 훨씬 많다. 예방접종이 드물게 과도한 면역반응으로 생기는 심장병의 발생을 줄이기도 한다. 예를 들어 독감에 걸렸을 때 면역반응이 피부에 상처가 난 것으로 간주해 접착성이 강한 세포들을 활성화시켜 혈전을 만들기도 한다. 이런 세포 중 일부는 심장과 뇌로 이동해 위험한 수준에 있는 동맥의 작은 흠집과 플라크에 부적절한 혈전을 형성한다. 그래서 매년 독감 예방접종을 하는 것은 내몸의 건강수명을 늘리는 한 방법이 되기도 한다.

쥐를 이용한 실험에서 미주신경이 전체 면역력에도 관여한다는 사실이 밝혀졌다. 위장관을 감염시키면 쥐는 패혈성 쇼크에 빠지며 곧이어 혈압이 떨어지고 장기들이 불완전상태가 되어 죽고 만다. 그런데 만약 쥐의 미주신경을 절단하고 동일하게 감염시키면 어떻게 될까? 놀랍게도 죽지 않고 살아난다. 메시지시스템 절단으로 감염을 제거할 수 있는 것은 아니지만 쥐의 뇌가 나타내는 반응을 변화시킬 수 있기 때문이다. 감염을 몰아내라는 메시지를 받지 못한 면역체계가 지나친 행동을 개시하지 않았다는 얘기다. 다행히 같은 효과를 얻기 위해 내몸의 미주신경을

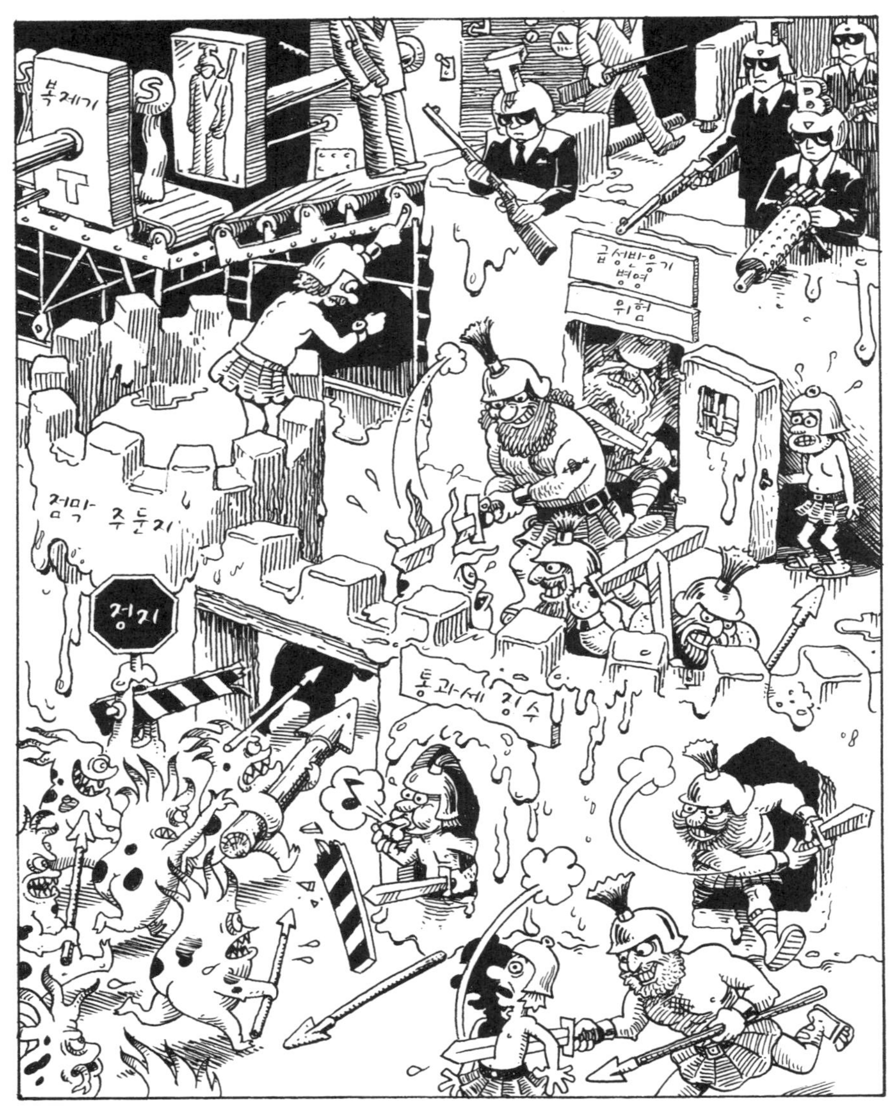

[**그림 4.2**] 통과세 받기

면역계는 침입자가 반드시 통과해야 하는 길목에 서서 통과세를 받는 초보적인 방어막을 치는데, 그것
이 바로 인체의 창자이다. 창자의 보초들은 재빨리 침입자를 분류하며 크게 위협적인 침입자에게는 조
직적으로 B와 T세포수를 늘려 더욱 강력한 무기로 대항하게 한다.

절단할 필요는 없다.

어떤 방법으로든 미주신경을 제어할 수 있다면 스트레스, 감염, 뜨거운 석탄 등 내몸에서 느끼는 나쁜 것을 막을 수 있다. 불 위를 걷는 사람들이 보통사람과 달리 고통을 느끼거나 화상을 입지 않는 이유는 미주신경과 다른 신경들을 조절하는 방법을 터득했기 때문이다.

그렇다고 인후염을 의지로 고치거나 좋은 생각을 하면 안구충혈을 막을 수 있다고 주장하는 것은 아니다. 다만 위장관과 뇌 사이를 연결하는 강력한 힘에 개입할 수 있다면, 건강을 크게 해치는 심한 염증이나 면역문제를 완화시킬 수 있다는 얘기다. 미주신경은 아직 신비한 존재이긴 하지만 그동안의 연구로 미주신경 훈련법의 하나인 명상의 역할과 미주신경이 면역시스템 및 노화에 영향을 주는 방법이 속속 밝혀지고 있다.

면역세포들: 나를 지켜주는 멋진 흑기사

극장 또는 클럽의 경비원 하면 대개 각진 얼굴, 짧은 머리, 우람한 어깨와 팔뚝의 이미지가 떠오른다. 그들은 잡상인이 클럽 안으로 들어가지 못하도록 막고 여성을 희롱하는 불량배나 깡패들을 아무도 모르게 내쫓는 역할을 한다. 마찬가지로 내몸에도 대식세포라는 생물적 경비원이 있다. 이 세포는 셔츠를 찢어 가슴을 드러내고 있진 않지만 그런 모습을 한 사람과 거의 비슷한 일을 한다. 내몸에 소속되지 않은 것이 들어오는지 항상 경계 태세에 있는 것은 물론, 슬그머니 들어와 문제를 일으키는 침입자들을 찾아 신체 내부를 순찰하는 것이다. 그들이 찾는 침입자는 단백질이나 기생충, 몸에 박힌 파편조각, 암세포, 상한 새우, 허벅지에 박힌 주방용 칼, 세균 등 모든 것이 해당된다.

어떤 것이 침입자일 가능성이 있다고 판단되면 대식세포는 무전기를 들고 구원병을 요청한다. 구원병은 도우미 T세포로 이들은 또 다른 백혈구인 B세포를 자극해 침입자의 표면에 있는 분자_{항원}와 결합할 표면 단백_{항체}을 생산하게 한다. 백혈구는 그 형태가 수천만 개 이상이기 때문에 이런 결합은 매우 다양하게 나타나며 각각 고유한 항체를 만들어낸다.

그런데 이런 백혈구는 신체 구석구석을 순찰하며 언제든 공격을 가할 태세로 있을 여유는 없기 때문에 대체로 어디엔가 모여 있다. 그러다가 구원 요청이 들어오면 즉각 출동하는 기동대처럼 움직인다. 사실 질병의 증상은 대부분 은밀히 침입하는 식중독, 독감, 다른 감염원 등의 공격 그 자체가 아니라 이에 대항해 싸우는 격렬한 면역반응에 의해 발생하는 부차적인 손상의 결과다. 내몸은 처음에 공격의 직접적인 증상을 느끼고, 이어 그에 대응하는 면역반응에 따른 증상을 느끼는 것이다.

백혈구가 움직이려면 일종의 분자 자물쇠라고 할 수 있는 항체가 풀려야 하는데, 이때 항원이 열쇠의 역할을 한다. 자물쇠 항체에 열쇠가 들어맞으면 백혈구가 급속도로 빨리 증식해 압도적인 숫자로 침입자를 제압해버린다.

이처럼 철통같은 경비망에 흉선도 중요한 역할을 담당한다. 흉선은 흉골_{가슴뼈} 바로 뒤에 위치한 조직으로 마치 훈련 중인 군인들이 머무는 막사처럼 T세포가 성장하고 성숙하는 장소이다〈그림 4.3〉. 일부 T세포는 침입자를 직접 파괴하지만 다른 면역세포를 전투에 끌어들이기 위해 경고

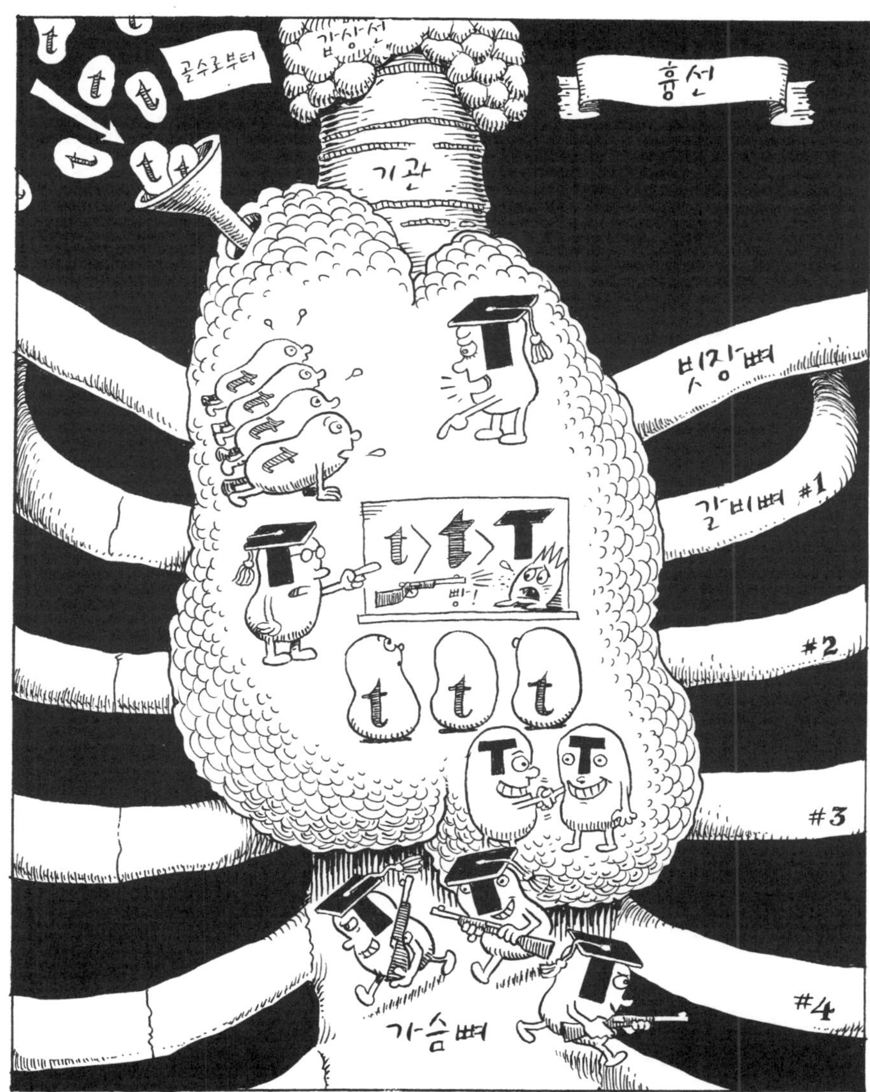

[그림 4.3] 흉선

흉선은 갑상선 바로 밑, 가슴뼈 뒤에 위치해 있는데 여기에서 새로운 T세포가 마지막 교육을 받는다.
T세포라는 이름도 흉선Thymus에서 따온 것이다.

신호를 보내는 역할을 하는 T세포도 있다. 따라서 전투가 벌어지면 흉선이 크게 확대된다.

나이가 들면 흉선은 거의 알아볼 수 없을 정도로 위축되는데, 이는 이미 많은 문제에 노출돼 저항이 생긴 상태라 아이들처럼 면역이 강할 필요가 없기 때문으로 보인다. 따라서 내몸이 70대, 80대, 그리고 90대까지 살아 도우미 T세포가 머무는 집조차 사라진 지 오래되어 버리면 감염에 더욱 취약해진다. 나이에 따른 면역반응 감소는 점액질 생산 같은 다른 방어기제의 소실과 더불어 내몸의 저항력을 점점 약하게 만든다.

면역과정에서 중요한 역할을 담당하는 또 다른 물질로 간에서 생산되는 염증 표식자인 C반응단백CRP이 있다. C반응단백은 염증이 있거나 급·만성감염이 진행 중일 때 크게 증가한다. 대표적으로 치은염잇몸에 생기는 염증이나 전립선염, 질염 같은 감염이 있다. 이 단백질은 심혈관계의 위험을 말해주는 중요한 지표로 이 수치가 증가하면 혈관벽의 덩어리가 부서지거나 응고될 위험이 높음을 의미한다. 포유동물의 복잡한 면역시스템보다 상어의 원시적 면역시스템에 더 가까운 C반응단백은 염증이 일

✻ 면역의 역기능: 우정의 포화 ✻

무기와 마찬가지로 면역계도 거꾸로 발사돼 자신을 해칠 수 있다. 면역의 역기능이란 모자람이나 지나침을 말한다. 모자람은 면역반응이 약해 처음에 뿌리부터 자르지 못해 심각해지는 경우다. 소위 '살을 먹는' 세균이 이런 경우에 해당한다. 지나침은 상대적으로 약한 위협에 과도하게 반응하는 경우다. 루푸스낭창나 류머티즘성 관절염 같은 자가면역질환이 그 대표적인 예이다.

어나고 있는 부위를 정확히 알려주지는 못하지만, 염증의 존재 자체나 감염 유형은 잘 시사해준다.

세포의 죽음도 삶의 일부이다

건물의 경비원처럼 생물적 경비원들도 비슷한 일을 한다. 내몸은 바깥 세계와 소통하는 부위인 피부, 폐, 위장관 벽을 따라 경비를 담당하는 대식세포 군대를 보유하고 있는데 이들은 내몸에 들어오는 모든 것을 감시한다. 그러나 이 군대의 지나친 경비 태세는 오히려 부정적인 결과를 낳을 수도 있다. 군대는 먹여 살려야 하고 또한 반란을 일으킬 가능성도 있기 때문이다.

대식세포 군대와 더불어 내몸에는 예비군 시스템도 있으며 이들은 후방에 머물면서 언제든 전투에 투입될 준비를 하고 있다. 이 시스템의 주요 임무 중 하나는 과거에 발생했던 감염을 인식하는 것이다. B세포와 T세포는 과거에 들어온 경력이 있는 침입자를 인식하고 이를 제거하기 위한 세포들을 만들어낸다. 또한 내몸은 열린 태도로 새로운 위협을 찾아내고 대응할 젊은 방위군도 보유하고 있다. 이들은 초고속 복사기처럼 증식한 다음 침입자들을 압도해 격퇴한다.

그런데 일단 B세포와 T세포가 자신의 임무를 완수하면 이런 세포들은 더 이상 필요가 없어진다. 이때 이들은 서로 엉겨 붙기 시작하고 자신의 핵 속에 있는 구멍을 터뜨려 마치 건포도처럼 찌그러들며 죽는다. 이기든 지든 이들 세포는 죽게 되어 있고 이를 세포의 자살 또는 아포토시스〈그림 4.4〉라고 부른다. 이렇게 세포들이 죽으면 내몸은 다음 싸움에 사용할 에너지를 충분히 보존할 수 있다. 넓게 보면 내몸의 에너지를 너무 많이 소비하기 전에 세포들이 자살하는 장치가 만들어져 있다는 얘기가 된다.

대부분의 세포는 종의 생존을 위해 예정된 죽음을 불러오는 유전자 작동을 정지해두고 있다. 그러나 면역세포는 다르다. 액션영화를 보면 죽는 사람은 주로 단역배우들이다. 이들은 영화의 줄거리가 이어지도록 하기 위해 자기 역할은 하지만 영화의 중심 이야기에서 단역배우의 생존은 꼭 필요한 것이 아니다. 내몸의 경우도 마찬가지다. 내몸은 감염과 싸우는 데 단역배우를 동원하지만 이후 신체의 핵심에 해당하는 두뇌나 심장, 간 등 다른 장기에 충분한 에너지를 공급하기 위해 이런 단역들을 죽여 없앤다.

아포토시스 과정은 태아단계부터 성장에 필수적이다. 예를 들면 세포들의 죽음으로 인간의 발에는 물갈퀴 대신 발가락 사이의 빈 공간이 생긴 것이다. 또한 아포토시스는 손상을 입거나 불완전한 세포들이 제거되는 방법이기도 하다. 사실 세포의 질을 관리하지 않으면 세포가 완전한 상태로 유지되지 못하거나 지나치게 관리되어 노화의 원인이 될 수 있다. 이런 기전은 젊을 때는 훌륭하지만 나이를 듦에 따라 노화를 촉진하는 원인이 된다.

아포토시스는 특정 질병에 대처하는 데 핵심을 이루는 기본적인 과정 중 하나다. 만약 세포가 어떻게 자살하는지 알 수 있다면 암 같은 세포를 속여 스스로 죽게 만들 수도 있을 것이다. 반대로 아포토시스 기전을 중단시킬 수 있다면 손상된 무릎 연골처럼 세포가 죽지 않고 손상된 조직에 다시 활력을 불어넣을 수도 있다.

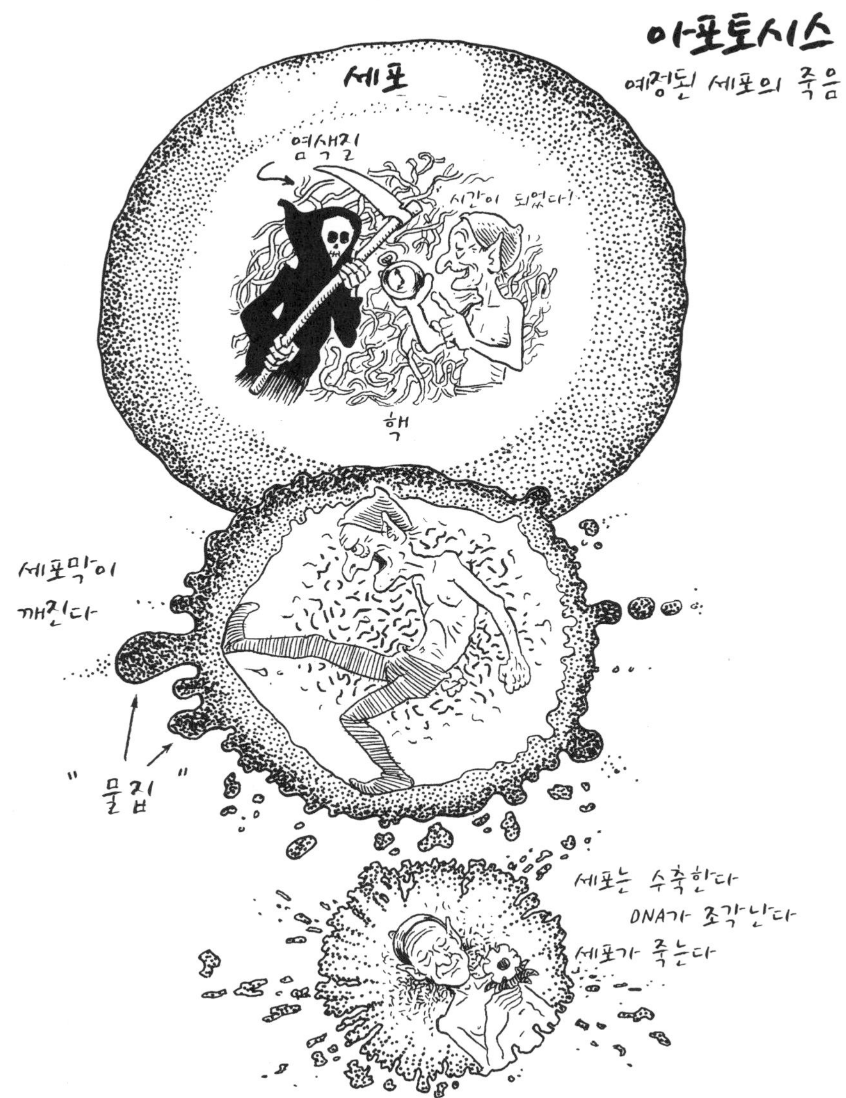

[**그림 4.4**] 사망선고

세포가 더 이상 필요치 않을 때 세포 속의 DNA는 응집하고 세포막에 구멍이 생기면서 세포는 건포도
같이 쭈그러든다. 이를 아포토시스라고 한다.

내몸 젊게 만들기 작전: 면역력 강화

현대 의학은 박테리아를 전멸시킬 수 있는 강력한 항생제를 갖고 있다. 약으로 세균을 몰아내는 것은 멋진 일이지만 약물만으로 만성적인 면역문제를 해결할 수는 없다. 특히 침입자들은 수없이 많고 그중에는 약물에 반응하지 않는 것들도 있다. 이것이 내몸의 경비부대에 다른 무기를 추가해야 하는 이유다.

내몸 젊게 만들기 작전 1 **미주신경을 훈련시킨다**

근육을 단련하기 위해 아령을 사용하고 수영으로 심장을 강화하는 것처럼 미주신경을 위해 훈련을 해보는 것은 어떨까? 뇌로 가는 또는 뇌에서 나가는 메시지를 조절할 줄 알면 스트레스나 감염으로 인한 염증에 과잉반응이 일어나지 않도록 할 수 있을 것이다. 미주신경이 아세틸콜린을 방출하게 하고 백혈구의 왕이라 할 수 있는 대식세포를 억제한다면 내몸의 면역시스템은 지속적인 전쟁 상태에서 벗어날 수 있다.

또 다른 좋은 방법은 1장에서 다뤘던 기공으로 이것은 미주신경을 안정시키는 운동에 명상을 결합한 형태다. 455쪽에서 그 방법을 자세히 설명하고 있다. 기공은 대상포진 대상포진 바이러스의 감염으로 일어나는 수포성 피부질환 같은 면역문제를 없애거나 정도를 완화시키는 데도 도움이 된다. 이런 질환은 나이가 들면 더 증가하는데, 그 이유는 면역력이 감소하고 노인과 관련된 스트레스와 우울증으로 세포 손상이 발생하기 때문이다. 기공 같은 이완기법은 이런 질병에 대한 면역력을 증가시키는 것으로 알려져 있으며 다른 감염에서도 효과가 있을 것으로 보인다. 기공에 별로 관심이 없다면 밤마다 명상을 하는 것도 좋은 방법이다. 17장의 〈내몸 젊음유지 프로그램〉에서 보다 자세히 설명한다.

내몸 젊게 만들기 작전 2 면역세포 군대에 연료를 공급한다

면역체계를 끌어올리는 좋은 방법 중 하나는 자연방어력을 향상시키는 것으로 이는 영양소가 충분히 함유된 식품을 섭취하는 것을 말한다. 다음의 표는 면역력을 증강하는 데 효과가 있는 식품과 영양제이다.

식품	영양	향신료	보충제	피해야 할 것
• 표고버섯(NKC 세포를 증가시킴) • 야채, 특히 십자화과 야채(양배추, 브로콜리, 방울양배추 등) • 코코아와 커피 (항산화 작용) • 알코올(적정량) • 프로바이오틱스 (요구르트와 소화보조제에 포함된 생균체)	• 오메가-3 지방산(올리브유, 아보카도, 어유, 견과류 등에 포함됨, 보충제로 섭취해도 됨) • 레스버라트롤 (적포도주, 포도, 그리고 호장근류) • 카테킨(녹차) • 케르세틴(양파, 토마토, 마늘, 사과 등) • 리코펜(토마토와 붉은 자몽 등)	• 커큐민 • 생강	• 바이오틴 (하루 300mg) • 비타민 B_6 (하루 4mg) • 비타민 B_{12} (하루 800μg)	• 단당류 • 시럽 • 강화되지 않은 또는 전곡이 아닌 곡류 • 포화지방 • 알코올(과음) • 비유기농 육류 • 수은 중독 생선

오메가-6 지방산이 함유된 식품과 곡물을 많이 먹고 있으면 식단에 오메가-3 식품을 많이 포함시켜 영양의 균형을 이룰 필요가 있다. 오메가-3는 면역력을 증강시킬 뿐 아니라 건강상 다른 이익도 가져다준다. 이런 영양의 균형은 간에서 염증성 자극을 감소시키고, 침입자에 대항하는 면역 체계는 적절한 정도로만 염증반응을 일으켜 노화를 늦춘다. 아마씨에서 짜낸 아마인유 같은 일부 지방산은 오메가-3와 오메가-6의 양이 균형을 이루고 있지만, 사실은 오메가-3를 더 많이 섭취해야 한다. 따라서 대구나 넙치, 송어 등의 생선을 섭취하는 것이 좋다. 오메가-3가 강화된 계란이나 호두, 플랑크톤으로부터 추출한 순수 DHA를 섭취하는 것도 좋은 방법이다.

위장관은 외부의 침입자에게 가장 먼저 반응을 나타내는 기관이다. 핵심 영양소인 글루타민 25밀리그램, N-아세틸시스테인 600밀리그램을 공급해 장을 소생시키면 강력한 항산화제인 글루타티온glutathione을 높은 수준으로 회복시킬 수 있다. 나아가 감염과 염증 등 생활에서 오는 스트레스에 대한 장의 회복력도 높아진다. 또한 장의 면역력 강화에는 가공하지 않은 전곡과 콩류도 도움이 된다.

 요구르트와 김치를 즐겨 먹는다

젖산을 생산하는 세균을 경구용 보충제로 섭취하면 장 내에 유익한 세균이 머무르며 살 수 있다. 하지만 이 세균들은 수명이 짧기 때문에 지속적으로 다시 섭취해야 한다. 이들은 가스가 차는 증상에서부터 과민성대장증후군에까지 도움을 주며 면역체계가 약해 치은염이 생기는 경우에도 좋다. 특히 유산균은 젖당을 포함한 당류와 여러 가지 탄수화물을 젖산으로 전환시키는 기능 때문에 식품산업에서 오래 전부터 이용해왔다. 이것은 요구르트 같은 발효 유제품에서 나는 신맛의 근원이지만 식품의 pH를 낮춰 방부제 역할을 하고 부패균의 증식을 억제한다. 그러므로 식단에 요구르트, 김치를 포함시키는 것이 좋다.

내몸 젊게 만들기 작전 6 프리바이오틱스를 섭취한다

프로바이오틱Probiotic 세균은 정상적으로는 인체의 위장관 내에 존재하지 않기 때문에 섭취해도 장 내에서 잘 자라지 못하는 경우가 많다. 이들 세균이 장관 내에서 생존하려면 프리바이오틱Prebiotics 식품이 필수적이다. 프리바이오틱스는 소화되지 않는 섬유질로 장관 내에서 건강에 좋은 박테리아의 증식과 활동을 촉진한다. 프리바이오틱 탄수화물은 바나나, 딸기류, 아스파라거스, 통밀·오트밀·보리 등의 전곡류, 아마씨, 토마토, 예루살렘 뚱딴지돼지감자, 양파, 치커리, 푸성귀, 콩류 등에 함유되어 있다.

 동양의 침술이나 명상을 시도한다

침술은 미주신경의 활동을 크게 증가시킨다. 침술의 전기적 자극은 백혈구의 공격적인 행동을 진정시키고 사이토카인Cytokine, 신체의 방어체계를 제어하고 자극하는 신호물질로 사용되는 당단백질의 분비를 감소시켜 염증반응을 완화시키는 것으로 알려져 있다. 명상, 최면, 바이오피드백, 이완치료 등도 염증의 치료에 효과가 있다고 전해지며 이는 미주신경의 활동도 촉진할 것으로 보인다.

독소
폭풍우 같은 독성물질 속에서 살아남을 수 있을까

유쾌한 기억은 아니겠지만 많은 사람이 한번쯤은 화장실 타일바닥에 무릎을 꿇고 변기 속에 머리를 박고는 속을 비워낸 기억이 있을 것이다. 구토를 하는 이유는 대개 상한 생선을 먹었거나 과음, 그리고 위장관 속을 훑어내는 지독한 독감 바이러스 때문이다. 하지만 구토는 사실 감사할 일이다.

토할 때는 온몸의 신경이 곤두서고 고약한 토사물을 마주해야 하지만, 구토는 내몸이 독소들을 씻어내는 자연스런 방법이다. 예를 들어 인간의 삶에서 가장 고통스러운 구역질이라 할 수 있는 입덧은 실제로 인간의 유전자들을 보호하는 역할을 했다. 독소는 아무리 미량이라도 태아의 발달에 커다란 문제를 일으킬 수 있고 특히 임신초기에는 대단히 위험하다. 그런데 석기시대에 입덧이 임신 중의 안전장치로 진화하면서 임신한 여성은 구역질을 통해 독소에 노출되는 것을 최소화할 수 있었다.

시간의 흐름과 더불어 진화를 거듭해온 인간은 위협이 될 수 있는 자연독소에 대항하는 여러 가지 방법을 개발해냈다. 예를 들어 청산염이라는 독소가 함유된 살구씨를 섭취할 경우 내몸은 자신을 보호하기 위해 로다나제rhodanase 라는 효소로 독소를 어느 정도 중화시켰다. 이에 따라 현대에 와서는 살구씨 과다섭취를 예방하는 데 아무도 관심을 기울일 필요가 없어졌다.

이처럼 내몸의 간과 면역시스템은 오랫동안 단순한 독소들을 제거하는 데 거의 모든 시간을 사용해왔다. 하지만 오늘날 내몸은 매일 수백 가지의 독소에 노출되고 있으며 이것은 내몸에 스트레스로 작용하는 동시에 노화를 재촉한다.

현대인은 모든 종류의 화학물질에 둘러싸여 살아가고 있다. 그러한 물질은 차량이나 공장에서 쏟아져 나오고 있으며 먹는 음식이나 샴푸, 집, 사무실 등 어디에든 존재한다. 심지어 이들 화학물질이 모두 독성물질이 되어 생물적 도시를 오염시킬 수도 있다〈그림 E.1〉.

인간이 접하는 독성물질 중 일부에는 자체 경보시스템이 있어서 그것을 먹거나 사용하면 안 된다는 것을 알려준다. 예를 들어 표백제나 휘발유는 냄새가 심해 도저히 와인 잔에 따를 수 없다. 그러나 오늘날에는 냄새나 색깔이 없는 독소도 많기 때문에 위험표식을 찾기가 어렵다.

그렇다고 내몸이 접하는 모든 화학물질을 두려워할 필요는 없다. 화학물질은 해를 끼치기도 하지만 잘 이용하면 인간의 삶을 더욱 윤택하게 만들어주기도 한다. 예를 들어 샴푸 속에는 특수한 성분이 들어 있어 뭉게구름보다 많은 거품을 만들어내는데, 이것을 좋아하는 사람이 꽤 많다. 하지만 일부 사람에게는 바로 그 성분이 피부자극의 원인이 되기도 한다.

내몸이 접하는 일부 독소는 큰 해가 될 수도 있으며 암이나 천식, 또는 알레르기 등을 유발하기도 한다. 그뿐 아니라 작은 자극이나 피로감, 짜증 등으로 삶의 질을 떨어뜨릴 수도 있다. 그런 일이 은밀히 일어나든 아니면 눈에 띄게 드러나든 그것은 내몸의 전반적인 건강을 잠식해 노화를 촉진한다. 그러므로 적어도 일상생활에서 흔히 접하는 독소 정도는 잘

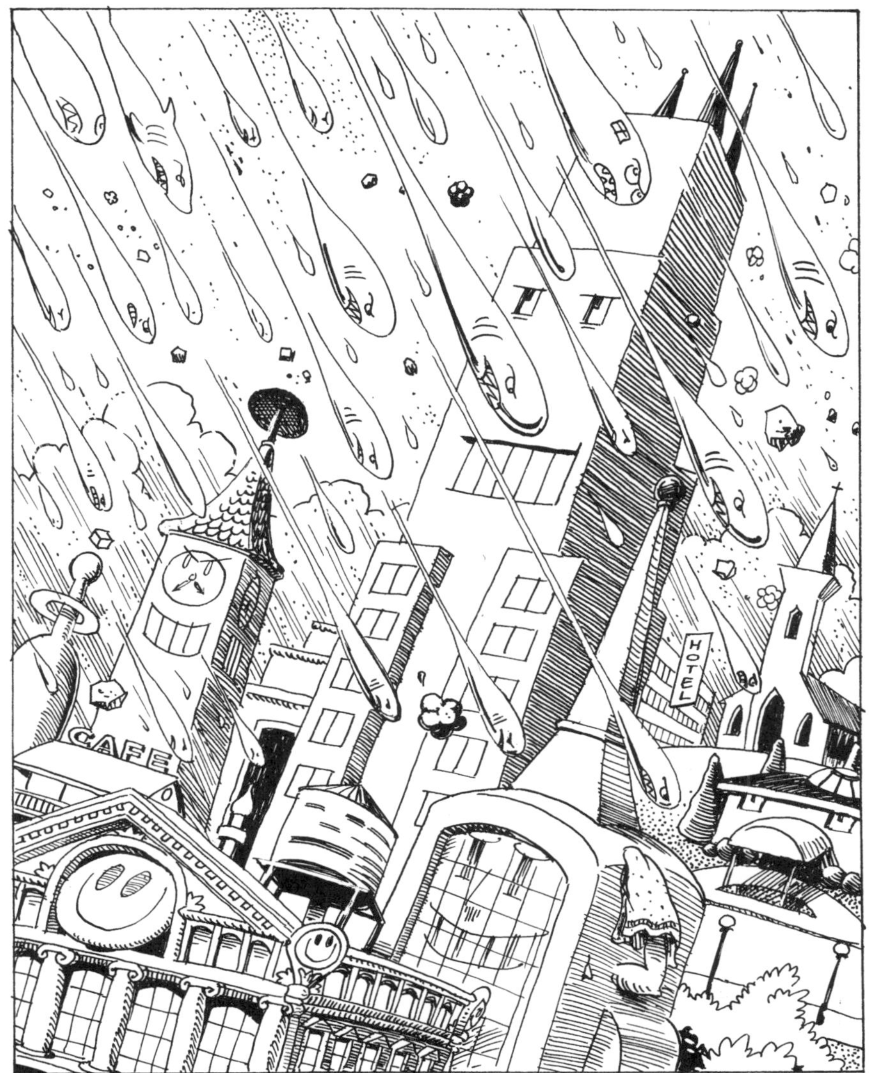

[**그림 E.1**] 독소 쇼크

도시를 망가뜨리는 모든 독소가 도시 내부에서 오는 것은 아니다. 어떤 오염물질은 다른 대륙으로부터
비나 물을 통해 찾아오기도 한다. 그렇지만 건강한 도시는 폭풍우에도 잘 견딜 수 있다.

알고 있어야 한다. 만약 활력이 감소되었다는 느낌이 들 경우 생활 속에서 작은 변화만 실천해도 내몸에 큰 효과를 낼 수 있기 때문이다. 이것은 413쪽의 〈내몸 젊음유지 프로그램〉에서 자세히 설명하고 있다.

한편 독소로 인해 손상된 세포들이 반복적으로 재생되는 경우도 있다. 이는 오류 발생 가능성이 늘어난다는 것을 의미하며 특히 독소가 내몸의 세포 복제과정에 개입하면 더욱 큰 문제가 될 수 있다. 만약 오류가 발생하면 장기의 기능이 저하되거나 심지어 암이 발생할 수도 있다. 바로 이것이 다음 장에서 다룰 주제이다.

5

여전히 무서운 암

피할 수 있는 방법은 없는가

가족력 점검

부모, 자녀, 그리고 형제자매처럼 직접적으로 혈연관계에 있는 가족의 가계도를 그린다. 예순 다섯 살 이전에 암에 걸린 사람에게 동그라미를 하고, 쉰 살 이전에 암에 걸렸으면 동그라미 표시를 하나 더 한다. 가족력에 근거해 여러 가지 암 선별검사가 권장되고 있으므로, 예순다 섯 살 이전과 쉰 살 이전에 암에 걸린 가족이 있으면 주치의에게 알려 적절한 암 검진을 받는 것이 좋다.

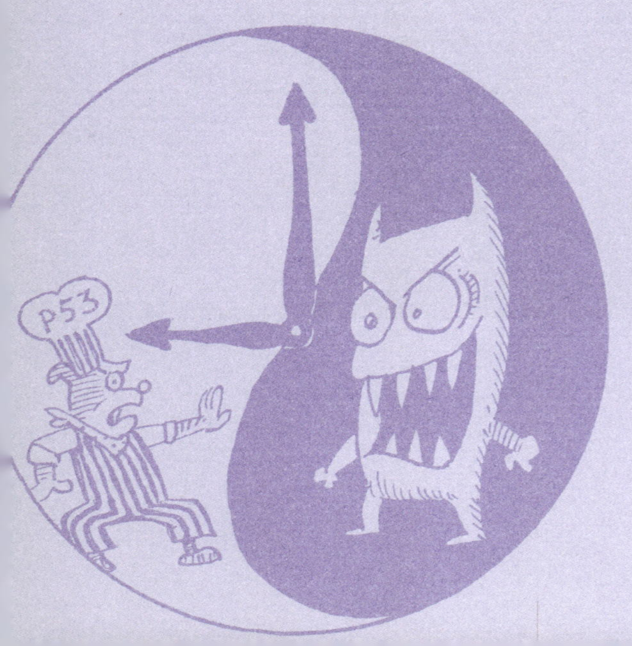

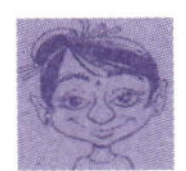 용감하고 두려움이 없는 마초라고 할지라도 살다보면 어느 순간 생존을 위한 보호가 필요해진다. 스타에게는 보디가드, 기동타격대원에게는 방탄조끼, 첫 데이트에 나가는 10대 소녀에게는 금방이라도 주먹을 날릴 것 같은 아버지의 위협이 보호가 되는 것처럼 말이다. 건강을 지키기 위한 모든 행동도 사실은 보호라는 말로 표현될 수 있다. 예를 들면 뜻하지 않은 사고로부터 뇌가 손상될 위험을 막아주는 헬멧 착용, 유리파편에 찔리지 않게 보호하는 운동화 신기, 혈액응고를 막아주는 아스피린 복용, 충치를 방지하는 불소 양치, 성병 예방을 위한 콘돔 이용 등이 있다.

그런데 가장 큰 '보호'는 온라인사이트에서 도저히 구입할 수 없는 것이다. 그것은 'p53'이라는 종양억제유전자로 암으로 변이할 위험이 있는 세포를 발견해 그렇게 되지 않도록 보호하는 일을 한다. 이 유전자는 생물학적 경비견이나 컴퓨터의 맞춤법 검사 기능과 비슷한 역할을 통해 내 몸을 보호해주는 것이다.

모순처럼 들릴지도 모르지만 사실 암은 영원히 살고 싶어 한다. 그러나 암세포가 영원히 살아남으려면 내몸의 다른 세포들이 희생해야 한다. 영원히 살려는 몸부림은 가장 큰 형벌을 동반하는 셈이다.

내몸이 나이가 들면서 암 발생이 증가하는 이유는 p53시스템과 관련이 있다. p53시스템은 내몸의 모든 세포를 조절하고 보호하지만 지나치게 활성화될 경우 조기 노화를 초래한다. 만약 노화가 진행되면 면역체계가 약해지는데 이는 마치 스위스치즈의 구멍처럼 내몸을 암에 더욱 취약하게 만든다. 이처럼 약해진 면역체계가 주요 노화요인인 독소와 함께 암을 발생시키는 완벽한 환경을 제공하는 탓에 오늘날 암은 가장 흔한 사망원인이 되고 말았다.

이 책에서 서술하는 모든 아픔, 통증, 증상, 질환 중에서 그 어떤 것도 암보다 더 크게 내몸을 괴롭히는 것은 없다. 물론 암은 기분 나쁘고 고약한 질병이긴 하지만 겁을 먹거나 놀랄 필요는 없다. 그러면 내몸의 세포 내에서 일어나는 생물적 과정이 어떻게 암을 일으키고, 그 암에 대항해 지금 할 수 있는 것이 무엇인지 생각해보자.

세포 복제: 암이 발생하는 생물학적 기회

인체 내에서는 매일 약 7,000만 개의 세포가 복제된다. 이처럼 많은 복제가 일어나기 때문에 내몸에서 암세포가 생겨날 위험성도 그만큼 높은 것이다. 인체의 DNA 나선에는 각각 A, G, C, T의 네 가지 알파벳으로 표시되는 코드가 있는데, 세포가 복제될 때 그 코드를 잘못 복사하는 경우가 있다. 마치 오타가 생기거나 복사종이의 일부가 접힌 채 또는 빠진 채 복사되는 경우처럼 말이다. 확률에 따르면 이런 오류는 복사 횟수가 늘어날수록 발생할 가능성이 커진다. 땅볼을 잘 처리하든 타이핑을 잘하든 어떤 일에서나 횟수가 늘어나면 오류가 발생하게 마련이다. 그런데 만약 유전자 특정 유형의 중요한 부분에서 코드가 잘못 복제되면 정상세포는 암세포로 바뀌고 만다.

유전자 특정 유형이라는 것은 대체 무엇을 의미하는 것일까? 유전자 중에는 변이되면 정상세포를 암세포로 변환시키는 경향이 있는 두 가지 유형의 특별한 유전자가 있다. 하나는 원종양유전자proto-oncogene로 이 유전자는 정상적인 상태에서는 세포의 성장과 분화를 조절한다. 하지만 변이가 일어나 성장요소에 반응해 작동하지 않고 항상 '작동 중' 상태로 있으면, 세포분열과 성장에 가속페달을 밟아주는 상황이 된다. 이때 세포들이 너무 빨리 분열하기 하기 때문에 정상으로 자랄 수 없고 이로 인해 예정된 형태의 세포로 분화하지 못한다. 또한 분열이 매우 빨리 일어나 DNA의 복사과정에 오류가 더 많이 발생하고 이것이 결과적으로 암을 초래한다.

다른 하나는 p53 같은 유전자로 이것은 정상적일 때 세포의 성장에 브레이크를 밟아준다〈그림 5.1〉. 그런데 이 유전자에 변이가 발생해 항상 '작동 중지' 상태가 되면 첫 번째 유형과 같은 결과를 초래한다. 성장과 분열이 가속화되고 DNA 복제 오류가 증가하는 것이다. 사실은 암 발생의 절반 이상이 p53 결함에서 비롯된다.

세포가 암세포로 바뀔 때는 보통 이 두 가지 변이가 모두 발생한다. 불행히도 이 두 가지 변이 중 어느 한 가지만 발생하더라도 그 세포에 두 번째 다른 전이가 발생할 위험이 높아진다.

잠재적인 암세포를 묶어두는 방법 중 하나는 경비견, 즉 건강한 세포가 분열할 때 보호해주는 역할을 하는 p53유전자를 이용하는 것이다. p53유전자가 정상적으로 만들어내는 단백질은 세포질 내에 소량 존재하지만, 세포에 중대한 위험이 닥쳐오고 있음을 알아차리면 핵 속으로 들어간다. 이는 순찰하는 경찰 뒤를 따라가던 경비견이 문제가 생기면 곧바로 뛰어나갈 자세를 취하는 것과 같다.

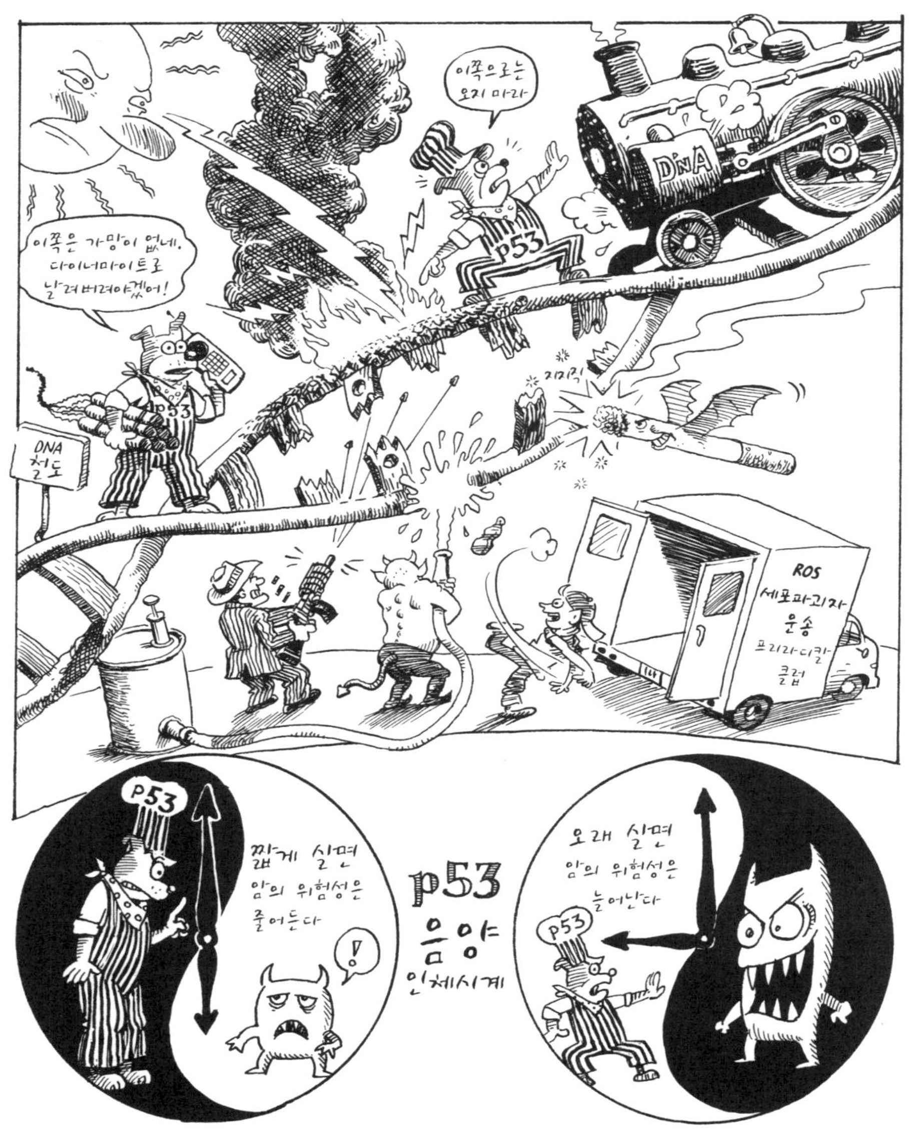

[**그림 5.1**] 암 파괴자

종양억제유전자인 p53는 지속적으로 내몸의 DNA를 감시해 수선할 수 없는 것은 파괴한다. p53를 활성화시키면 암을 억제할 수 있지만 지나치면 노화가 촉진된다.

p53는 무언가 의심스러운 사태가 벌어지고 있음을 직감할 경우 타임 아웃을 걸어 세포 재생산 과정을 중단시킨다. 그동안 DNA는 오류를 고칠 기회를 얻으며 만약 고칠 수 없으면 세포에게 자살을 허락한다. 이처럼 손상된 세포를 고치거나 죽이는 과정은 결함이 있는 세포가 재생산되지 않도록 해서 암 발생을 방지한다.

이것은 내몸의 세포들이 행복하게 살 수 있는 완벽한 시스템처럼 보이지만 사실은 그렇게 간단하지 않다. 경비견이 지나치게 공격적이거나 고기 한 조각에 쉽게 넘어가면 오히려 결과가 나쁘듯, p53도 마찬가지다. p53가 지나치게 공격적이면 정상세포들까지 죽이며, 신체 장기를 점차

✱ 철분의 역할 ✱

건강한 성인은 인체 내에 보통 3~4그램의 철분을 갖고 있는데 대부분 혈액 속에 있다. 인체는 세균이 침입하기 쉬운 곳 다시 말해 피부, 입, 눈, 생식기 등부터 먼저 감염된다. 그런데 세균은 생존을 위해 철분을 필요로 하기 때문에 인체는 이곳을 철분이 없는 지역으로 만들어놓고 있다. 그뿐 아니라 철분 제거 단백질이 항상 이곳을 순찰하며 침입자를 예방한다. 따라서 내몸의 모든 구멍으로부터 분비되는 눈물, 침, 점액 등은 이 단백질을 보유하고 있다. 만약 암 같은 질병이 발생하면 내몸의 면역계는 활성화되어 급성기 반응adaptation 을 보인다. 이때 혈액은 질병과 싸우는 단백질로 가득하고 철분은 침입자가 사용하지 못하도록 멀리 가둬진다. 실제로 만성질환이 발생하면 빈혈이 생기는데 이는 적혈구조차 철분을 구경할 수 없기 때문이다. 이런 시스템으로 인해 암에서 회복 중인 사람들은 매우 심한 빈혈이 아니면 되도록 철분을 피한다.

손상시킴으로써 노화가 빨라지고 허약해진다. 예를 들어 뇌졸중으로 인한 손상의 많은 부분이 실제로는 동맥차단에 따른 산소결핍으로 발생하는 것이 아니라 동맥이 다시 열려 혈류가 회복될 때 발생한다. 혈류가 회복될 때 엉뚱하게 p53가 활성화되어 정상세포들을 죽이기 때문이다. 이는 뇌졸중 발생 후 1시간 이내에 공격적으로 치료하는 병원에 갔을 때 흔히 생길 수 있는 일이다. 이때는 동맥을 다시 소통시킨 후, 일시적으로 p53를 중지시키는 제제를 주입해야 뇌 기능을 보존할 수 있다.

어떤 경우에는 p53가 과도하게 자극을 받아 전구세포의 복제가 중단되는데 이 또한 내몸에 좋지 않다. 특히 고령이고 손상된 장기를 재생시켜줄 충분한 줄기세포를 갖고 있지 못할 때 문제가 커진다. 전구세포의 재생산이 중단되면 신체 장기의 활력을 유지할 수 없으며 이것은 폐나 간 또는 신장 등의 장기가 충분한 세포를 확보하지 못한다는 것을 의미한다. 이는 특히 나이가 들수록 더욱 중요한데, 그 이유는 전구세포도 산화성 스트레스에 약해지기 때문이다. 예를 들어 p53의 활동이 상승된 쥐는 기대수명이 20퍼센트 짧아졌고 근육이 위축되거나 허리가 굽는 등의 노화 관련 증상도 더 빨리 찾아왔다.

물론 이상적인 조건에서는 경비견을 완벽하게 훈련시킬 수 있다. 즉 암세포의 씨앗을 밟아 없애고 줄기세포가 자신의 임무를 잘 수행하도록 할 수 있는 것이다. 그러나 p53가 항상 이상적인 세계를 구현하는 것은 아니다.

p53의 활동력이 충분치 못할 때는 암 발생의 위험이 증가하고 지나치게 공격적일 때는 허약으로 사망할 위험이 높아진다. 대표적으로 리-프라우메니증후군Li-Fraumeni syndrome은 p53가 사람에게 어떻게 작동하는지 잘 보여준다. 이 증후군을 보이는 사람의 p53유전자는 변이되어 문 앞에서 잠자고 있는 경비견처럼 행동한다. 이들 중 약 절반에게서 서른 살 이

전에 암이 발생하는데 정상 인구군에서의 발생률은 약 1퍼센트이다.

그렇다면 p53의 보호기능을 믿기 어렵지 않은가? 내몸은 스스로 암 발생의 위험을 줄이는 능력을 갖고 있으므로 p53에 지나치게 의존할 필요는 없다. 또한 금연이나 자외선차단제를 사용하는 것처럼 건강한 행동을 실천해도 암을 예방할 수 있다.

사실 노화과정 전체로 볼 때 궁극적 목표는 p53의 활동이 균형을 이루도록 하고, 만약의 경우 그 기능을 정지시키는 데 있다. 과도한 활동으로 허약해질 위험은 줄이되 너무 활동이 적어 암이 발생할 위험이 증가하는 일은 없게 한다는 얘기다.

내몸 젊게 만들기 작전: 암 무력화하기

암 치료는 의학이 개척해야 할 거대한 영역이지만 현재 내가 우선 해야 할 일은 암 발생을 피하는 것이다. 암 발생은 팔자소관이 아니며 실제로 인간은 암 발생을 막을 충분한 통제장치를 갖고 있다. 암 발생 기회를 낮추려 할 때 가장 중요한 것은 정상세포에 가해지는 반복적인 손상을 줄이는 일이다. 그렇게 해야만 p53에게 실수를 범할 기회를 주지 않게 되고, 약해진 세포를 죽여 암세포가 증식하거나 전파되지 않게 할 수 있다. 따라서 노화의 주요요인을 알고 내몸을 보호하는 방법을 즉시 행동으로 옮겨야 한다. 그러한 요인에는 독소, 감염, 활성산소에 의한 미토콘드리아 손상, 유전적 결손 등이 있다.

다음과 같은 행동은 암세포의 탄생과 전파를 예방하는 데 도움이 된다.

내몸 젊게 만들기 작전 1 아스피린을 꾸준히 복용한다

이것은 딱 0.5초를 투자해 건강을 위해 할 수 있는 아주 좋은 습관 중 하나다. 매일 아스피린을 162밀리그램씩 복용하면 대장암, 식도암, 전립선암, 난소암, 그리고 유방암의 위험을 40퍼센트 정도 감소시킨다. 또한 위장이나 인두를 비롯해 여러 가지 다른 장기의 암 발생 위험도 감소시킬 것으로 기대된다. 베이비 아스피린 두 알 또는 성인용 아스피린 반 알을 복용하고 전후에 따뜻한 물 한 컵을 마시면 된다. 아스피린은 신체 전반의 염증을 감소시키며 세포를 수리하는 다른 메커니즘은 활성상태가 그대로 유지되도록 한다.

물론 아스피린은 부작용의 위험도 있지만 동맥계를 젊게 하고 최소한

네 가지 주요 암의 발생위험을 줄여 해로운 것보다는 이익이 많은 편이다. 아스피린을 이용하면 도움이 될지 주치의와 상의해보라.

 ## 비타민 D로 신체를 강화한다

비타민 D는 암의 위험을 줄여주는데 이는 비타민 D가 암세포에 독성이 있기 때문으로 추정된다. 암세포를 발견해 죽이는 경비견 p53유전자의 역할을 강화시켜 주기 때문이라는 이론도 있다. 그렇지만 많은 사람이 하루 중 대부분을 실내에서 보내고 실외활동을 할 때도 옷과 모자 등으로 일광을 차단하기 때문에 충분한 비타민 D를 얻지 못하고 있다.

비타민 D의 하루 권장량은 예순 살 이하에서는 800IU, 예순 살 이상은 1,000IU다. 약과 영양보충제로는 그 정도의 양을 섭취할 수 있지만 식품만으로는 300IU 이상을 넘기기가 어렵다. 따라서 야외로 나갈 때는 20분 이상 햇빛에 직접 노출되는 것이 도움이 된다. 특히 10월 1일~4월 15일에는 불활성 비타민 D를 활성 비타민 D로 변화시킬 정도의 충분한 햇빛을 받지 못한다. 그러므로 비타민 D가 많이 함유된 식품이나 비타민 D 영양보충제를 섭취하는 것이 좋다. 이때 하루에 2,000IU를 넘어서면 안 된다.

 ## 간을 보호한다

간은 해독작용을 하는 매우 중요한 기관이기 때문에 간 기능을 최상의 상태로 유지해야 한다. 브로콜리 새싹, 해초, 녹색 채소 등은 간의 해독시스템을 강화시키며 동시에 전립선, 폐, 유방, 대장 등 여러 암의 위험도 줄이는 효과가 있는 것으로 증명되었다. 또한 이들 십자화과 채소는 유전자 수준에서 해독 효소들을 강화해준다. 그밖에 간의 건강을 향상시키는 작용을 하는 것으로 알려진 물질로는 콜린_{십자화과 채소에 함유되어 있다}, N-아세틸시스테인_{하루 600밀리그램}, 큰 엉겅퀴_{하루 200밀리그램}, 레시틴_{하루 1큰스푼}, 로즈메리 추출액_{하루 150밀리그램} 등이 있다.

내몸 젊게 만들기 작전 4 비타민 B가 엽산 결핍을 막는다

엽산 보충제는 대장암의 발생률을 20~50퍼센트 감소시키기 때문에 하루 800마이크로그램을 복용하면 대장암의 위험을 줄일 수 있다. 엽산은 시금치, 토마토, 오렌지주스 등 여러 식품에 함유되어 있지만 엽산 보충제보다 흡수율이 낮다. 실제로 식품을 통한 엽산 섭취는 평균 275~375마이크로그램이므로 암의 위험을 줄이기 위해서는 약 400마이크로그램을 보충할 필요가 있다. 특히 체내 엽산을 감소시키는 작용이 있는 일광 노출을 하루 20분 이상 할 경우에는 매우 중요하며 이때 반드시 비타민 B_6와 비타민 B_{12}를 함께 보충하는 것이 좋다. 비타민 B군에 속하는 엽산 결핍이 암과 관련된다는 연구 결과도 있다.

내몸 젊게 만들기 작전 5 올리브유를 먹는다

올리브유의 단불포화지방산은 심장에 좋을 뿐 아니라 암을 막는 효과도 있다. 이것은 북유럽인에 비해 남유럽인에게 심장질환과 암 발생이 적은 이유를 설명해준다. 실제로 남유럽인의 식탁에는 올리브유가 풍부하다.

 녹차를 마신다

녹차에 다량 함유된 폴리페놀은 강력한 항산화효과가 있는 화학물질로 비타민 C보다 강력할 것으로 기대된다. 녹차에 함유된 폴리페놀은 40퍼센트에 달하며 이는 약 10퍼센트가 함유된 홍차와 확연히 구분된다. 반면 녹차에 포함된 카페인의 양은 홍차의 3분의 1 정도에 불과하다. 그러면서도 같은 수준의 흥분과 집중력을 유발하며 다른 카페인 음료와 달리 효과가 들쑥날쑥하지 않고 일정하다.

한편, 녹차는 우유와 함께 마시면 안 된다. 우유에 포함된 카제인이 녹차의 효과를 방해하기 때문이다.

6

편안하게 숨쉬기

젊은 폐를 유지하는 법

내 폐는 젊은가

내몸의 폐는 얼마나 건강한가? 활기차게 달려서 두 계단씩 날듯이 올라갈 수 있거나 여섯 블록을 걸어갈 수 있는가? 만약 휴식을 취하기 위해 멈추지 않고도 둘 중 하나를 할 수 있다면 폐가 좋은 기능을 유지하고 있다고 할 수 있다. 하지만 심하게 숨이 차거나 멈춰야 하는 경우라면 심장문제 때문에 그런 경우도 있긴 하지만, 폐가 피로감 때문에 어느 정도 힘들어하고 있음을 의미한다. 매달 한 번 이 테스트로 내몸의 폐를 체크해보길 권한다. 테스트를 할 때 조금이라도 내몸의 능력에 변화가 있다면 그것을 알아채는 것이 중요하다. 그것은 폐 기능이 저하되었을 때 나타나는 여러 가지 경고 증상 중 하나이기 때문이다. 운동을 할 때 숨이 차다는 것은 내몸의 모든 신체기관이 최고의 상태로 작동하지 못하고 있다는 것을 뜻한다.

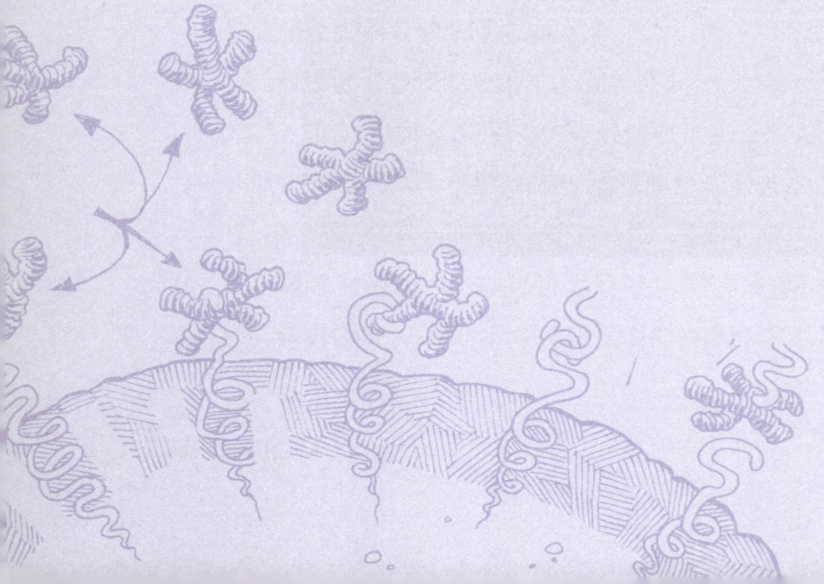

때론 거친 숨소리가 좋다는 것은 꼭 폰–섹스의 운영자가 아니라도 안다. 좋아하는 운동을 즐기거나 사랑하는 누군가와 이불 속에서 빈둥거릴 때처럼 말이다. 그땐 요동치는 심박동과 짜릿한 신경말단을 지배하는 모든 감각에 감사하게 된다. 문제는 운동이나 섹스를 즐길 때의 거친 숨소리, 괴한을 피하려 할 때의 정상적인 회피반응, 그리고 만성적인 건강문제를 갖고 있는 경우를 어떻게 구별하는가이다. 그러한 차이를 판별하는 것은 매우 어려운 일이다.

통증과 마찬가지로 숨이 차다는 것도 묘사하기가 쉽지 않지만 분명 극단적인 경우가 있다. 내몸은 공기가 전혀 없는 곳과 편안하게 숨쉴 공기가 가득한 곳의 중간 어디쯤에서 기침을 하고 쌕쌕거리며 필요로 하는 만큼의 공기를 얻기 위해 버둥거리면서 살아간다. 비록 내몸의 폐는 심혈관계라는 오케스트라에서 심장과 동맥혈관계에 이어 제3바이올린의 역할을 할지도 모르지만, 내몸이 건강한 폐를 갖고 있다는 것은 단순히 "헉, 고약한 발 냄새!"라고 외치는 것 이상의 의미가 있다.

노화를 일으키는 중요한 여섯 가지 요소 중 하나가 폐인 이유는 폐 속에 있는 얇고 민감한 세포들을 계속 교체함으로써 산소와 이산화탄소를 교환할 수 있기 때문이다. 그런데 이 세포를 재생산하는 줄기세포는 점점 힘을 잃으므로 재생과정은 더 느려지고 폐에 섬유증fibrosis, 폐에 섬유성 결합 조직이 증식한 상태이 진행되며 공기의 교환은 갈수록 힘들어진다. 노화의 주요 요인 중 하나인 짧아진 텔로미어 역시 줄기세포의 기능을 떨어뜨려 손상이 중복된다.

숨을 쉬는 과정은 내몸의 폐를 사포로 가는 것과 비슷하다. 그런데 섬유증이 진행되면 폐는 시멘트처럼 단단해지고 만다. 이 경우에는 흡연이나 고혈압, 당뇨 같은 몇 가지 위험요인을 제거해야만 내몸이 좀 더 부드럽고 왁스를 바른 듯 미끈한 폐를 유지할 수 있다.

오늘날 노화와 관련해 가장 흔히 겪는 불편함은 호흡이 짧아진다는 것이다. 이것은 폐의 탄성이 변해 공기를 폐에 집어넣는 데 많은 힘이 들어가기 때문이다. 또한 폐에 생리적인 변화가 찾아와 숨을 쉬기가 힘들어지기도 한다. 이런 변화의 원인은 주로 간접흡연이나 공기오염 같은 노화 독성물질에 있으며, 이들은 호흡하는 동안 분당 수 리터나 되는 양이 내몸으로 들어온다. 이에 따라 폐의 노화속도는 심장의 노화속도보다 빠르게 이뤄진다. 물론 몇몇 호흡곤란은 심장문제와 관련이 있지만 대개는 폐의 문제로부터 온다.

건강한 폐의 행복한 호흡

폐와 숨이 차는 현상을 이해하는 좋은 방법 중 하나는 들어오는 산소와 나가는 이산화탄소와의 관계, 그리고 내몸의 폐가 이것을 어떻게 조절하는가를 이해하는 것이다. 운동의 경우를 예로 들어보자. 운동을 하면 근육은 더 많은 산소를 필요로 하는 동시에 더 많은 이산화탄소를 생성해낸다. 이때 주요 동맥과 뇌간에 있는 특별한 세포들이 산소와 이산화탄소의 농도를 감지하고 뇌와 심장에 호흡과 맥박수를 올리라는 신호를 보낸다. 이는 더 많은 혈액이 몸으로 보내진다는 것을 의미하며 근육에서 보다 많은 이산화탄소를 빼내 폐로 보낸 다음 호흡을 통해 제거한

다. 그리고 폐에서는 더 많은 산소를 근육으로
보낸다.

　건강한 사람은 심폐지구력이 얼마나 좋은가에
따라 내몸의 숨찬 정도가 결정된다. 규칙적으로
운동을 할수록 근육이 산소를 더욱 잘 이용하고
이산화탄소를 덜 생성해내기 때문에 폐와 심장이
훨씬 효율적으로 작용한다. 건강한 사람이 그렇
지 않은 사람보다 숨이 차기까지 더 많은 양의 운동을 할 수 있는 것은 이
때문이다. 그렇다면 호흡은 폐질환과 어떤 연관이 있을까? 불행히도 폐

내몸 노화 테스트　멋진 곤봉

손톱이 곤봉모양인가? 호흡은 내몸의 모든 신체기관에 영향을 미치기 때문에 폐질환의 증거
는 종종 손톱 끝처럼 폐로부터 멀리 떨어진 곳에서 발견되기도 한다. 손가락 끝을 반대쪽의
같은 손가락과 직접적으로 그림과 같이 마주보게 하면, 작은 다이아몬드 모양의 '틈새'가 명
확히 보인다. 만약 이 틈새가 없다면 곤봉모양의 손가락이라는 것을 의미하며 그 원인을 찾아
봐야 한다. 특히 폐, 심장, 내장을 조사해야 한다. 이런 질병은 손가락 끝부분의 작은 동맥을
확장시키기 때문에 손·발톱 뿌리의 조직을 두껍게 해서 손톱을 곤봉모양으로 만든다.

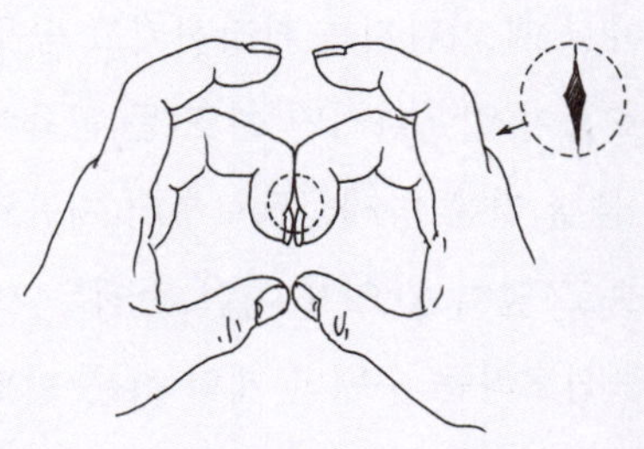

의 어떤 질병은 조금만 움직여도 숨이 차기 때문에 편지를 가지러 가거나 탁자 주위를 한 번 도는 정도로도 숨이 가빠질 수 있다.

폐 손상이 산소와 이산화탄소의 교환을 좋지 못하게 만드는 모든 경로를 파악하면 폐의 구조를 쉽게 이해할 수 있다〈그림 6.1〉. 내몸의 폐는 공기가 가득 찼을 때는 스펀지처럼 가볍고 푹신하지만, 폐가 젖게 되면 기체의 교환이 잘 이뤄지지 않는다.

그러면 내몸의 호흡기관을 뒤집힌 나무라고 상상해보자. 공기가 몸 안으로 들어갈 때는 나무줄기에 해당하는 기도를 거친다. 기도는 다시 폐 안으로 공기를 공급하기 위해 두 갈래로 나뉘어져 기관지가 된다. 기관지는 나뭇가지처럼 둘에서 네 개로 나뉘고 다시 여덟 개로 나뉘며 각각 폐 안에서 수십만 개의 소기관지로 나뉜다. 각각의 소기관지 끝에는 허파꽈리라는 작은 주머니가 있는데, 작고 그 끝이 열려 있다는 사실을 제외하면 가지 끝에 달린 나뭇잎과 비슷하다. 건강한 폐에 들어 있는 수억 개의 허파꽈리는 얇은 층의 액체로 덮여 있으며, 이것은 허파꽈리가 항상 열려 있도록 해 숨을 쉬는 동안 산소가 들어오고 이산화탄소가 나갈 수 있도록 도와준다.

흉곽 바닥부위의 폐와 복부 사이에는 횡격막 또는 가로막이라는 큰 근육이 있는데, 이것은 마치 진공모터기처럼 공기를 폐로 끌어당기는 역할을 한다. 횡격막 외에 기관지벽의 민무늬근육도 호흡을 도와주며 이것은 숨을 들이마실 때 기관지를 확장시키고 숨을 내뱉을 때는 수축시킨다.

완벽한 호흡이 일어나려면 이 모든 근육이 깨끗해야 하고 흡연이나 다른 유독성 물질 같은 방해꾼들로부터 자유로워야 한다. 내몸의 기관지는 원래 점액으로 덮여 있으며 이런 점액은 세균과 더러운 것을 잡아준다. 기관지에는 섬모라는 수백만 개의 작은 털도 있는데 이것은 점액에 붙잡힌 것을 청소하는 빗자루의 역할을 한다. 이들이 제 역할을 하고 나면 내

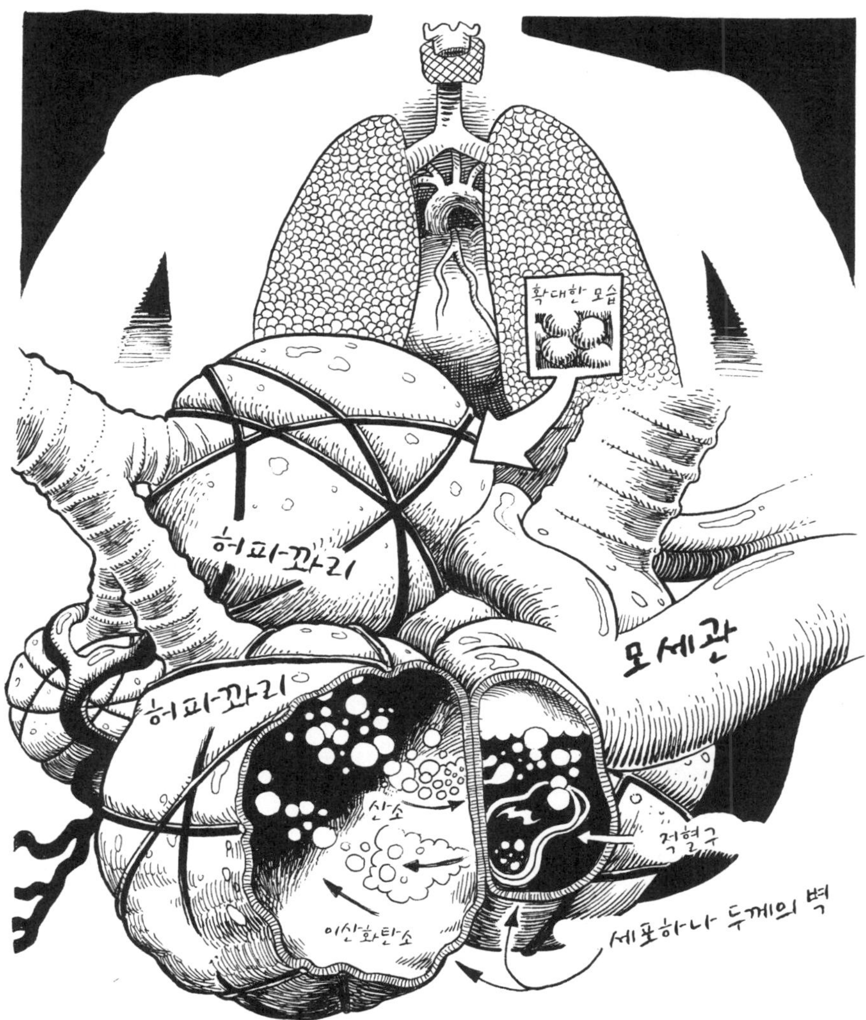

[**그림 6.1**] 호흡

건강한 폐에는 수억 개의 허파꽈리가 들어 있다. 허파꽈리를 덮고 있는 얇은 액체 막은 허파꽈리가 닫히는 것을 방지해 산소가 모세관으로 흡수되고 이산화탄소가 배출되도록 한다. 나이가 들면 이 막이 두꺼워져 점점 호흡이 힘들어진다.

몸은 기침을 통해 쓰레기를 밖으로 내뱉는다. 흡연의 폐해 중 하나는 그것이 시가든 보통 담배든 아니면 마리화나든 섬모를 죽인다는 것이고, 이는 내몸의 폐를 독성물질로부터 보호해주는 기본적인 메커니즘을 파괴한다는 의미다. 금연자들이 담배를 끊은 초기에 기침이 늘어나는 이유는 섬모가 회복되었기 때문이다. 즉, 섬모가 호흡기에 있는 모든 쓰레기를 쓸어내기 시작했다는 신호다.

불행히도 내몸이 나이가 들면 폐와 다른 호흡기관의 구성성분에 구조적인 변화가 일어나기 시작한다. 우선 유연성을 잃고 흉벽은 뻣뻣해지며 허파꽈리의 표면적이 줄어든다. 나아가 호흡 근육의 힘이 약화되고 호흡량이 눈에 띌 정도로 감소한다. 특히 천식이나 기관지염이 있으면 기관지가 좁아지기 때문에 증세는 더욱 심해진다.

폐의 건강에서 중요한 요소 중 하나는 미주신경이다. 정상적인 호흡에서 폐가 팽창하면 미주신경이 자극을 받아 뇌에 신호를 보내기 때문에 기관지가 좁아져 숨쉬기가 힘들어진다. 바로 이것이 심호흡이 중요한 이유다. 명상 역시 기능적으로 미주신경을 차단하며 기관지수축이라는 되먹임현상feedback을 막아 호흡을 편안하게 해준다.

심호흡은 타이즈를 입거나 요가매트가 있어야만 할 수 있는 것이 아니다. 깊은 호흡은 일산화질소NO의 운반을 돕는데 이것은 내몸의 폐뿐 아니라 코에서 폐까지 가는 길에 존재하는 혈관들도 확장시킨다. 특히 일산화질소는 코 뒤쪽에 가장 높은 농도로 존재하기 때문에 깊은 심호흡은 폐와 혈관을 확장시키고 이들이 효과적으로 작용하도록 일산화질소의 농도를 올리는 가장 좋은 방법이다. 본질적으로 깊은 호흡은 내몸의 폐가 산소포화도를 97퍼센트에서 100퍼센트로 만들게 도와주며 이 3퍼센트가 때로 큰 차이를 만든다.

어떻게 호흡해야 하는지 못지않게 중요한 것이 바로 무엇을 호흡해야 하는가이다. 피부나 위장관과 더불어 내몸의 내부가 외부세계와 접촉하는 세 가지 방법 중 하나인 폐는 대량의 더러운 독소에 노출될 수 있다. 폐 건강에 영향을 미치는 주요 오염물질은 오존, 일산화탄소, 이산화질소, 산화황, 납 등이다. 그밖에 다이옥신, 석면, 디젤, 가솔린 등의 연료를 연소하거나 담배를 피울 때 생성되는 미립자도 있다. 이처럼 눈에 보이지 않을 정도로 작은 미립자에 의한 공기오염이 호흡기질환 또는 심장질환을 유발하고 심지어 사망을 초래하기도 한다. 오염된 공기에서 나오는 이런 입자는 매우 작기 때문에 섬모들이 걸러내지 못하고 폐 깊숙이 침투한다. 물론 면역시스템이 이런 외부 입자에 반응하긴 하지만 이로 인해 오히려 감염이 생기거나 천식이 발생한다.

작은 미립자들이 건강에 어떤 영향을 미치는가를 알게 된 계기는 상당히 흥미롭다. 미국 유타주에 한 종합제철소가 있었는데, 제철소가 가동되면 천식과 다른 심각한 호흡기질환이 증가해 사망률이 높아진 반면 노사분규로 가동이 중단되면 그러한 질환과 사망률이 감소했던 것이다. 그것도 겨우 3개월의 분규 기간에 50퍼센트 이상이나 감소했다. 반대로 분규가 멈추고 공장이 다시 가동되면 오염은 늘어났고 호흡기질환과 사망률은 또다시 50퍼센트 이상 증가했다.

큰 도로 가까이에 사는 사람은 실험실의 쥐처럼 살고 있다고 해도 과언이 아니다. 그곳에는 미립자가 많이 퍼져 있으며 폐질환도 자주 발생한다. 특히 어린이와 주부들이 더 위험한데 그들은 안전한 직장으로 도망칠 수도 없기 때문이다. 또한 실내에 있는 라돈, 석면, 집먼지진드기, 그리고 마이코톡신mycotoxin, 곰팡이균의 독성을 만들어내는 곰팡이들도 내몸의 폐에 많은 피해를 줄 수 있다. 짧은 기간이면 호흡문제에 불과하지만 장기간 노출되면 암으로 발전할 수 있다는 연구 결과도 있다.

이 장의 목표는 폐를 깨끗이 하고 깊이 숨을 몰아쉬는 것이 힘든 일이 아니라 즐거움이 되도록 하는 데 있다.

1. 매일 30분 동안 걸어라. 담배를 끊기 한 달 전부터 시작하면 된다.
2. 주치의에게 부프로피온bupropion, 담배를 끊는 데 도움이 되는 항우울제 100밀리 그램 알약과 니코틴패치를 처방받는다. 하루 한 갑 이상의 담배를 피우면 패치 용량을 높여야 한다.
3. 금연을 시작하기 2일 전에 부프로피온을 한 알 복용한다.
4. 그 다음 이틀간은 매일 아침 부프로피온을 한 알씩 복용한다.
5. 금연하는 날에는 아침마다 부프로피온을 복용하면서 니코틴패치 하나를 어깨, 흉부, 또는 대퇴부에 붙인다. 물론 전날 붙인 것은 떼어낸다.
6. 이후에는 매일 부프로피온을 아침저녁으로 복용한다. 니코틴패치는 지속적으로 사용한다.
7. 매일 계속해서 30~45분간 걷는다. 물은 원하는 만큼 또는 그 이상으로 자유롭게 마신다.
8. 매일의 활동을 기록한다.
9. 가족이나 친구 등 금연 지지자가 있으면 진행상황에 대해 매일 알린다.
10. 금연 1개월 후부터 근력운동을 시작한다. 일주일에 10퍼센트 이상으로 운동량을 늘리지 않는다.
11. 2개월마다 패치 용량을 3분의 1씩 줄이고 6개월째에는 더 이상 패치를 붙이지 않는다.
12. 6개월 후에는 부프로피온을 저녁에만 한 알 먹고 12개월 후에는 완전히 끊는다.
13. 흡연 욕구가 생길 때를 대비해 항상 한 알의 부프로피온을 갖고 다닌다. 흡연 욕구가 생기면 그 부프로피온을 복용한다. 담배에 불을 붙이기 전에 30분을 기다리면서 지지자에게 연락한다.

내몸 젊게 만들기 작전: 호흡 개선법

폐를 보호하고자 한다면 가장 먼저 금연해야 한다. 금연은 마치 코피를 흘리며 상어 우리에서 수영을 하는 것과 비슷하기 때문이다. 앞서 〈내몸 젊음유지 프로그램: 금연법〉에서 제시한 내용을 실행해보라. 폐 건강을 증진시키고 호흡을 개선하는 방법은 다음과 같다.

내몸 젊게 만들기 작전 1 **심호흡을 열 번 한다**

등을 바닥에 평평하게 대고 눕는다. 한 손은 배 위에 얹고 다른 한 손은 가슴 위에 얹는다. 깊은 숨을 천천히 들이쉰다. 처음으로 연습할 때는 바닥에 누워서 하는 것이 좋다. 서서 하면 자연스럽게 폐 깊숙이 숨을 들이쉬기보다 과장된 흉곽의 움직임을 통해 깊은 숨을 쉬고 있는 것처럼 위장하기 쉽기 때문이다. 폐에 공기가 가득 차 있는 것을 상상해본다. 들이쉬는 데 약 5초가 걸려야 한다. 이때 내몸의 횡격막이 흉곽을 끌어내리므로 숨을 들이쉬는 동안 배꼽은 척추로부터 멀어진다. 또한 내몸의 흉곽은 넓어지고 가볍게 위로 올라간다. 내몸의 폐가 공기로 가득 찼다고 느껴질 때 7초에 걸쳐 모든 공기가 나갈 수 있도록 숨을 내쉰다. 열 번의 깊은 심호흡을 하되 아침에 한 번, 밤에 한 번 그리고 스트레스를 해소하는 데 도움을 주기 위해 낮에 내몸이 필요로 할 때 시행하는 것이 좋다.

 되도록 길가로부터 먼 곳에 산다

간선도로나 주요 도로에 너무 가까이 살고 있지 않은지 살펴보라. 공기 중에 있는 가장 강력한 독성물질인 PM2.5는 호흡기질환으로 인한 사망률을 두 배로 끌어올린다. 집안에 있는 진드기 외에 PM2.5를 유발하는 가장 큰 원인은 교통혼잡도이다. 이것이 대로변으로부터 최소한 100미터 이상, 이왕이면 300미터 정도 떨어진 거리에서 사는 것이 중요한 이유다. 다른 한편으로 환경연합이나 국회의원들에게 편지를 써서 오염에 관해 더 강력한 정부 기준을 만들도록 요구해야 한다. 건강한 도시환경을 만들려면 2.5~10마이크로미터 범위에 해당하는 화석연료나 디젤엔진으로부터서 발생하는 입자에 대해 엄격한 기준을 세워야 하기 때문이다.

 마그네슘을 섭취한다

마그네슘은 기관지를 이완시켜 천식에 도움을 주며 하루에 400밀리그램이면 충분하다. 폐에서 매일 가래가 나온다면 N-아세틸시스테인 복용을 고려하는 것도 좋다. N-아세틸시스테인은 점액을 묽게 하고 글루타티온이라는 천연 항산화물질의 생성을 촉진하는데, 이는 폐 조직의 손상을 방지하는 데 도움을 준다. 따라서 하루 600밀리그램의 복용을 권한다. 천식이 있는 사람들에게는 카페인도 도움이 될 수 있다. 이것은 기도 내면을 안정시키고 수축하게 하며 기관지를 확장시켜 숨을 좀 더 쉽게 쉬도록 도와준다.

과일, 야채, 생선, 전곡류가 풍부한 식사는 다른 많은 노화 관련 질환과 더불어 만성폐질환이 생기는 것을 막아준다. 하지만 그 이유에 대해서는 아직 정확히 밝혀지지 않았다. 어쨌든 건강하지 못한 식사를 하는 사람은 건강한 식사를 하는 사람에 비해 폐질환에 걸릴 위험이 무려 다섯 배나 높다. 이미 숨이 차다면 영양이 더욱 풍부한 음식을 먹어야 한다.

당화
지나친 당은 노화를 촉진한다

사람들은 대개 노화의 명백한 증상을 알고 있다. 우선 머리카락이 가늘어지고 몸이 땅에 질질 끌리게 되며 관절은 더욱 큰소리를 내면서 삐걱거린다. 통증만큼이나 명확한 이런 외적 증상은 사실 내몸 깊은 곳의 분자 수준에서 일어나는 변화의 결과이다. 그중에서도 가장 극적인 효과를 내는 것이 바로 당화Glycosylation 이다.

간단히 말해 당화과정이란 내몸의 혈액 중에 떠다니는 당물질 또는 포도당이 단백질 분자에 달라붙어 효율성을 떨어뜨리고 염증을 유발하는 것을 의미한다. 이 과정은 내몸이 나이가 들수록 증가하며 특히 즉시 나타나기 때문에 다른 생화학적 반응에서는 필수적인 효소까지도 필요로 하지 않는다. 그런 의미에서 당화는 다른 요인에 비해 더욱 위험하다고 할 수 있다〈그림 F.1〉.

정상적인 경우 혈당은 내몸의 세포에 에너지를 공급한다. 하지만 제2형 당뇨병의 가족력이 있거나 비만으로 인한 인슐린저항성이 생길 경우, 인슐린은 모든 혈당을 내몸의 세포 속으로 효율적으로 집어넣지 못한다.

혈당이 세포 안으로 들어가지 못하면 혈액 속에 남게 되고 결국 내몸

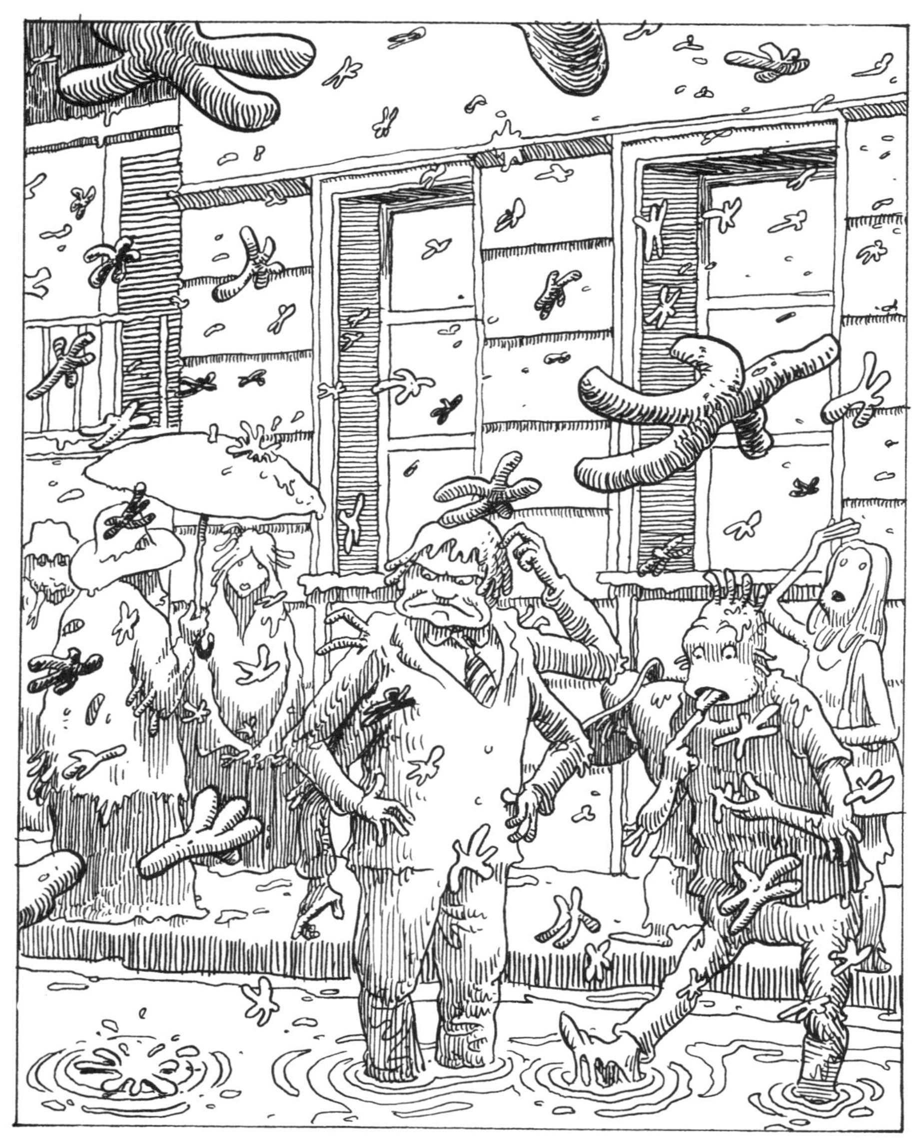

[**그림 F.1**] 위대한 오염꾼

공기오염이나 산성비와 마찬가지로 당화는 아름다운 도시를 황폐하게 만든다.

안에 있는 단백질에 달라붙는다. 이때 마치 산성비가 닿는 것마다 손상을 입히고 누수를 유발하는 것 같은 효과가 나타난다. 여분의 혈당이 수갑을 채우듯 분자에게 달라붙어 제 기능을 못하게 하는 것이다〈그림 F.2〉.

혈당으로 인해 변형된 단백질을 최종당화산물 advanced glycosylation end products 이라고 한다. 이 당화단백질수용체가 망막증, 신장 손상, 신경 손상, 심장 손상 등의 당뇨 합병증을 막기 위해 개발되는 새로운 약물들의 주요 타깃이다〈그림 F.3〉.

당화가 노화에 미치는 영향

당화는 어디에서 일어나느냐에 따라 내몸에 여러 가지 영향을 미친다. 일단 혈당이 단백질에 달라붙어 분자의 구조가 바뀌면 다음과 같은 일이 일어난다.

• 혈액 • 정상적인 경우 동맥의 내막세포들은 마치 결혼한 커플처럼 빡빡한 세포 간격을 유지하기 때문에 그들 사이로는 아무것도 들어갈 수 없다. 그러나 당화는 세포 간격을 넓혀 세포 사이로 누수를 만들고 쉽게 찢어지게 한다. 신체는 이런 손상 부위를 콜레스테롤로 수선하고 이는 동맥혈관 벽에 플라크를 유발한다.

• 눈의 수정체 • 수정체에 있는 단백질에 혈당이 결합하면 렌즈의 세포가 크리스털처럼 투명한 상태에서 약간 흐릿한 상태로 변한다. 흐릿한 상태가 심해지면 시력이 떨어지게 되는데 이를 백내장 현상이라고 한다. 당화가 눈 뒤에 있는 작은 혈관에서 일어날 경우 그 혈관들은 깨지기 쉽

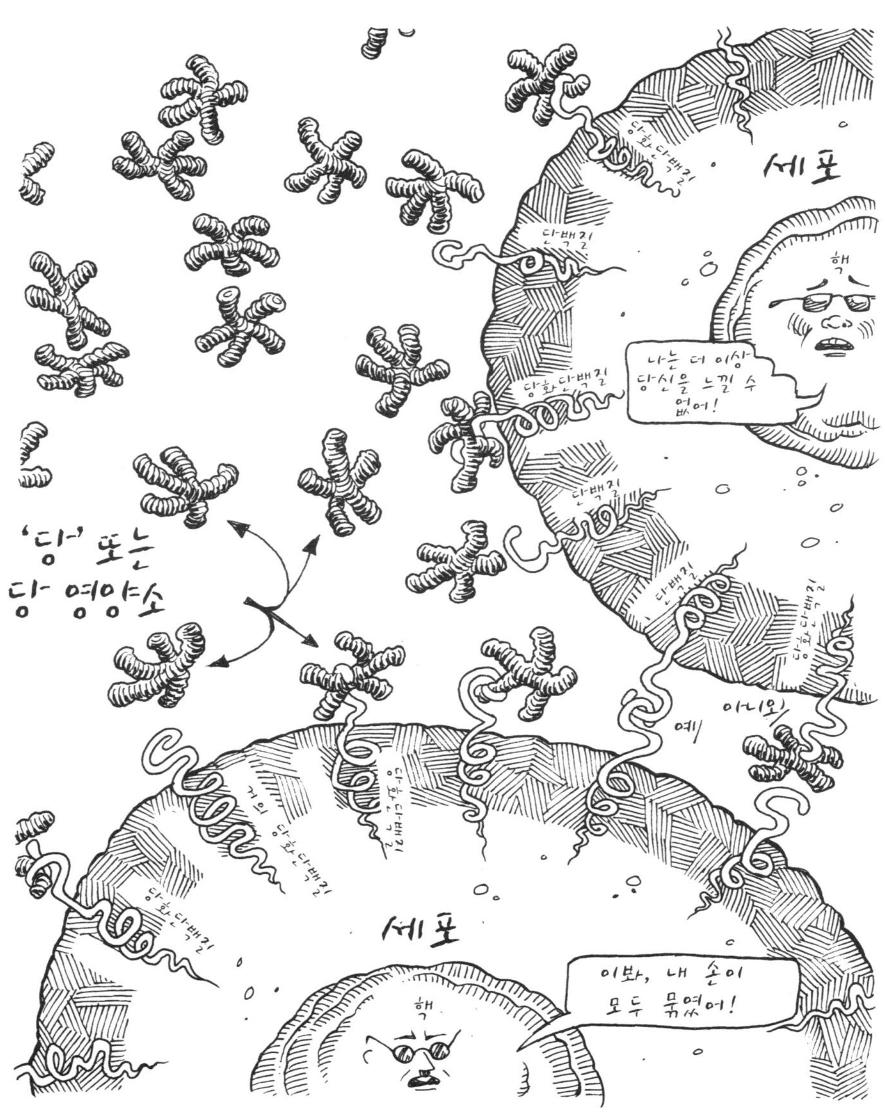

[**그림 F.2**] Sugar-Free

당화는 혈액 속의 당 분자가 세포 표면의 단백질에 달라붙어 그 기능을 상실케 함으로써 일어난다. 이 단백질들은 세포가 외부 세계와 소통하지 못하도록 방해해 세포의 팀워크를 막는다.

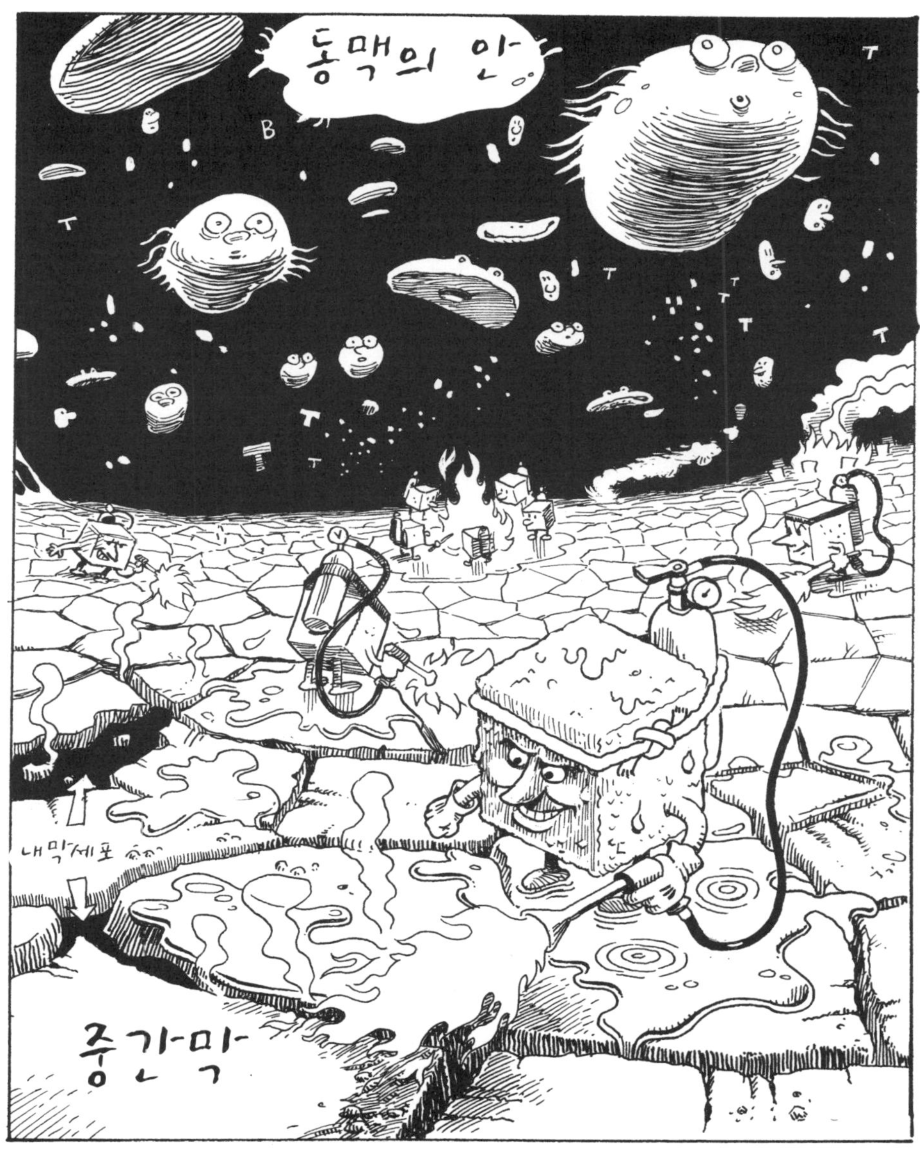

[그림 F.3] 노화의 분노

포도당이 세포 속으로 들어가지 못하면 혈액 속에 남아 내몸의 단백질과 결합해 최종당화산물을 생성
한다. 이 물질은 닿는 것마다 파괴하거나 동맥의 내막세포를 뚫고 들어가 동맥경화를 촉진한다.

고 누수가 생긴다. 또한 출혈이 발생하면 실명의 가장 흔한 원인인 당뇨성 망막질환을 앓기도 한다.

· 피부 · 콜라겐 섬유가 당화하면 피부는 탄성을 잃고 뻣뻣해진다.

· 결합조직 · 혈당이 결합조직에 있는 콜라겐에 달라붙으면 탄성이 떨어진다. 콜라겐은 관절이 부드럽게 움직이는 데 필요하다. 고혈당은 모든 종류의 아픔과 통증을 증가시키고 관절의 움직임에 장애를 가져오며 결과적으로 관절염을 일으킨다.

· 폐 · 콜라겐의 당화는 탄성조직을 비정상적으로 감기게 하기 때문에 폐에 공기가 들어오고 나가기가 힘들어진다. 이런 변화는 폐의 결합조직 내에서 천천히 일어나지만, 40년간 고혈당이 지속된다면 종종 호흡부전에 빠져 산소탱크를 사용하지 않고는 혈중에 충분한 산소를 공급하지 못하게 된다.

당화는 혈압을 악화시킨다

내몸은 온종일 요동치는 혈압을 정상으로 조절하는 방법을 알고 있다. 예를 들어 운동을 할 때는 어떤 혈관들을 확장시켜 근육으로 가는 혈액의 양을 늘려야 하는지 알고 있는 것이다. 내몸이 생각을 많이 하고 있으면 동맥은 뇌 쪽으로 좀 더 열린다. 개가 카펫을 망치거나 사장이 서류를 잔뜩 쌓아놓으면 또는 응원하는 야구팀이 상대편에게 큰 점수차로 지고 있으면 내 혈압은 올라간다. 혈압은 115/75에서 220/130까지 올라갈 수도 있지만, 내몸은 심장 근처 외에 다른 부위는 혈관을 확장해 혈류를 쉽게 함으로써 전체적으로 혈압이 오르는 것을 막는다. 이에 따라 혈압은 220/130 대신 125/82로 유지된다. 이런 균형 활동을 자율조절이라고 부르며 내몸의 혈압이 대체로 정상을 유지하도록 한다. 그러나 혈당이 과할 경우에는 이런 자율조절시스템이 망가지며 결과적으로 내몸의 동맥에 무거운 짐을 지우게 된다.

당화는 신경 손상을 유발한다

혈당이 신경 내부로 들어가면 큰 분자들이 생성된다. 이런 분자들은 세포 밖으로 쉽게 나올 수 없을 뿐 아니라 오히려 물을 세포 안으로 끌어들여 세포가 커지게 만든다. 이처럼 신경세포가 커지면 그들을 둘러싼 채 꽉 조이고 있는 마이엘린 수초myelin sheat 의 압박을 받는다. 이것은 마치 작은 캔 속에 더 많은 토마토를 집어넣으려는 것과 같아 캔이 망가지는 것이 아니라 토마토가 깨지고 만다. 한마디로 신경들이 손상을 받는다는 얘기다. 이에 따라 당뇨환자의 경우 긴 신경의 기능부전이 발생해 정상적인 발의 감각을 잃고 만다. 주로 양말과 장갑을 끼는 부위의 감각을 잃는 것이다. 이런 말초신경장애는 족부궤양foot ulcer 의 주요 원인으로 심지어 발을 절단하게 되는 일도 있다. 발에 감각을 느낄 수 없게 되면 상처를 입기 쉽고, 그 상처로 인해 감염이 잘 생기기 때문이다.

오래된 도시의 환경오염처럼 당화는 내몸의 자랑스러운 신체기관들과 신체 내의 도로인 혈관, 그리고 내몸의 가장 아름다운 특성에 영향을 미친다. 특히 당화는 증세 없이 천천히 진행되기 때문에 더욱 위험하다.

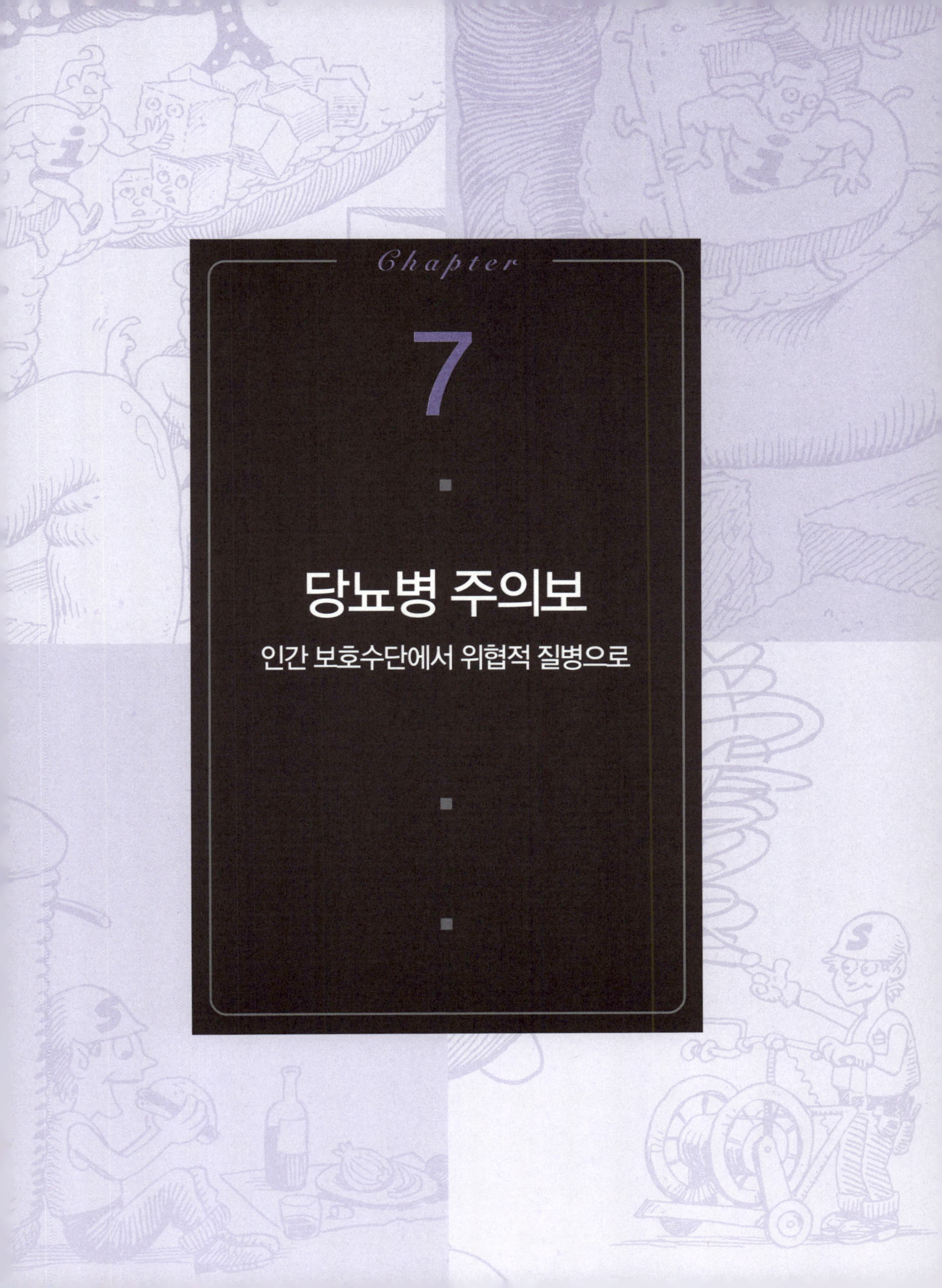

7

당뇨병 주의보

인간 보호수단에서 위협적 질병으로

화장실에 가는 빈도

얼마나 자주 화장실에 가는가?

결과:

만약 하루에 열두 번 이상 가거나 3시간 이내에 세 번 이상 간다면, 당뇨가 아닌지 소변검사를 해봐야 한다. 또한 해마다 공복 혈당검사를 해서 혈당이 200을 넘기 전에 치료를 시작해야 한다. 고혈당은 당뇨의 증후이다. 당뇨가 조절되지 않는 사람은 동맥질환, 심장질환, 조기 치아소실 같은 다양한 종류의 퇴행성질환에 시달리게 되고 당뇨가 아닌 사람보다 훨씬 일찍, 그리고 더욱 심하게 질병을 앓을 수도 있다. 어떻게 하면 내몸을 이런 위험에서 건져낼 수 있을까?

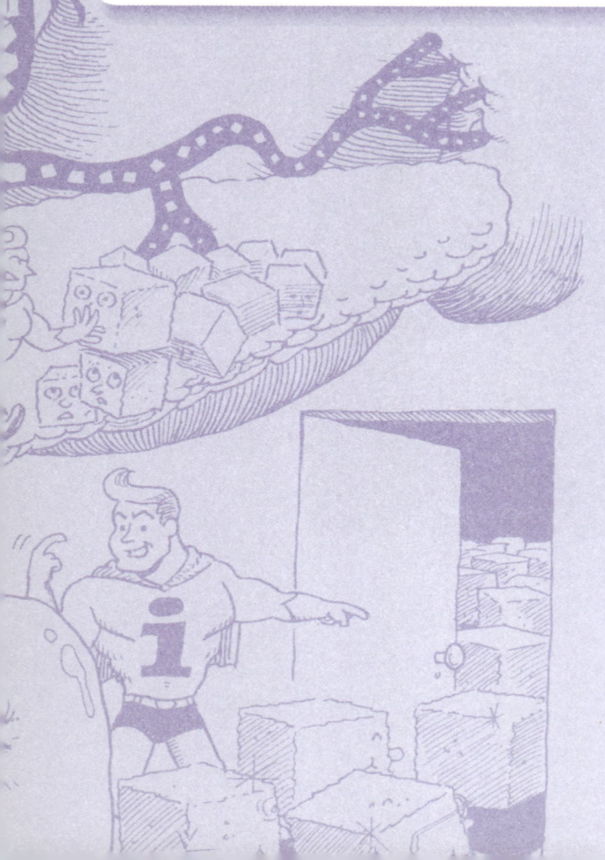

석기시대에는 당, 지방, 그리고 소금 공급이 부족했기 때문에 인체는 그것이 들어오면 곧바로 저장했다. 생존을 위해 인체는 당을 축적하는 데 적응한 것이다. 당시 조상들은 우연히 한 무더기의 달콤한 딸기를 찾아내면 보이는 것을 죄다 먹어치웠다. 다음번에 과일 무더기를 찾기까지 수주일 또는 수개월이 걸릴 수도 있었기 때문이다.

오늘날처럼 즐비한 식당, 식료품가게, 종종 음식을 해서 가져다주는 인심 좋은 옆집 아줌마가 없던 시절에는 그것이 꽤 괜찮은 생존방법이었다. 문제는 에너지 공급이 충분히 풍요로운 현대에도 에너지 처리시스템이 여전히 석기시대의 삶에 맞춰 움직이고 있다는 점이다. 음식이 항상 부족하던 석기시대에 인체는 적은 양의 음식으로도 최대한의 에너지를 뽑아낼 수 있는 효율적인 대사과정을 발달시켰다. 이처럼 인체의 선사시대적인 내면과 현대적인 상황의 불일치로 당뇨가 발생한 것이다.

음료로 섭취되는 과량의 당은 내몸의 기관들을 덮어 유리 같은 껍질을 만들고 이는 혈관과 내몸의 조직에 손상을 입힌다. 그리고 이런 상처는 만성적인 염증을 일으키며 나아가 잘못된 경고신호

토막 상식

***흔히 다이어트 음료는 칼로리가 없기 때문에 별 문제가 없을 거라고 생각한다. 하지만 다이어트 음료 역시 대사증후군의 위험과 연관이 있다. 당이 들었든 아니면 그 대체제인 과당이 들었든 청량음료는 어린이나 청소년의 비만에 영향을 미친다. 실제로 50대 남녀를 대상으로 실시한 최근의 어느 연구는 하루에 캔 하나 이상의 청량음료를 마시면 4년 이내에 대사증후군이 생길 위험성이 44퍼센트나 높아진다는 것을 밝혀냈다. 다이어트 음료도 당이 들어간 음료와 같은 위험성이 있다는 얘기다. 왜 이런 결과가 나온 것일까? 한 가지 해석을 하자면 달콤한 음료는 인체가 더 달콤한 음식을 갈망하게 만들기 때문이다. 또 다른 해석은 음료수 안에 있는 다른 성분이 인슐린저항성이나 염증을 일으킨다는 것이다.

토막 상식

❋❋❋ 당뇨약인 메트포민(metformin)은 근육이 포도당을 더 사용하고, 간이 포도당을 많이 생산하지 않도록 함으로써 당뇨를 조절하고 예방한다. 하지만 위장장애라는 부작용이 나타나기도 한다. 가장 이상적인 치료법은 식이요법과 운동을 적절히 병행하고 이들이 힘을 발휘할 때까지만 약을 보조적으로 사용하는 것이다. 도움을 주는 또 다른 약은 카나비노이드시스템을 통해 작용하는 약물로 8장에서 다루고 있다.

로 이어져 내몸의 방어능력을 약화시킨다. 결과적으로 내몸은 감염이나 동맥 손상에 취약해지고 고혈압, 고지혈증, 흡연 같은 것으로부터 오는 일상적인 스트레스에 저항할 수 있는 능력이 감소하게 된다.

사실 고혈당은 천연적인 냉각방지제로 세포와 조직에 얼음결정이 생기는 것을 막는다. 이것은 당뇨 자체는 얼어 죽을 사람을 보호해준다는 것을 의미한다. 과거의 빙하시대에 생존, 번식, 종의 연장을 보장하며 인간을 보호해준 것은 오히려 당뇨였다. 그렇다면 오늘날에는 왜 당뇨가 문제아로 떠오른 것일까? 그것은 당뇨로 인한 합병증 때문이다. 과거에는 인간의 수명이 짧았던 탓에 오래 사는 현대인에게 발생하는 당뇨의 장기적인 합병증을 고민할 필요가 없었지만, 지금은 얘기가 다르다.

내몸은 상대적으로 낮은 수준의 혈당에서 작동하게 되어 있기 때문에, 과식하거나 항상 앉아서 생활하면 여분의 혈당을 소모하지 못해 내몸은 당에 절여지고 만다. 즉 대사시스템이 제대로 작동하지 못하는 것이다. 내몸시스템 중 하나로 210쪽에서 설명하는 카나비노이드시스템이 활성화되면, 내몸 안에 있는 호르몬은 근육이 당을 사용하도록 하는 인슐린 기능을 막고 혈액 내에 당을 쌓게 해 대사과정을 비효율적으로 만든다. 그 결과 제2형 당뇨의 가족력이 있는 사람이나 수년간 인슐린저항성 아래 있었던 사람은 인슐린을 생산하는 췌장의 베타세포가 더 이상 생산을 못하게 된다. 이로 인해 인체는 당뇨병에 걸리고 만다.

췌장: 혈당 감시자

당뇨가 있는 사람은 혈당이 높다. 이는 췌장이 충분한 인슐린을 만들지 못하거나 근육과 지방, 간, 그밖에 다른 세포들이 인슐린이 작용하는 통로를 막아 혈당이 그들 내부로 들어가지 못할 경우에 발생한다. 제1형 당뇨는 일반적으로 어렸을 때 나타나지만 특정한 나이에도 발생할 수 있으며, 자가면역반응에 따라 인슐린을 만들어내는 세포가 공격을 받음으로써 인슐린을 전혀 생산하지 못해 발생한다. 따라서 제1형 당뇨가 있는 사람은 인슐린을 직접 주입함으로써 내몸에서 만들어지는 인슐린을 대체해야 한다.

전형적으로 내몸의 세포가 인슐린에 저항할 때 생기는 제2형 당뇨는 훨씬 더 흔한데 지난 10년간 비만율 증가와 함께 빠른 속도로 늘어났다. 이때 인슐린은 자신이 가야 할 입구까지는 가지만 세포가 문을 열어주지 않아 혈당이 세포의 연료로 쓰이도록 하지 못하고 혈액 중에 돌아다니게 한다. 많은 사람이 당뇨는 설탕을 너무 많이 먹어서 생긴다고 생각하지만, 사실은 설탕뿐 아니라 무엇이든 많이 먹어서 생기는 것이다.

모든 음식은 그것이 단백질이든 지방이든 또는 탄수화물이든 혈당으로 분해된다. 그런데 인슐린저항성이 있을 때 과식하면 내몸에 있는 세포들은 여분의 혈당을 받아들이지 못한다. 이때 혈중의 당 농도는 헬륨이 가득 찬 풍선만큼이나 높이 올라가고 만다. 내몸의 혈당은 췌장에 있는 세포가 감시하는데 이곳에서 유일하게 인슐린이 생산되며, 인슐린은 혈당을 세포 밖에서 안으로 옮겨줌으로써 내몸이 혈당을 사용 가능한 에너지로 전환시키도록 돕는다〈그림 7.1〉.

여분의 혈당을 수송하기 위해 더 많은 인슐린이 필요하다는 경고음이 나올 경우, 내몸은 마라톤에서 가장 앞선 뚱뚱한 주자처럼 행동한다. 혈

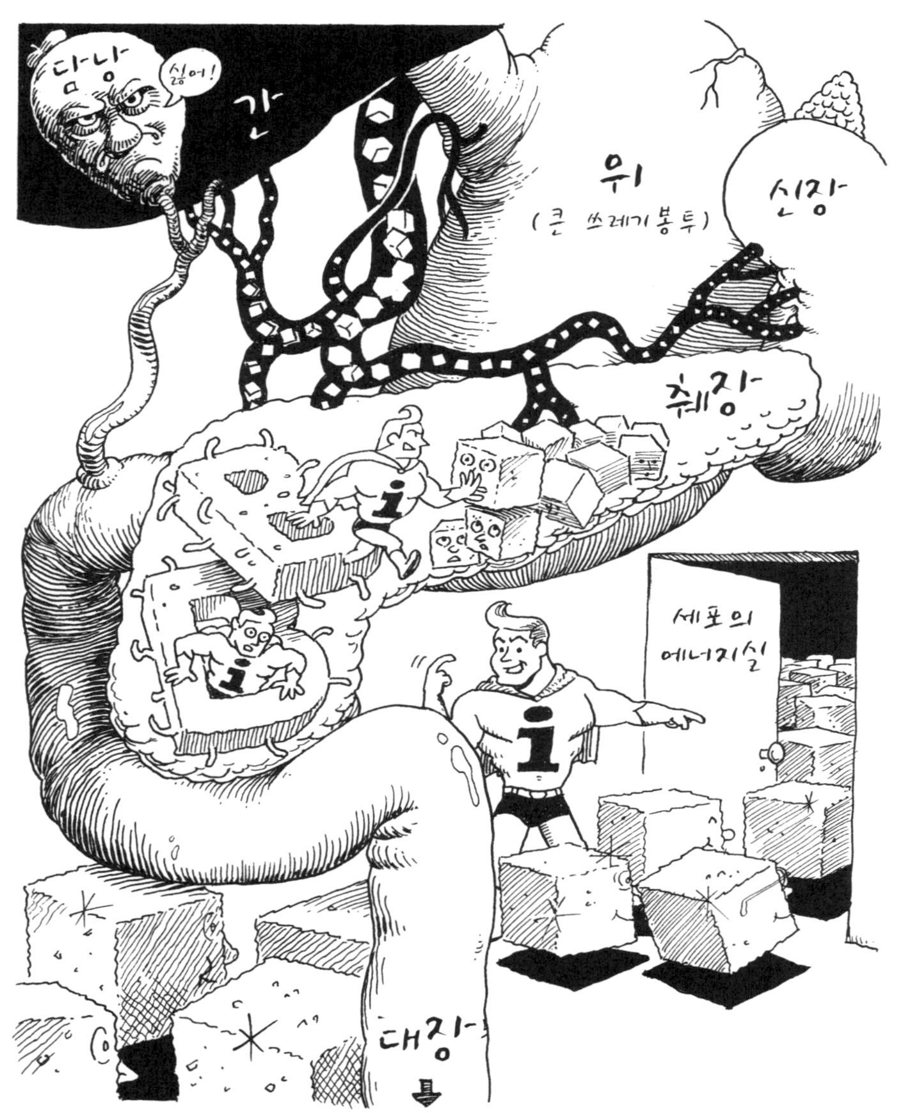

[그림 7.1] 에너지 만들기

내몸이 과식하면 혈당이 오르고 혈당이 오르면 췌장에 있는 베타세포가 자극을 받아 인슐린이 분비된
다. 인슐린은 혈당을 세포 밖에서 안으로 옮겨 세포 내부에서 사용할 수 있도록 만든다. 내몸이 운동을
많이 하면 이 과정은 주로 근육에서 일어난다.

레벌떡 더 많은 인슐린을 만들어내는 것이다. 그러나 공급이 수요를 따라가지 못하기 때문에 제2형 당뇨가 발생하고 만다. 물론 그 다음부터는 매우 추한 악화과정이 진행된다.

과거에는 생존을 위해 기아나 사냥에 실패할 때를 대비해 지방을 몸 안에 저장했지만, 오늘날에는 저장된 지방이 오히려 인슐린저항성을 일으킨다. 이것은 다시 인간을 더 먹게 만들며 그러면 지방이 더 축적되어 인슐린저항성이 더욱 악화되는 악순환이 일어난다.

혈당이 높으면 병원을 자주 찾아갈 수밖에 없다. 당뇨에서 소변을 자주 보고 몸이 피곤한 것은 흔한 증상이지만 다른 합병증, 즉 관절염·감염·신부전·심근경색·중풍·기억문제·발기부전 등을 일으키는 동맥경화, 말초신경의 손상, 실명 등의 시력문제에 비해서는 아무것도 아니다. 놀랍게도 집과 병원을 자주 오가게 하는 제2형 당뇨는 스스로 조절할 수 있다. 일단 체중을 줄이기만 해도 내몸은 인슐린에 더 잘 반응하게 되고 당화과정은 줄어든다. 이 장의 〈내몸 젊게 만들기 작전〉이 특별히 중요한 이유가 바로 여기에 있다.

❊❊❊ 더 이상 자신을 속이지 마라. 연구 결과 당뇨가 있는 사람은 실제 먹는 것보다 훨씬 덜 먹는다고 말한다는 것이 밝혀졌다. 이는 당뇨를 조절하기 어려운 이유 중 하나다. 평균적으로 당뇨 환자는 자신의 기초대사량보다 25퍼센트나 많은 칼로리를 섭취한다. 특히 대부분의 비만자는 배가 충분히 부르다는 신호를 보내는 생체회로에 이상이 있다. 배가 부르도록 먹었는데도 그만 먹으라는 신호를 받지 못하는 것이다. 이 포만감의 문제는 적은 양으로 여러 번 나눠먹거나 평소에 먹던 양의 반만 먹음으로써 어느 정도 해결할 수 있다. 한번에 100칼로리 정도로 조금씩 줄이면 배고픔으로 고생하지 않으면서도 체중증가를 막고 감량을 촉진할 수 있다.

내몸 젊게 만들기 작전: 당뇨 조절

당뇨는 내몸 건강에 치명적으로 작용한다. 실제로 당뇨와 그 합병증은 내 인생의 3분의 1을 앗아간다. 그렇지만 혈압 조절, 매일 30분 걷기, 그

리고 혈당을 좁은 범위 안에서 유지할 수 있다면 당뇨와 연관된 심혈관
계질환의 위험성을 대부분 제거할 수 있다. 당뇨는 매우 무서운 병 중 하
나지만 노력을 통해 충분히 조절 가능한 것이다. 더욱이 약을 먹거나 인
슐린 주사를 맞지 않고도 당뇨를 조절할 수 있다.

내몸 젊게 만들기 작전 1 　내 인생은 내가 지배한다

당뇨의 위험성을 낮추려면 첫째, 허리를 날씬하게 하고 둘째, 하루 30
분 운동을 하며 셋째, 혈압을 정상범위 안에 있게 해야 한다. 고혈압은 내
몸의 혈관을 노화시킴으로써 당뇨의 효과를 증폭시킨다. 고혈압과 당뇨
가 같이 있을 경우에는 혈관벽에 손상과 파괴적인 염증을 거친 죽상동맥
경화가 훨씬 더 잘 발생하게 된다. 동맥이 막히면 혈액을 심장이나 뇌,
성기, 클리토리스 같은 중요한 장기에 보내는 능력이 감소되어 심근경색
이나 중풍, 발기부전, 오르가슴의 질 저하 등을 일으킨다. 하지만 적은
양의 육체활동만으로도 혈당을 세포 내로 옮기는 인슐린의 능력을 극적
으로 개선할 수 있으므로 443쪽의 〈내몸 강하게 하기〉를 살펴보라.

내몸 젊게 만들기 작전 2 　인슐린의 감수성을 높여라

당뇨를 예방하려면 우선 과식을 피하고 6시간 이상의 충분한 수면을
취해야 한다. 그밖에 몇 가지 소소한 행동도 도움이 될 수 있다는 것이 밝
혀졌다. 예를 들어 인삼, 계피, 차는 인슐린의 감수성을 높여주며 이는 당
뇨로 인한 노화과정을 늦추는 데도 도움이 된다. 또한 몇몇 연구는 인삼

의 뿌리가 아닌 열매에 있는 물질 중 하나와 함께 찻숟가락 절반 분량의 계피를 하루에 한 번 섭취하면 인슐린 감수성을 50퍼센트 이상 개선할 수 있다는 것을 밝혀냈다. 크롬 보충제를 하루 200마이크로그램 정도 복용하는 것 역시 인슐린 감수성을 개선해준다.

커피를 마신다

커피는 인슐린저항성을 낮추고 당뇨 발병을 약 25퍼센트 낮춘다는 연구 결과가 있다. 하지만 당은 주의하라. 커피나 차에 당을 넣으면 효과가 없어지고 오히려 췌장암이 발생할 확률만 높인다. 췌장암이 생길 위험성은 식사 중에 포함된 당의 양과 어느 정도 관계가 있다. 여러 연구 결과에 따르면 소다수나 시럽이 든 음료를 하루 두 번 이상 마시는 사람은 그렇지 않은 사람보다 췌장암에 걸릴 확률이 90퍼센트 가량 높다.

하루에 두 번 치아씨를 섭취한다

치아Chia, 사루비아과 식물씨는 견과류 맛이 나며 영양소가 풍부한 전곡이다. 깨처럼 생긴 이 식물은 특히 오메가-3 지방산이 풍부하고 항산화효과가 뛰어나다. 한 연구에서 30그램의 치아씨를 빵과 함께 먹자, 먹은 지 1시간 뒤에 생기는 혈당 상승을 막을 수 있었다고 한다. 또 다른 연구에서는 치아씨가 혈압과 심장병의 위험을 낮추는 것으로 밝혀졌다. 하루에 두 번 치아씨 약 20그램의 섭취를 권한다.

궁극적인 젊음의 샘
칼로리 소모와 노화를 늦추는 서투인을 아는가

1935년은 노화 연구와 관련해 매우 중요한 한 해였다. 그해 봄, 쥐 실험을 통해 먹이의 칼로리를 제한하면 수명이 늘어난다는 사실을 발견했다. 그 쥐들은 비록 오래 살긴 했지만 처음에는 삶의 질이 현저히 떨어졌다. 칼로리를 줄였을 때 실험실 쥐가 내내 지쳐 있었다는 것은 그리 놀랄 만한 일이 아니다. 정작 놀라운 사실은 그런 체력저하가 일시적인 것이었다는 점이다. 몇 개월 후 쥐들은 점점 힘을 회복했고 좀 더 많은 시간을 러닝머신 위에서 보냈다.

쥐들은 평소보다 30퍼센트 이상 칼로리를 줄여 먹었다. 그러자 쥐들은 만성피로증후군에 시달리는 동시에 노화에 대항하는 데 적은 에너지만 사용할 수 있었다. 그 상태라면 쥐들이 좀 더 일찍 죽거나 살아남더라도 거의 죽은 것이나 다름없이 살았을 거라고 생각하기 쉽지만 그런 일은 일어나지 않았다. 그 쥐들은 이전보다 50퍼센트 이상 오래 살았고 매순간 더 활력이 있는 것처럼 보였다. 그렇다면 쥐들이 젊음의 샘이라도 발견한 것일까?

중요한 것은 쥐들이 수영복을 입은 자신의 모습이 어떨까 하는 백일몽을 꾸는 대신 기본적인 생존에 초점을 맞췄다는 점이다. 쥐들은 칼로리 부족 문제를 다이어트가 아니라 기근으로 해석했던 것이다. 그렇게 해서 기근 경보가 발령됐을 때 쥐들은 즉시 생존모드로 변화했다.

쥐들의 생존과 수명의 모든 것을 이해하기 위해 이를 자동차 운전에 비유해보자. 연료가 꽉 찬 자동차가 있는데 80리터의 연료가 들어 있다고 가정했을 때 연료 1리터당 10킬로미터를 간다면 이 자동차는 800킬로미터 정도를 달린 후 수명을 다하게 된다.

이제 이 자동차를 칼로리 제한 과정에 넣어보자. 이것은 80리터 대신 56리터30퍼센트 감량만 연료를 채우는 것을 의미한다. 쥐들의 항노화 성과를 모방하려면 56리터의 연료로 800킬로미터가 아닌 1,200킬로미터를 가야만 한다50퍼센트 더 긴 수명. 30퍼센트 적은 에너지로 50퍼센트를 더 가려면 어떻게 해야 할까?

우선 무게를 줄여야 한다. 트렁크를 비우고 짐과 자전거 운반 장치를 제거하며 차 내 장식품도 없애야 한다. 그 다음에는 운행을 위해 필수적이지 않은 전조등, 라디오 등을 끈다. 또한 엔진이 최고 효율상태에서 작동하도록 최선을 다해야 한다. 일상적인 정비는 당연하고 필터교체, 벨트 조임, 오일교환 등을 해야 하는 것이다. 차가 고장 나면 그것으로 끝장이기 때문이다.

알고 보면 자동차를 더 멀리 가게 하기 위해 해야 하는 것이나 더욱 오래 살기 위해 쥐들이 했던 행동은 거의 비슷하다. 쥐들은 수천 년 이상 이런 삶의 도전을 극복했을 뿐 아니라 오히려 자신에게 유리하게 작용하도록 다음의 세 가지 접근법을 발달시켜 왔다.

● **우선순위를 정한다** ● 번식은 모든 동물 종種이 해야 하는 일 중에서 최우선으로 고려해야 할 활동이다. 이것은 쥐도 마찬가지지만 스트레스

가 심한 시기에는 건강한 새끼를 낳을 수 없기 때문에 쥐들의 유전자는 스트레스 상황이 올 것이라는 작은 신호만 있어도 번식을 위한 모든 노력을 중지하도록 설정되어 있다. 이때 먹이가 충분해져도 섹스와 번식에 대한 관심은 곧바로 회복되지 않는다. 이처럼 오래 사는 첫 번째 방법은 새끼를 낳지 않는 것이다. 생식과 출산에는 많은 에너지가 필요하며 이 것을 하지 않으면 그 에너지를 생존을 위한 다른 활동에 유용하게 쓸 수 있다.

● **일상적인 점검과 관리를 한다** ● 번식을 미뤄 축적된 에너지를 활동 수준을 적절하게 유지하는 일에 투입한다. 나중에 보다 많은 에너지를 갖고 살려면 지금은 효율적으로 살아야 한다.

● **연료의 효율에 집중한다** ● 자동차 엔진이 100퍼센트 연료 효율적이라면 휘발유를 연소할 때 나오는 모든 에너지는 자동차를 움직이는 데 사용된다. 남겨진 유일한 것은 이산화탄소와 물뿐이며 배기관을 통해 배출하게 된다. 이 자체로는 공기가 오염되지 않는다. 하지만 현재 자동차 엔진의 연료 효율은 겨우 20퍼센트 안팎에 불과하다. 예를 들어 5리터의 연료는 1리터20퍼센트만이 실제로 자동차를 움직이는 데 사용될 뿐이다. 나머지는 많은 양의 열을 생성하고 여러 물질과 결합해 공기오염원을 만드는 데 사용된다. 만약 연료 연소가 100퍼센트 효율적이라면 프리라디칼이 생성되지 않는 것은 물론 공기오염도 없을 것이다. 연료 연소가 덜 효율적이면 그만큼 프리라디칼 수준은 비례해서 증가한다.

내몸의 세포는 호흡과정을 통해 포도당 분자를 분해하고 이산화탄소와 물, 그리고 에너지를 생성한다. 이 에너지는 ATP 형태로 저장되며 성인은 하루에 약 70킬로그램의 ATP를 생성한다. 이것이 바로 내몸의 가솔린이다. 당을 분해하는 과정은 차에서 연료를 연소하는 것과 큰 차이가 없다. 당은 세포 호흡에서 차가 연료를 연소하듯 태워지지만 자동차와 마찬가지로 당 연소가 100퍼센트 효율적인 것은 아니다. 겨우 약 40퍼센트의 음식만 ATP로 전환된다. 연소되지 않은 당의 일부는 새어나가 프리라디칼을 생성하고 이는 자동차의 오염물질처럼 많은 손상을 불러일으킨다.

자동차에는 엔진이 있고 세포는 미토콘드리아를 갖고 있다. 휘발유가 자동차의 연료라면 단백질, 지방, 탄수화물은 내몸의 연료다. 그러나 모든 연료가 똑같은 효과를 내는 것은 아니다. 로켓의 연료는 같은 양의 일반 가스보다 다섯 배 많은 에너지를 낸다. 마찬가지로 지방은 세포 속에서 당을 태우는 것보다 두세 배 더 많은 에너지를 생성한다.

실험실 쥐에게 에너지 공급을 중단하자 쥐는 에너지원으로 저장된 지방에 의존하기 시작했다. 지방 연소는 포도당을 태우는 것보다 ATP를 생성하는 데 몇 배나 효율적이기 때문에 보다 적은 양의 프리라디칼을 생성하면서도 같은 양의 에너지를 만들어낼 수 있다. 적은 양의 프리라디칼을 생성한다는 것은 미토콘드리아가 프리라디칼로 인한 손상을 적게 받는다는 것을 의미한다. 최근의 연구에 따르면 40퍼센트 정도 칼로리를 제한할 경우 미토콘드리아에서의 프리라디칼 생성이 45퍼센트 줄어들고, 미토콘드리아 DNA에 입히는 산화 손상이 30퍼센트 줄어드는 것으로 나타났다. 이는 결과적으로 노화를 약 50퍼센트 줄이는 것과 같다.

불행히도 인간은 섭취 에너지를 40퍼센트 줄인 상태에서 합리적으로 살 수 없는데, 그 이유는 인간이 자나 깨나 음식만 생각하기 때문이다. 하지만 15퍼센트 정도의 칼로리 제한만으로도 내몸에는 비슷한 수준의 항노화 이익을 안겨줄 수 있다. 칼로리 제한 추종자들이 따르는 방법이 바로 이 15퍼센트 칼로리 제한이다.

서투인은 마법의 물질인가

이 책에서 백과사전식의 정보를 제공할 생각은 없다. 그보다는 내몸에 대한 생물학적 이해를 넓혀 내몸을 바꿀 수 있는 방법을 제시하고자 한다. 칼로리 제한이 노화를 억제하는 기전은 서투인sirtuin이라는 단백질 형태의 물질을 통해서이다. 서투인은 내몸에서 화학과정을 변화시켜 노화를 막는 것으로 알려져 있다.

동물실험에서 보면 서투인은 마치 마법의 물질처럼 영장류의 수명을 늘리는 데 도움을 준다. 하지만 모든 사람에게 서투인 단백질을 생성하는 유전자가 활성화되어 있는 것은 아니다. 연구진은 칼로리 제한을 할 경우 서투인이 활성화한다는 것을 발견했다〈그림 G.1〉. 다시 말해 적게 먹는 것은 서투인을 활성화하는 전기스위치를 올리는 것과 마찬가지다.

기근, 자극 등을 통해 서투인 유전자가 활성화하면 서투인 단백질은 히스톤이 둘러싼 DNA를 압축하고 이를 통해 염색체가 재생되는 것을 늦춰 그 과정 중에 발생하는 오류를 줄인다. 이런 서투인은 주로 칼로리 제한을 통해 활성화하지만 114쪽에서 말한 열충격heat-shock 메커니즘에 의해서도 가능하다. 동물이 매우 뜨거운 물에 노출되었을 경우에도 서투인은 그들이 충격에서 생존할 수 있도록 기능을 발휘하는 것이다. 또한 서

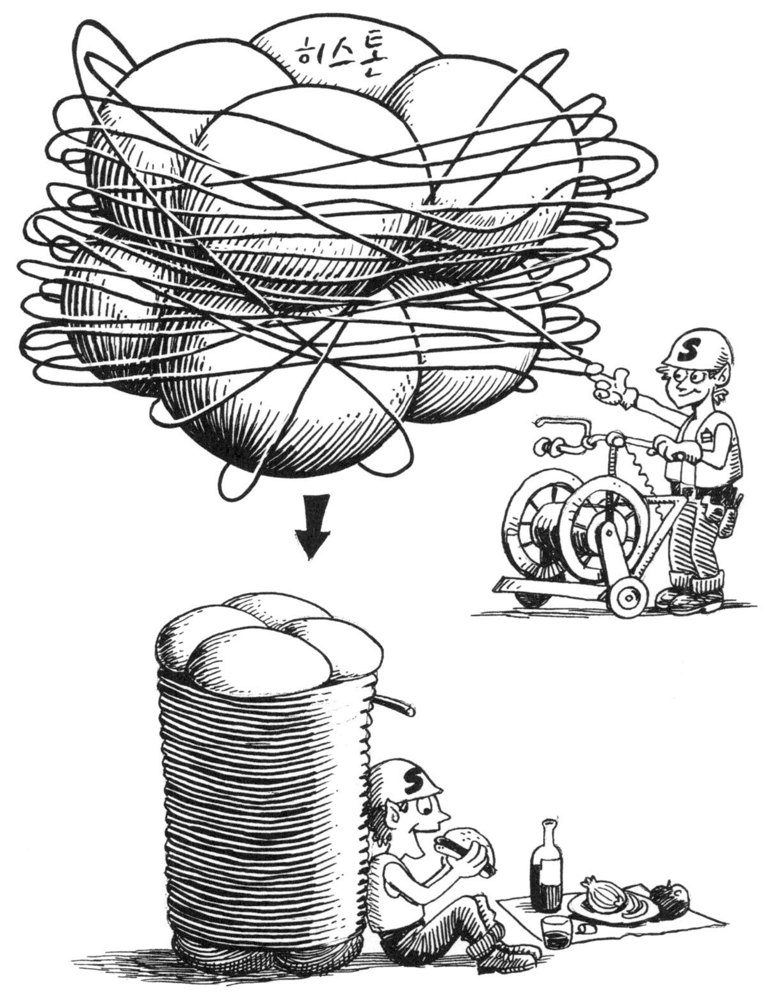

[그림 G.1] 서투인

서투인은 히스톤 단백질을 변화시키며 이는 내몸의 DNA를 좀 더 효율적으로 저장하게 하고 유전자가
표현되는 방식을 변화시킨다.

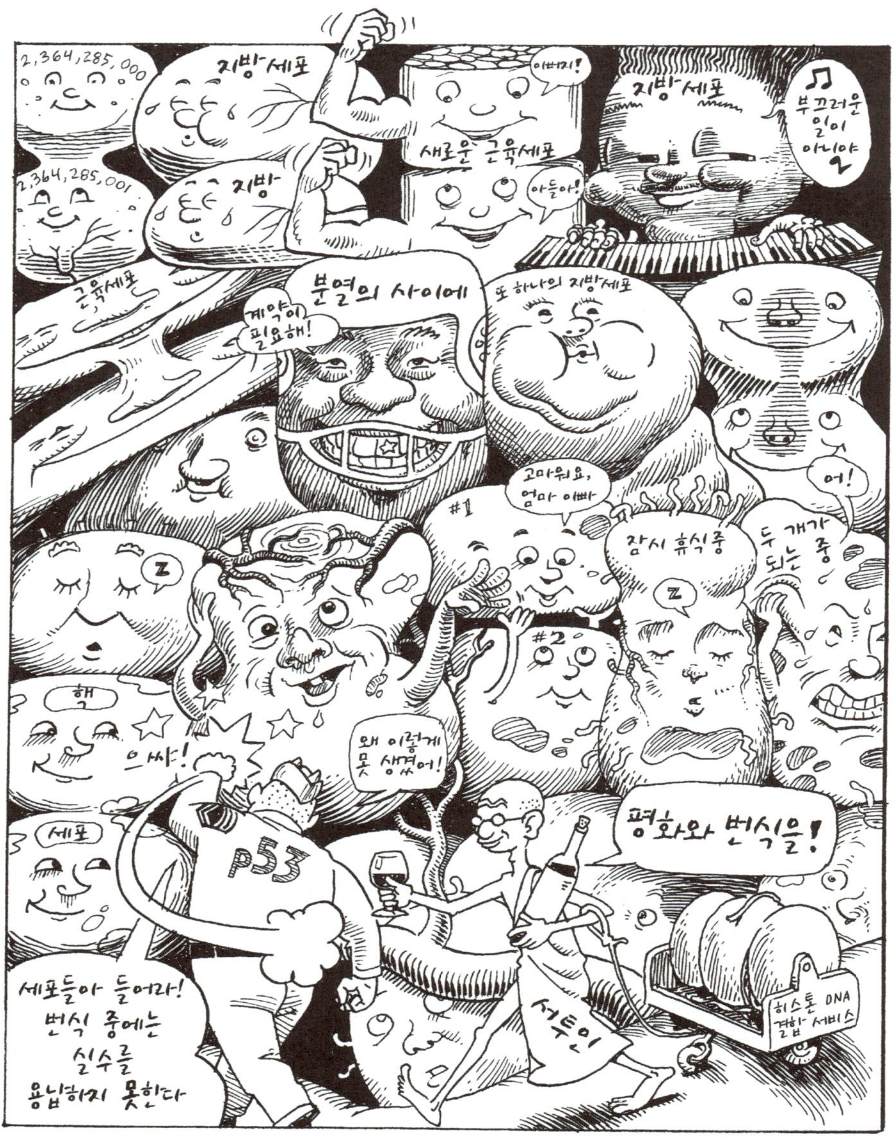

[그림 G.2] 줄기시스템

서투인은 칼로리 제한을 통해 활성화하며 p53를 안정시켜 어린 세포들이 약간의 실수가 있더라도 잘 자라게 해준다. 또한 세포분열을 좀 더 자주 할 수 있게 도와주며 내몸을 새로운 줄기세포로 더욱 젊어지게 만든다.

투인은 포도주에 함유된 레스버라트롤, 사과나 양파에 들어 있는 케르세틴, 운동과 신체활동 등으로도 생산되며 이들은 최고의 항노화물질로 판명될 가능성이 크다〈그림 G.2〉.

8

강한 위장의 조건

잘 먹어야 잘 배설할 수 있다

비트를 먹어 보라

식사를 할 때 비트 녹즙을 한 컵 정도 마셔라. 비트가 장을 모두 통과하면 아마도 대변이 빨갛게 될 것이다. 대변으로 확인하는 데까지 걸리는 시간이 24시간을 넘는다면 내몸의 소화기관이 노화되고 있다는 징후다.

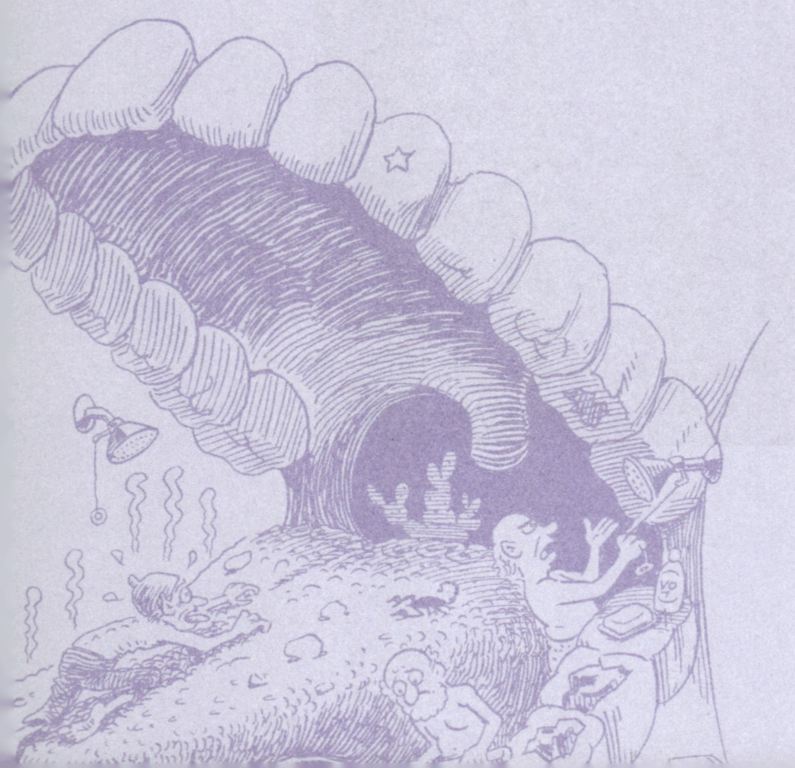

배꼽춤을 추는 것 외에도 배가 할 일은 많다. 복근이든 지방세포
든 배와 위장은 내몸의 가장 기본적인 기능 중 한 가지를 수행한
다. 그것은 음식을 소화시켜 영양분_{또는 독소일 수도 있다}을 내몸 전체로 보내
는 것이다.

위장의 기능장애는 노화와 관련된 다른 여러 가지 문제에 비하면 사소
한 구강궤양이나 뾰루지 정도로 들릴 수도 있다. 하지만 사실을 애기하
자면 내몸의 위장은 무엇을 어떻게 먹느냐에 따라 노화에 막대한 영향을
미친다. 과식으로 칼로리 과다섭취라는 노화의 주요요인을 발동시키면
더 이상 칼로리 제한이라는 최고의 항노화 작업을 수행할 수 없다. 물론
스스로 칼로리를 제한하거나 배고픔을 조절할 수도 있지만, 얼마나 많이
먹을까에 영향을 미치는 많은 화학적 물질 때문에 그게 그리 쉽지가 않
다. 여기에 더해 흔한 질환인 위식도역류나 변비 같은 위장문제는 다른
어떤 장기보다 큰 고통을 안겨 준다.

위장의 화학적 구성은 뇌와 비슷하며 행복 신경전달물질인 세로토닌
은 대부분 위장에 있다. 이 때문에 위장을 '두 번째 뇌'라고도 부르며 이
는 음식물이 바뀌면 기분도 바뀔 수 있다는 것을 의미한다. 내몸의 러브
핸들_{love handle, 연인끼리 자연스럽게 허리를 껴안을 때 손이 닿는 부분으로 옆구리 골반 부위를 의미}
사이에 있는 이 기관에 대해 잘 알아둬야 하는 이유가 바로 여기에 있다.
위장문제를 폭넓게 이해하는 것은 물론 그중 일부는 뇌에서 비롯된다는
것을 안다면 노화를 늦추는 중요한 첫걸음을 시작한 셈이다.

참을 수 없는 배고픔의 비밀

살을 빼려고 노력해본 사람은 누구라도 그것이 빠른 강물을 거슬러 수영하는 것과 비슷하다는 것을 알 것이다. 강물의 흐름을 거슬러 올라가는 데는 딱 두 가지 방법만 존재한다. 수영속도를 높이든지 강물의 속도를 줄여야 하는 것이다.

생활습관을 바꾸려고 노력하는 것은 수영속도를 높이는 것과 같다. 어떤 사람은 식이요법과 운동을 통해 성공적으로 강을 거슬러 오르지만, 또 어떤 사람은 아무리 힘들게 수영을 해도 강물의 흐름을 이겨내지 못한다. 일부 의료진은 강물의 흐름에 대항하려면 속도를 줄이는 방법밖에 없다고 주장한다. 다시 말해 생태를 바꿈으로써 강물의 흐름을 거슬러 수영하는 것을 쉽게 만들자는 얘기다.

왜 어떤 사람은 비만을 잘 해결하지 못할까? 이것을 설명해주는 시스템 중 하나가 카나비노이드시스템이다. 일단 이 시스템이 작동하면 내몸은 더 이상 음식을 절제할 수 없기 때문에 마치 불가항력적인 것처럼 보인다.

교통신호등의 역할을 하는 카나비노이드가 신호등 색깔을 바꿔 교통량을 통제하지 않으면 교통은 엉망이 되어 버린다. 이것은 주차상태를 관리하지 않을 경우 자동차들이 제멋대로 주차해 결국 교통이 더 혼잡해지는 것과 같은 이치다〈그림 8.1〉. 가장 효율적인 시스템은 빨간불과 녹색불이 지속적으로 교차해 모든 방향으로부터 오는 교통량을 효과적으로 통제하는 것이다.

카나비노이드호르몬은 오메가-6 지방산과 결

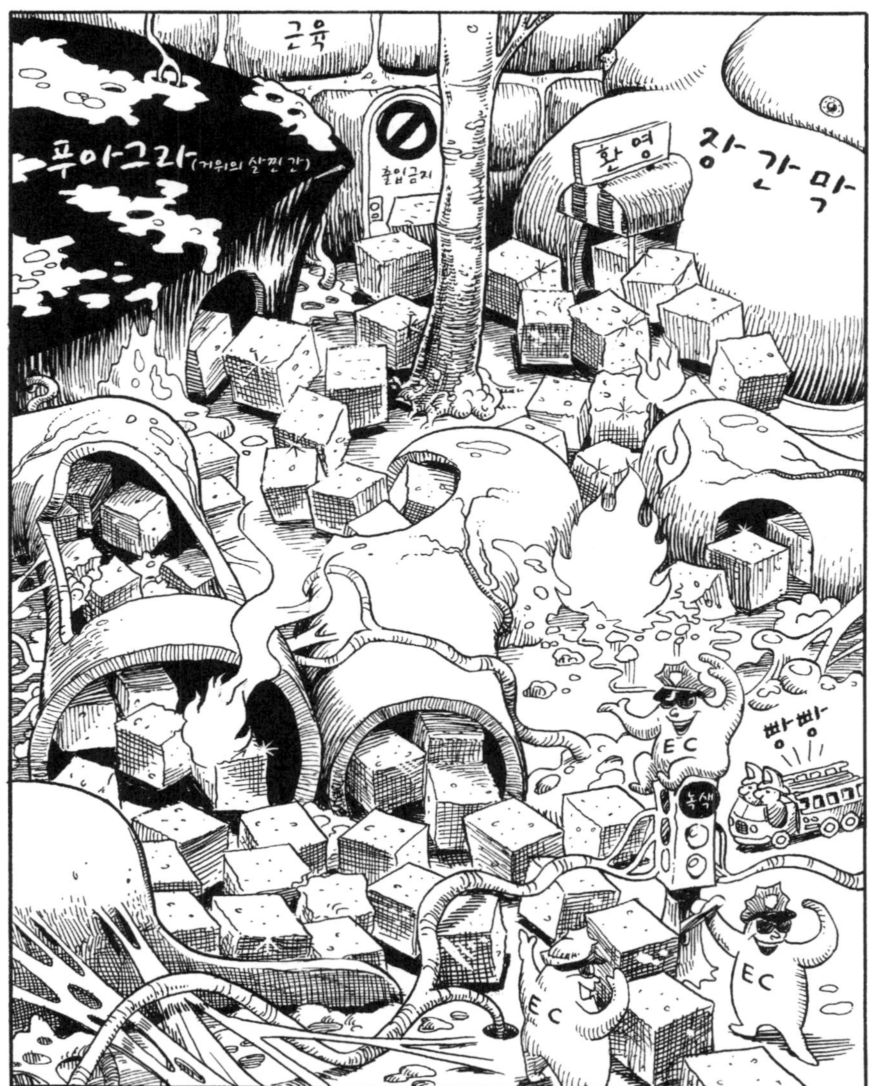

[**그림 8.1**] 교통 혼잡

카나비노이드 시스템은 내몸 중에서도 특히 장간막과 간에서 교통신호등 역할을 한다. 이 시스템이 활
성화하면 영양분이 항상 녹색 신호등을 받고 안으로 들어가지만 고장이 나면 당뇨와 고지혈증을 일으
킨다.

합해 1차적으로 간과 신장에서 만들어진다. 사실 과학자들은 마리화나가 식욕을 촉진하는 이유를 알기 위해 카나비노이드를 연구하기 시작했다. 연구 결과 카나비노이드 시스템이 재빠르게 생성되었다가 파괴되는 수용체들을 갖고 있으며, 그중 뇌에 있는 일부가 한밤중에 냉장고로 살금살금 기어가게 만든다는 사실이 밝혀졌다. 그런데 그보다 더 위험한 수용체는 바로 내장지방에 분포되어 있다.

카나비노이드는 지방세포에서 생성되는 아디포넥틴adiponectin, 혈당과 혈중 지질을 낮추는 호르몬을 차단함으로써 인슐린저항성을 불러일으킨다. 근육이 탄수화물과 지방을 효과적으로 사용할 수 있도록 도와주는 아디포넥틴의 활동을 방해한다는 얘기다. 이런 사실은 왜 어떤 사람은 살이 더 잘 찌고, 다른 사람은 좀 더 에너지를 잘 소모하는지 설명해준다. 또한 살이 점점 더 찌는 것과 더불어 배고픔이 더해지는 이유도 알려준다. 한마디로 뇌에 당이 공급되지 않아 여전히 배고픔 신호를 느끼기 때문이다.

게걸스럽게 먹는 것은 스트레스, 일중독, 실연, 그리고 좋아하는 연예인의 인기가 떨어져 미칠 것 같은 상황에서만 발생하는 것이 아니다. 카나비노이드는 내몸을 기름진 음식과 당에 빠져들게 하고 그럼으로써 쾌락을 느끼게 한다. 바로 이것이 음식을 탐닉하는 생물적 본성의 일부이다. 카나비노이드시스템이 통제할 수 없을 만큼 폭식을 불러일으켜 내몸의 배를 마치 구운 케이크처럼 부풀어 오르게 하는 것이다.

문제는 이것이 단순한 비만문제로 끝나는 것이 아니라 질병의 원인이 되기도 한다는 데 있다. 카나비노이드는 간에서 더 많은 지방을 생성하게 함으로써 중성지방과 LDL콜레스테롤을 높이는데 이것은 고혈압, 당뇨, 심장질환의 위험요인이다. 그뿐 아니라 뇌를 자극해 음식을 더 많이 섭취하게 하고 인슐린저항성과 당불내성糖不耐性, 당뇨병의 전 단계로 당뇨에 걸릴 가능성이 크다을 발생시킨다.

그렇다면 조금도 바람직해 보이지 않는 카나비노이드시스템이 내몸에 생긴 이유는 무엇일까? 본래 이 시스템의 목적은 스트레스가 지난 후에 몸을 안정시키는 데 있었고, 선사시대에는 주로 음식 부족이 스트레스였다. 이때 카나비노이드는 뇌에게 긴장을 풀라고 하고 당황할 때 나오는 스테로이드 분비를 멈추게 하는 동시에 몸을 자극해 근처에서 구할 수 있는 음식물을 먹어 저장하게 했다. 그 저장소가 어디였을까? 바로 위 위에 있는 장간막으로 이곳은 스트레스를 받는 동안 지나치게 분비된 스테로이드를 흡수했고 그 스테로이드는 장간막의 지방세포가 커지도록 했다. 또한 카나비노이드는 인간이 선호하는 먹을거리를 구할 수 없을 때를 대비해 새로운 음식에 대한 혐오감을 극복하도록 도와주어 필요한 영양분을 섭취하게 했다. 하지만 현대사회는 이 시스템에 잘 적응하지 못하고 있다. 주변에 먹을거리가 넘쳐나고 심지어 배고프지 않아도 마음 껏 식탐을 충족시킬 수 있기 때문이다.

다른 한편으로 카나비노이드는 배고픔을 조절하는 호르몬 사이에서 중간관리자 역할을 한다. 위와 뇌 속의 호르몬 조절자들을 통해 뇌가 받아들이는 많은 음식물 섭취에 영향을 미치는 것이다. 그뿐 아니라 다른 호르몬의 작용과 내몸이 얼마나 빨리 허기를 느끼는지에도 영향을 준다.

카나비노이드 연구를 통해 얻게 될 잠재적 결과를 고려할 때, 마리화나를 태울 경우 식욕이 솟는 이유를 밝혀낸 것은 빙산의 일각에 불과하다. 만약 어떤 화학물질이 어떻게 배고픔 신호를 켜고 끄는지 알게 된다면, 배고픔을 느끼지 않고 체중을 감량할 수 있는 방법을 찾아낼 수도 있다.

그러면 다시 수영 얘기로 돌아가보자. 강물을 거슬러 수영하거나 강물의 속도를 줄이면 장기적으로 체중을 조절하는 데 보다 성공적인 결과를 거둘 수 있다. 이때 두 가지를 선택할 수 있는데 하나는 격렬한 운동으로 근육이 더 많은 에너지를 사용하도록 하는 것이고, 다른 하나는 칼로리 제한으로 특히 카나비노이드를 만드는 오메가-6 지방산 섭취를 줄이는 것이다.

올바른 방법을 선택했음에도 실패하는 약 20퍼센트의 사람들은 현재 개발 중인 카나비노이드 수용체 차단 약물이 도움을 줄 수도 있다. 이것은 내몸의 대사량을 증대시켜 칼로리 제한보다 두 배 이상의 체중감량 효과를 보일 것으로 기대된다. 또한 이런 약물은 비만으로 생기는 질병을 단순한 체중감량보다 두 배 이상 감소시켜줄 것으로 예상된다. 이는 고장 난 신호등을 고친 이후 교통흐름이 두 배로 빨라지는 것과 같다.

장: 음식물의 고속도로

음식이 내몸에 들어오면 다음의 세 가지 방향 중 하나로 처리된다. (1) 태워져서 내몸의 에너지로 사용된다. (2)지방으로 전환되어 저장된다. (3)남은 것은 내몸에서 방출된다. 이제 어떻게 내몸이 이 세 가지 결말에 이르는지 살펴보자.

일단 음식이 입 안으로 들어오면 분비샘에서 침이 분비되고 소화가 시작된다. 이때 침은 세균 증식을 억제함으로써 치아와 치주를 세균 감염으로부터 보호하고 미각을 입 전체로 퍼트린다. 이것은 음식을 먹는 만족감을 위해 매우 중요한 과정이다.

그런데 나이가 들면 침의 양이 점점 줄어들기 때문에 입이 건조해지고 입맛 다시기 같은 증상이 나타나며 노인들이 흔히 하듯 '음음음' 소리를 내게 된다〈그림 8.2〉. 이를 통해 물을 많이 마시는 것이 노화증상에 대처하는 좋은 방법이라는 것을 알 수 있다. 어쨌든 침이 생성되거나 음식물이 냄새를 맡고 맛을 느끼는 것은 먹는 즐거움을 만끽하도록 하기 위한 것처럼 보이지만, 사실은 죽느냐 사느냐의 이유로 존재한다. 식약청, 화학자, 그리고 실험용 쥐가 존재하기 이전에 후각과 미각은 어떤 음식이 먹기에 안전한지를 결정하는 데 도움을 주었다. 오늘날에는 후각과 미각이 노화과정의 일부를 담당하고 있다.

★ **미각** | 나이가 들면 일반적으로 맛과 기름진 것에 둔감해진다. 미각의 감소는 맛을 결정하는 신경이 줄어들거나 음식 맛을 덜 느끼게 하는 구강 건조 등으로 인해 발생한다. 그러면 내몸은 더 짜거나 단 음식 등 좀 더 자극적인 맛을 추구하게 된다.

★ **후각** | 나이가 들면 미각보다 후각을 잃을 가능성이 더 크다. 냄새를 맡는 과정은 향기가 콧구멍 속에 있는 1,000개의 각각 다른 수용체와 결합하는 것인데 이 수용체는 특정 질병, 약물, 또는 환경적인 노출로 인해 손상될 수 있다. 미각과 마찬가지로 후각이 약해지면 내몸은 좀 더 강한 자극을 찾거나 과식하게 된다. 그리고 과식은 노화의 원인이 된다.

식도를 타고 여행하는 동안 칼로리와 영양소는 음식에서 빠져나와 내몸 안으로 이동하기 시작한다.

그러면 음식물이 위장을 여행하는 과정을 살펴보자. 위장이란 입에서 식도, 위, 소장, 대장, 그리고 직장에 이르는 모든 부위를 말한다. 이런 위장에서는 장의 민무늬근육이 주기적으로 운동을 해서 음식을 식도와 장으로 내려 보낸다. 그런데 전체 인구의 75퍼센트에 해당하는 사람이 나

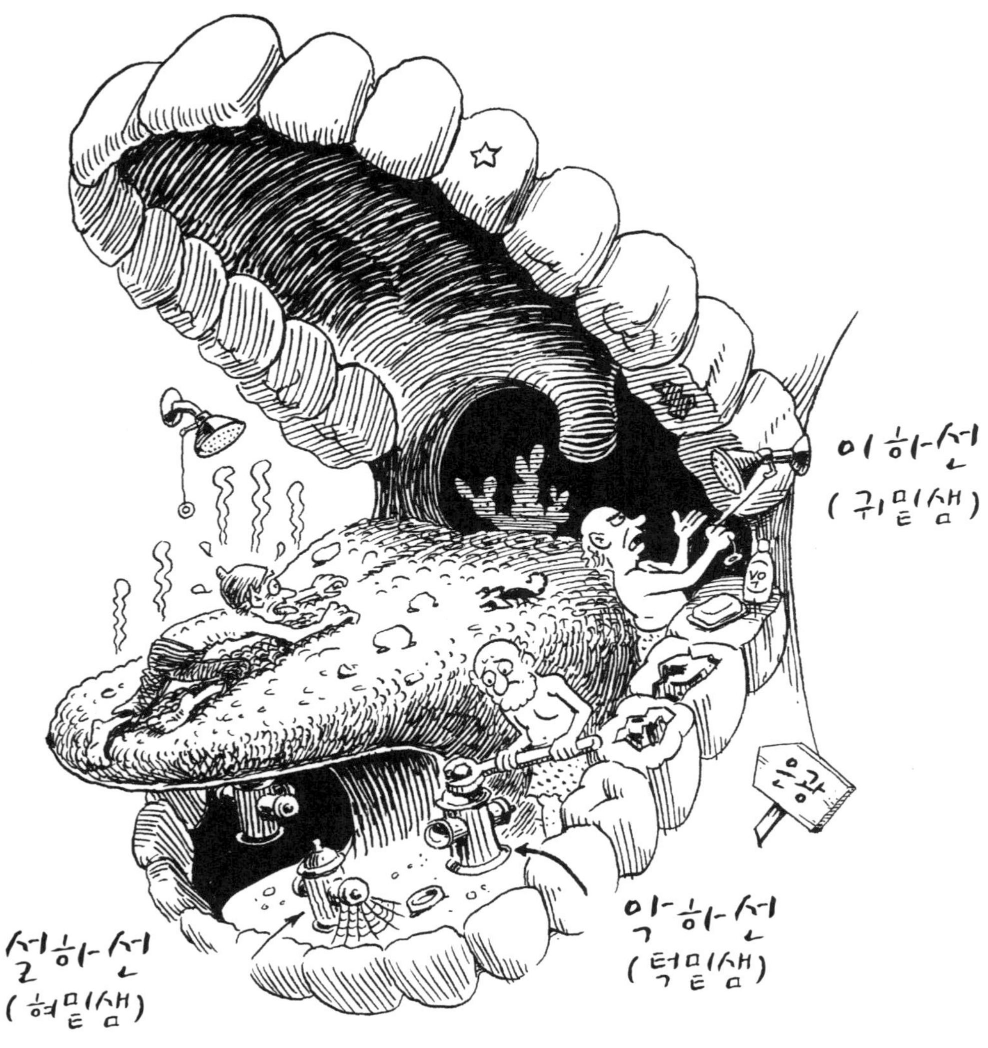

[**그림 8.2**] 구강 건조

나이가 들면 입 속에 있는 침샘이 침을 충분히 분비하지 못해 효과적으로 윤활제 구실을 하지 못한다.
이렇게 해서 구강의 소화능력이 떨어지면 음식 맛도 잃는다. 또한 구강 건조는 충치 발생을 촉진한다.

이가 듦에 따라 이런 연동운동이 느려진다. 그 이유는 장에 있는 신경세포의 수가 반으로 줄어들기 때문이다.

연동운동을 조절할 만큼 충분한 신경전기 신호를 받지 못하면, 음식물은 소화기관을 부드럽게 통과하지 못해 소화불량과 변비에 걸린다〈그림 8.3〉. 반면 좋은 시스템 아래서는 마치 치약을 끝에서부터 짤 때 튜브를 부드럽게 통과하는 것 같은 움직임이 일어난다〈그림 8.4〉.

소화기능은 5-HT라는 것을 포함해 여러 가지 화학물질이 조절한다. 5-HT는 행복 전달물질인 세로토닌의 전구물질로 세로토닌시스템을 자극하는 약물은 이 물질에도 영향을 미친다. 이 물질이 올바르게 작동하면 더 많은 신경을 자극하고 항문의 이완을 돕는 산화질소를 방출하며 장의 수축을 돕는 아세틸콜린을 분비함으로써 소화를 돕는다. 나아가 불편함 없이 가스가 장을 통과할 수 있게 해준다.

음식물이 식도를 통해 위에 들어오면 위는 이것을 뒤섞는다. 마치 세탁기처럼 음식물을 위산과 섞어 영양소로 분해하는 것이다. 그런데 노화가 진행될수록 위의 소화액이 줄어들 뿐 아니라 소화액의 산도도 떨어진다. 산도가 떨어진다는 것은 단백질을 분해하는 능력이 줄어든다는 것을 의미한다. 7미터나 되는 긴 작은창자는 산호로 가득 찬 바다 속 동굴에 비유할 수 있다. 그 산호에는 손가락 모양의 융모가 있는데 창자 내벽을 둘러싼 이것은 마치 스펀지처럼 영양분을 빨아들인다. 하지만 나이가 들면 융모의 움직임이 줄어들고 활기가 없어지면서 영양분을 잘 흡수하지 못한다. 이때 만약 칼슘 섭취능력이 감소한다면 뼈 소실의 위험성이 증가한다. 또한 비타민 B_{12}, 엽산, 나이아신, 비타민 C, 또는 비타민 E의 흡수력이 줄어들면 내몸에 신경학적 문제가 발생하거나 프리라디칼로부터 손상을 입을 위험이 높아진다.

노화에 따른 흔한 소화기문제로는 다음과 같은 것이 있다.

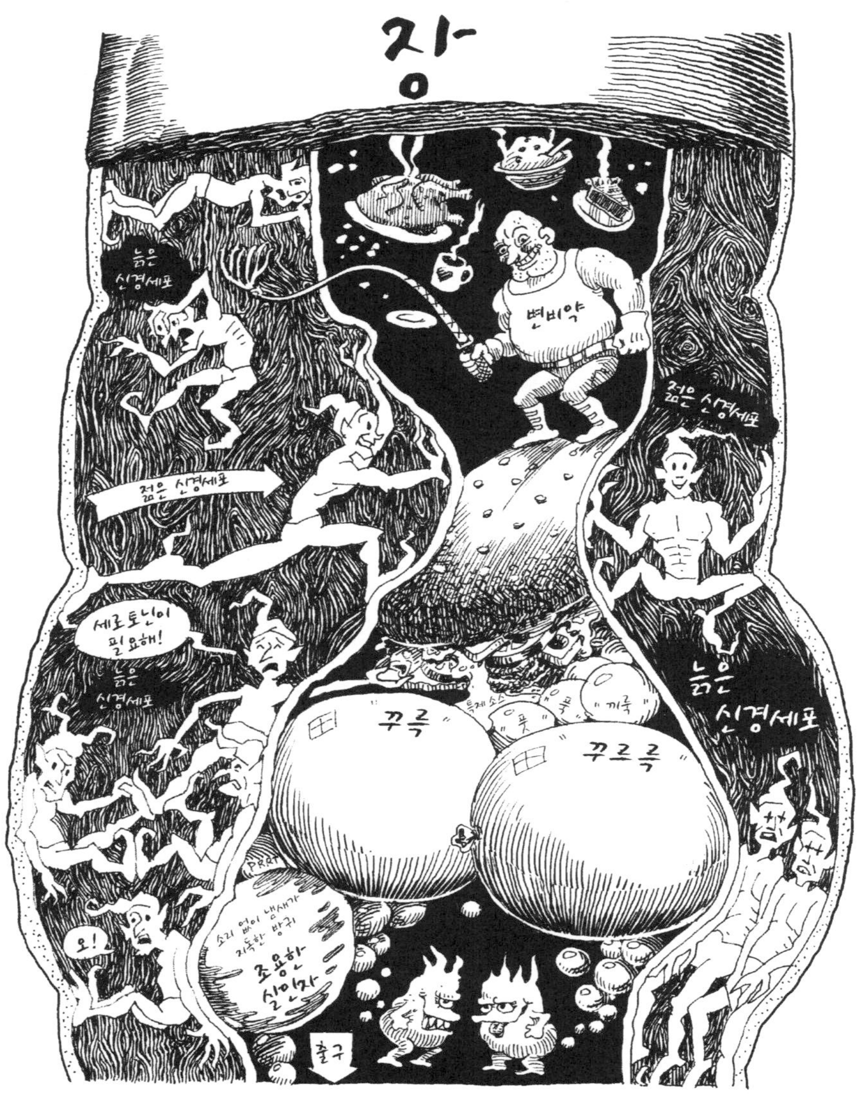

[**그림 8.3**] 장의 반응

장의 연동운동은 세로토닌 같은 화학물질의 조절을 받는다. 세로토닌은 가스가 장을 통과할 때는 불편함을 줄여주고, 음식물이 통과할 때는 조화롭게 장이 수축할 수 있도록 더 많은 신경세포를 자극한다. 변비약을 사용하면 장 내 신경을 지나치게 자극해 결과적으로 만성변비에 빠지고 만다.

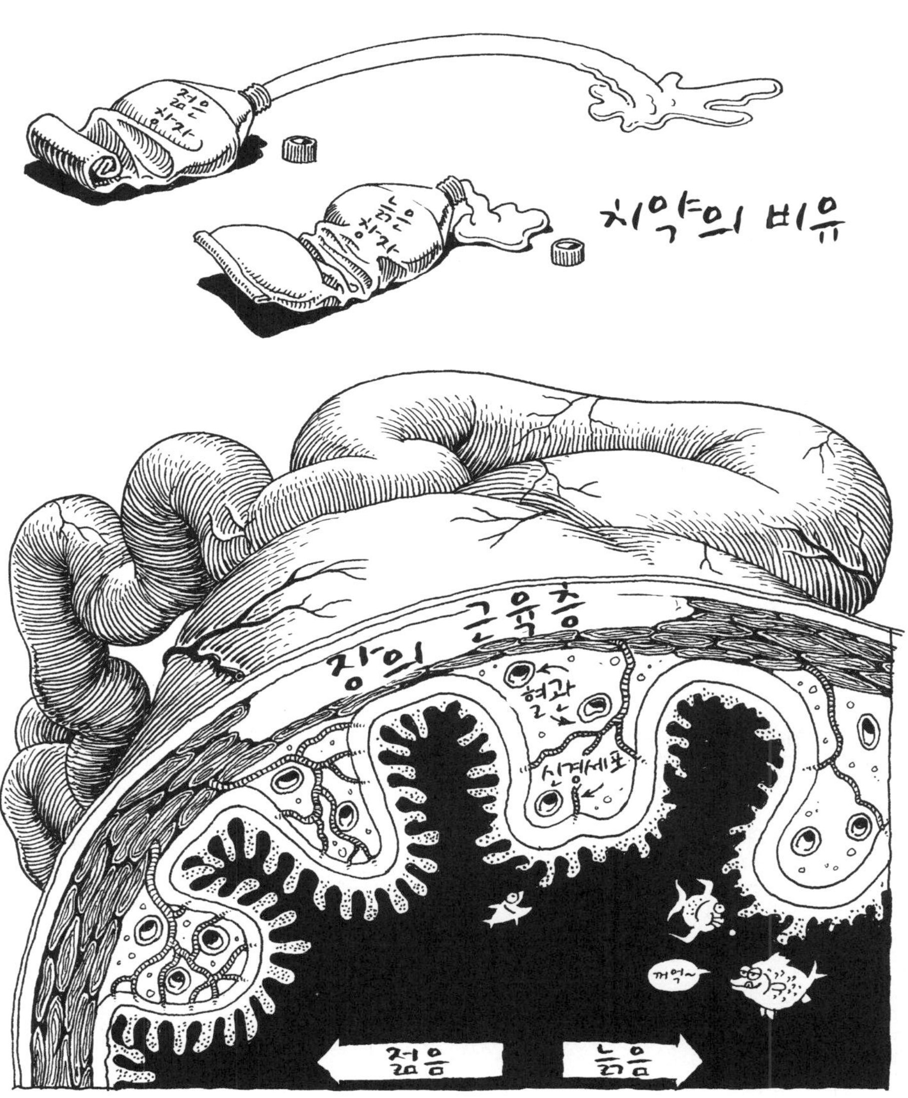

[그림 8.4] 쥐어짜기 놀이

노화와 더불어 내몸의 장에 있는 융모는 젊을 때의 풍부한 산호초 모양에서 평평해진 산맥 모양으로 바뀐다. 또한 노화한 장은 연동운동이 비효율적이기 때문에 영양에도 영향을 미친다.

● **연하장애** ● 노화에 따라 연동운동이 느려지면 역류가 생기기 쉽고 이는 다시 연하 _{음식물을 삼키는 동작} 운동을 더 어렵게 만든다. 이 경우 식사할 때 한 입에 먹는 음식의 양을 줄이고 천천히 먹는 것이 도움이 되며, 입 안에 음식이 가득 찬 상태에서는 말을 하지 않는 것이 좋다. 종종 치매의 첫 번째 증상으로 연하장애가 나타나기도 하며 이는 장에 신경세포가 감소했다는 것을 의미한다.

● **게실염** ● 섬유질이나 수분을 너무 적게 섭취할 경우, 배변할 때 힘을 많이 주게 되는데 이때 장벽에 생긴 작은 주머니를 게실이라고 한다. 대변 덩어리가 이 주머니에 달라붙어 소화기관에 좋지 않은 영향을 주기도 하므로, 섬유질과 물을 더 많이 섭취하고 배변 시 힘을 주지 않는 것이 좋다.

● **헬리코박터** ● 이 세균은 소화관 손상의 주요요인으로 노화가 진행돼 위산이 감소할수록 유병률이 높아진다. 일부에서는 노인의 80퍼센트가 이 세균에 감염되어 있다고 추산하기도 한다. 헬리코박터균이 존재하면 염증이 생기고 역류가 심해지며 궤양이 생길 수도 있다.

● **요실금** ● 물론 소화기관은 아니지만 매우 연관이 많기 때문에 여기에서 언급하고자 한다. 여성의 경우 노화가 진행되고 근육의 힘이 약해지면 방광을 조절하는 능력이 감소한다. 이는 내몸의 방광 주위에 있는 골반저근 _{골반바닥 근육} 이 방광을 바깥세상으로 연결하는 요관을 조이는 역할을 하기 때문이다. 이 근육이 약해지면 방광에 압력이 가해질 때 그것을 잘 통제하지 못하게 된다. 특히 웃거나 기침을 할 때 방광 내의 압력이

상승하는데 이때 소변이 새기도 한다〈그림 8.5〉. 이 런 근육 약화는 분만할 때의 손상으로 발생하기도 하며 괄약근을 조이는 케겔운동은 이 근육을 강화하는 데 도움이 된다. 이것은 소변을 보다가 갑자기 중지하는 동작처럼 근육을 조이는 운동을 말한다.

한편 변실금 때도 같은 원리가 적용되며 근육의 긴장이 주변 근육과 직장에서 온다는 점만 다르다. 이때는 케겔운동이 별다른 도움이 되지 않지만 직장 탐폰 tampon, 소독한 솜, 거즈 등을 원통이나 공 모양으로 만든 것 같은 것이 개발되어 도움을 주기도 한다.

지금까지 살펴본 것처럼 위장 노화는 영양실조와 비만을 유발함으로써 내몸의 항노화 무기들을 약화시킨다. 그러나 영양이 풍부한 음식과 건강한 동맹을 맺는다면 위장은 내몸의 주요 노화요인을 막을 중요한 기회를 제공하기도 한다.

내몸 젊게 만들기 작전: 위장 보호

위를 보호한다는 것은 단순히 지나친 양념을 피하는 것 이상의 의미가 있다. 입 속에 무엇을 넣고 무엇을 넣지 않을 것인가를 결정하는 것은 소화기관의 노화속도에 큰 영향을 미친다. 다음의 내용은 위장이 잘 작동하도록, 나아가 내몸이 잘 작동하도록 도와준다.

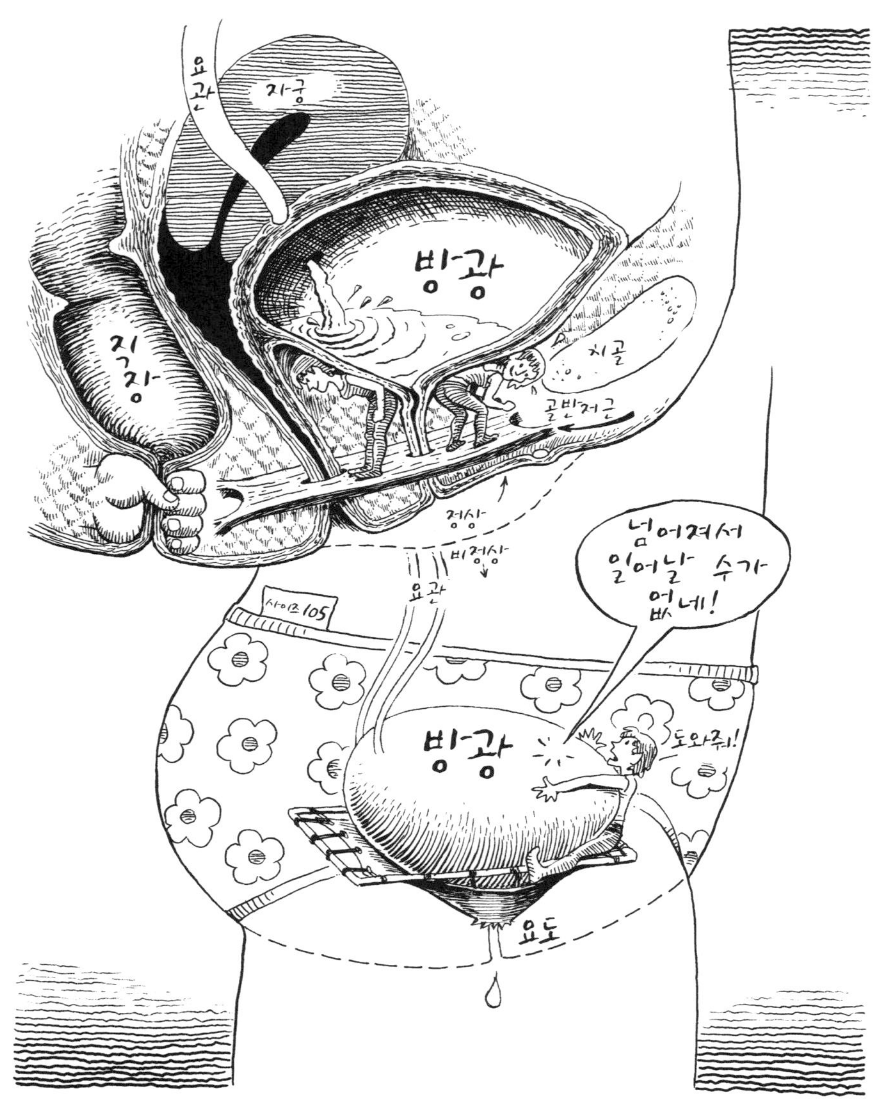

[그림 8.5] 물이 새는 파이프

내몸에서 나가는 관들 주위의 근육은 조임근의 역할을 한다. 이 팽팽한 근육이 오래되어 늘어진 트램펄린처럼 되면 방광은 처지게 되고 요도는 출입통제를 위한 각도를 잃는다. 이제 기침을 해봐서 소변이 새는지 확인해보자.

 섬유질을 먹는다

섬유질과 수분은 함께 음식을 뭉치는 동시에 부드럽게 만든다. 덕분에 음식물 찌꺼기가 내몸의 장에 지나친 압력을 가하지 않고 통과하는 것이다. 반면 수분과 섬유질이 없으면 음식은 대체로 시멘트처럼 변하고 만다. 비록 에너지는 없지만 포만감을 느끼게 하는 섬유질은 물과 연합해 소화기관은 물론 전체적인 건강을 도와준다. 이런 섬유질은 과일과 야채, 전곡, 귀리, 콩, 그리고 몇몇 시리얼에 함유되어 있으며 하루 권장량은 여성 25그램, 남성 30그램이다.

 물은 하루 종일 최대한 많이 마셔라

하루 6~8잔의 물을 마시라는 말을 수없이 들어보았을 것이다. 정확한 물 섭취량은 내몸의 활동 수준과 크기에 따라 다르다. 가능하면 소변이 맑아질 정도까지 물을 마시는 것이 좋으며 그것조차 신경 쓰기 싫을 경우에는 그냥 하루 8컵을 마시면 된다. 어쨌든 물은 자주 마시는 것이 좋고 특히 이것은 장에 주는 최고의 서비스라고 할 수 있다.

무엇보다 물은 음식에 대한 윤활작용을 도와주고 공복감을 덜어주며 구강 건조와 입냄새를 막아준다. 그런데 갈증을 인지하는 내몸의 기능은 나이가 들면 젊었을 때만큼 잘 작동하지 않는다. 따라서 내몸이 보내는 '물을 마시라는 신호'에 의존하기보다 하루 종일 최대한 많이 마시는 것이 좋다.

 ## 제거실험을 한다

    내몸에 소화장애를 일으키는 음식을 알아내는 가장 좋은 방법은 음식물 제거실험을 하는 것이다. 일단 연속 3일간 특정 음식을 식단에서 제외한다. 먼저 시도해볼 것은 유제품, 밀가루 음식, 그리고 당이 들어간 음식이다. 3일간 내몸이 어떻게 반응하는지 기록하되 특히 활력 수준과 소화되는 느낌의 변화에 주목한다. 이 실험을 통해 알레르기를 일으키는 음식뿐 아니라 독감에 걸린 것 같은 느낌을 주는 음식물의 자극도 관찰할 수 있다. 정제당 등을 제거하면 체중을 빼는 보너스도 얻게 된다.

 ## 지방을 선택한다

    좋은 지방과 나쁜 지방이 있다는 사실은 누구나 알고 있다. 좋은 지방인 오메가-3는 기름진 생선이나 생선기름 보충제, 신선한 아마씨 기름, DHA, 그리고 호두 등의 견과류에 들어 있다. 반면 나쁜 지방인 포화지방과 트랜스지방은 과자나 햄버거의 형태로 내몸 안에 들어온다. 이들 중에서 어떤 지방은 직접적으로 내몸의 내장지방이 되고 또 어떤 지방은 혈관을 청소해주기도 한다. 특히 트랜스지방은 단단하기 때문에 동맥에 경련을 일으키고 위험한 염증을 일으키는 반면, 오메가-3는 동맥을 이완시키고 염증을 가라앉힌다〈그림 8.6〉.

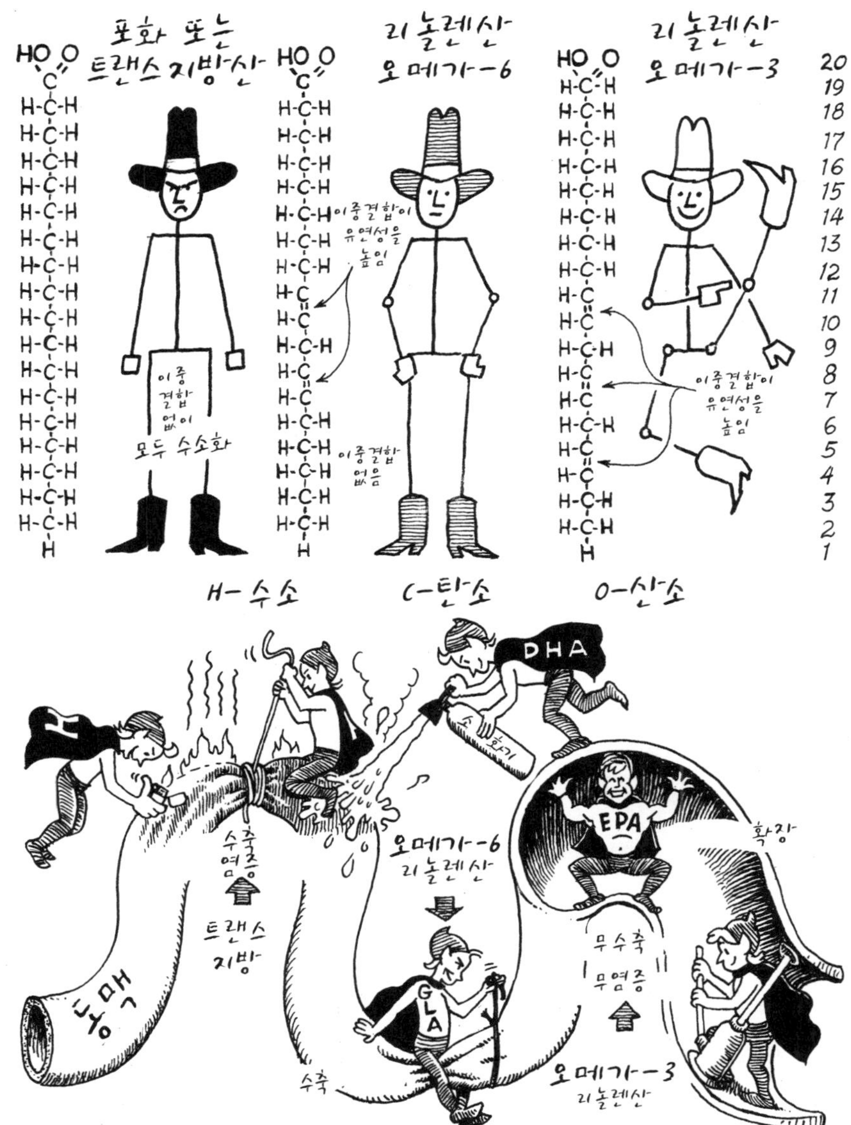

[**그림 8.6**] 지방의 공격

오메가-3 지방산은 이중결합을 갖고 있기 때문에 굳은 형태인 트랜스지방보다 이롭다. 굳은 지방은 내 몸의 동맥에 염증과 경련을 일으키지만 오메가-3 지방산은 이런 불을 끄고 동맥을 이완시킨다. 대표적인 오메가-3 지방산에는 DHA와 EPA가 있다.

신경전달물질의 불균형
뇌의 화학적 메시지 체계가 노화에 미치는 영향

사람들은 대개 전화와 컴퓨터로 메시지를 받는다. 일부는 바다를 떠도는 유리병을 통해 받기도 하고, 운 좋은 누군가는 김이 서린 욕실 거울을 통해 침실에서 누군가가 자신을 기다리고 있다는 메시지를 받기도 한다. 자동차 경주를 하면서도 메시지를 주고받을 수 있는 현대인은 통신과정의 장단점에 대해 잘 알고 있다. 때론 메시지를 즉시 받기도 하지만 오래 걸릴 때도 있다. 또 다른 경우에는 한번에 너무 많은 메시지를 받기도 한다. 가끔은 세탁기 안에 있는 양말들처럼 메시지가 다른 곳으로 배달되기도 한다.

이제 같은 개념을 내몸의 뇌에 적용시켜 보자. 내몸의 두개골 속에는 젤리 또는 묵 같은 덩어리가 있고 이곳에 모든 메시지가 처리되는 통신회사가 존재한다. 그곳에서 내몸이 어떻게 행동하고 느끼고 잠을 잘 것인지 또는 3단 초콜릿 디저트를 주문할 것인지 말 것인지에 대해 지시하는 메시지를 주고받는다.

내몸의 신경은 하나의 신경세포 끝과 다른 신경세포의 시작점 사이에 있는 시냅스를 통해 정보를 교환하는데, 내몸에는 이런 시냅스가 약 2×10^{14}개 존재한다. 대부분의 정보 소통은 신경세포들 사이에서 신경전

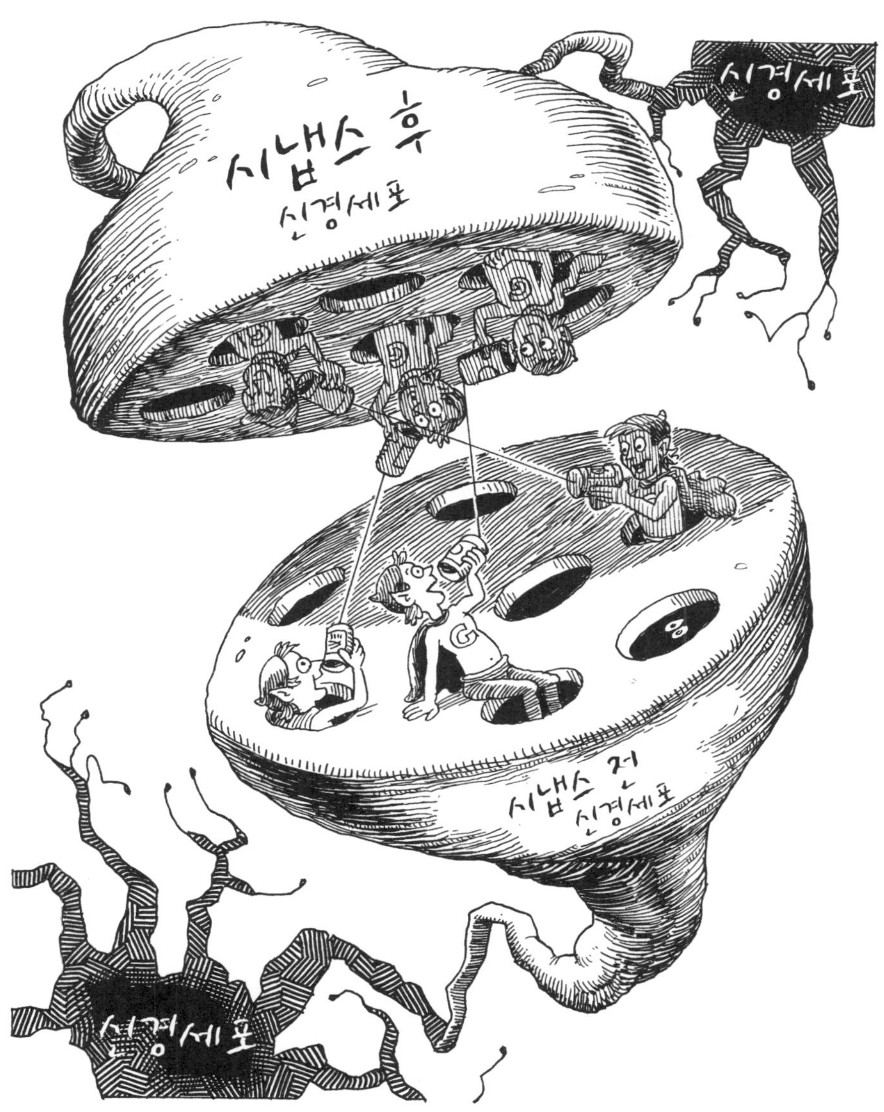

[그림 H.1] 즉각적인 메시지

신경세포는 연결을 통해 통신을 한다. 신경전달물질이 세포 사이의 시냅스라는 간극을 통해 여행을 하는 것이다. 내몸의 두뇌를 새로운 것으로 단련시키면 점점 더 많고 강한 연결이 형성된다.

달물질에 의해 이뤄지며 이들은 시냅스 너머로 신호를 보내는 역할을 한다. 이런 신경전달물질은 신경 사이에 존재하는 단방향의 전기적 신호라고 생각하면 이해하기 쉽다. 한 신경이 이웃 신경과의 의사소통을 바랄 경우, 그 세포는 신경전달물질을 분비한다.

이들 신경전달물질은 신경학적 편지함의 열쇠를 갖고 있는데 이를 신경수용체라고 부른다〈그림 H.1〉. 일단 열쇠가 자물쇠에 꽂히면 많은 일이 일어난다. 예를 들면 당분이 들어오거나 나가며 근육이 수축하거나 잠이 드는 것이다. 일부 메시지는 신경세포를 흥분시키지만 다른 신경전달물질은 반대로 신경활동을 느리게 하거나 활동을 감소시킨다. 이는 어떤 종류의 메시지가 보내지고 그들이 어떤 방식으로 이것을 받았느냐에 따라 달라지기 때문이다.

메시지 수송시스템이 중요한 것과 마찬가지로 수용체시스템도 중요하다. 수용체는 열쇠가 어디에 들어맞는지 결정하고 심지어 내몸이 신경전달물질을 지나치게 많이 받은 것은 아닌지도 결정한다. 내몸의 신경수용체는 약물이나 음식에 따라 바뀔 수 있기 때문에 입 안으로 어떤 것이 들어오느냐에 따라 좀 더 효율적일 수도 있고 그 반대일 수도 있다. 특이한 것은 특정 신경전달물질에 지속적으로 노출되면 설사 내몸에 해로울지라도 수용체가 그러한 자극에 덜 반응한다는 점이다.

전체적인 신경시스템은 혈액-뇌 장벽의 보호를 받는데, 이는 일종의 정수시스템처럼 행동하는 일련의 단단한 세포들로 뇌를 보호하는 역할을 한다. 많은 영양보충제가 효과가 없는 이유 중 하나는 그것이 효과를 내려면 뇌까지 가야 하지만 실제로는 이런 시스템 때문에 그렇지 못하기 때문이다.

내몸이 노화할수록 뇌는 위축되고 능력의 일부를 잃는다. 또한 내몸은 일부 신경전달물질을 잃기도 한다. 대표적으로 세로토닌과 도파민의 평

균 농도는 10년마다 각각 5퍼센트 정도 감소하며, 이것은 여러 가지 인지
기능과 수면기능 그리고 우울증 같은 감정적 결과물과 관련이 있다. 그
뿐 아니라 뇌의 노화는 신경전달물질의 메시지시스템에 영향을 주는 주
요 노화 유발 독소와도 연관이 있다. 그 대표적인 예가 MSG의 과다섭취
이다〈그림 H.2〉.

　하지만 몸에 좋은 음식물이나 운동, 수면 등은 신경전달물질 라디오의
다이얼 역할을 한다. 이들은 하루하루, 매시간 내몸이 느끼는 것을 조절
해 노화의 감정적인 면에 중대한 영향을 미치는 것이다. 예를 들어 신경
전달물질의 조절을 받는 불면증은 삶의 질뿐 아니라 생존에도 영향을 미
친다.

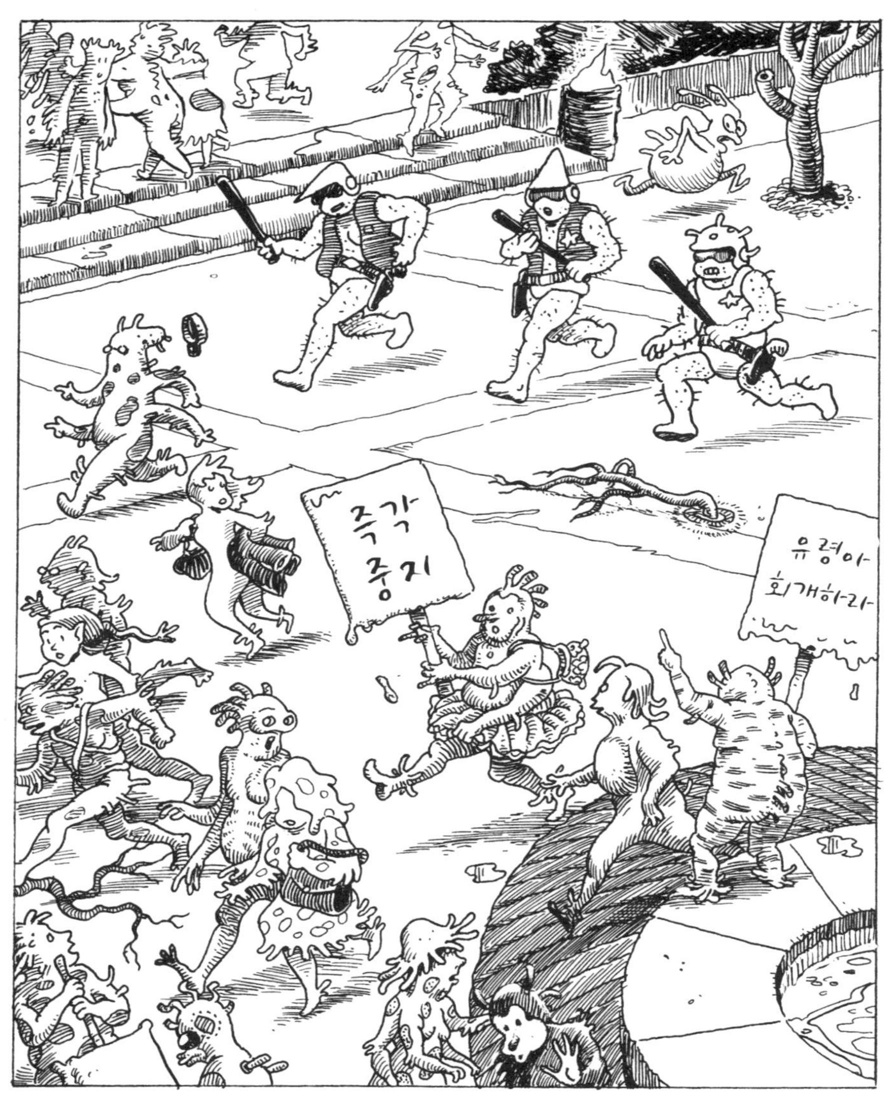

[그림 H.2] 화학물질의 혼돈

전달물질의 연결이 엉망으로 변하면 혼란이 일어나 몸과 마음이 제각각의 방향으로 흩어지고 만다.

9

숙면의 중요성

내몸 시스템을 재시동하는 시간

내몸을 졸게 하는 것

아래와 같은 장소에서 잠에 빠질 가능성에 대해 0~3점 중 점수를 선택하라. 졸릴 가능성이 전혀 없을 경우 0점, 가능성이 클 경우 3점을 준다.

1) 앉아 있거나 독서하는 도중

2) 텔레비전을 보는 도중

3) 극장이나 미팅장소 같은 공공장소에서 별다른 일 없이 앉아 있는 경우

4) 멈추지 않고 1시간 정도 달리는 자동차에 승객으로 앉아 있는 경우

5) 오후에 휴식을 취하기 위해 누워 있는 경우

6) 앉아서 누군가와 이야기를 나누는 도중(그 사람을 좋아하는지 싫어하는지와 무관하게)

7) 점심식사 후에 조용히 앉아 있는 경우

8) 교통 체증으로 몇 분간 차가 멈춰서 있는 경우

결과:

10점 미만   수면습관이 철저하다. 정상적이다.

10~12점   수면에 문제가 있을 가능성이 크다. 계속해서 이 책을 읽어라.

13점 이상   눈을 뜨고 있는 때가 있는가?

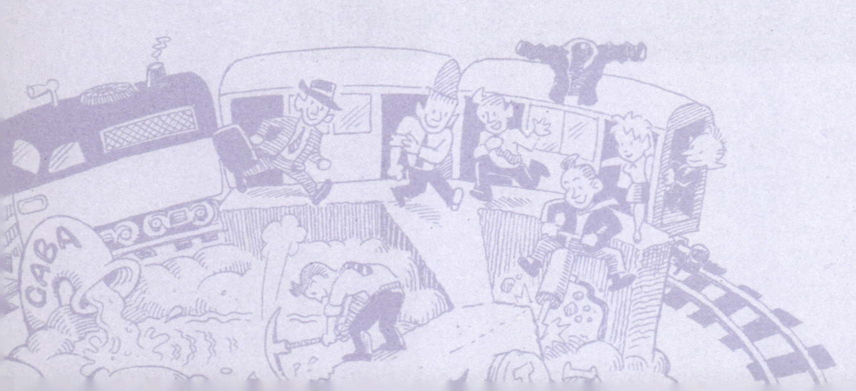

아무리 안락의자나 골동품 가구를 좋아할지라도 침대보다 더 좋을 수 있을까? 아이들은 침대 위에서 뛰어놀기도 하고 애완용 강아지는 그 밑에 숨기도 한다. 내 가족은 분명 그곳으로부터 시작되었을 것이고 이 책도 그곳에서 읽고 있을 가능성이 크다. 어떻게 보면 침대는 인생에서 몇 안 되는 안식처 중 하나다. 그곳에서 생각을 정리할 수 있고 사랑하는 누군가와 벌거벗고 함께 있을 수 있으며, 달콤한 꿈에 즐거움을 느끼거나 영감을 받을 수 있지 않은가.

그런데 왜 사람들은 이 혼자만의 안식처에 그다지 관심을 보이지 않는 것일까? 이것은 잠에 관심이 없어서가 아니다. 몇몇 중요한 차이점이 있긴 하지만 수면은 다른 침실활동과 여러 가지 면에서 비슷하다. 항상 더 많이 원하고 시작할 때까지 기다리지 못하며 끝나는 것을 싫어하는 것이다. 중간에 방해받는 것은 더욱더 싫어한다.

실제로 대부분의 사람은 수면부족 상태에 있다. 수면부족은 내몸의 노화에 중요한 역할을 하며 하루에 6시간 미만의 수면을 취하는 사람은 바이러스에 감염되거나 심장병, 중풍이 생길 확률이 그렇지 않은 사람보다 50퍼센트 이상 높다. 또한 수면부족은 정신능력 감퇴나 과식을 초래하는데 이것은 노화를 일으키는 주요요인이다. 무엇보다 위험한 것은 수면부족이 노화의 주요요인임에도 사람들이 그에 대해 크게 걱정하지 않는다는 점이다. 사람들은 대부분 하룻밤이든 일주일이든 또는 일생 동안이든 수면이 부족하다는 것을 그리 중요하게 생각하지 않는다. 그들은 카페인에 중독된 지친 몸을 이끌고 매일 아침 6시 7분에 울리는 알람시계를 깨부수고 싶은 충동을 느끼면서도 그럭저럭 임무를 수행하며 살아간다.

이처럼 수면부족에 대해 깊이 고민하는 사람은 많지 않지만, 수면부족은 사람을 균형이 맞지 않는 세탁기처럼 흔들리게 만드는 것은 물론 심지어 노화와 사망의 원인이 되기도 한다.

수면욕구: 내몸의 세 번째 눈

아이들이 생각하는 것처럼 엄마는 뒤통수에 눈이 하나 더 있을 수 있고 도둑에게는 이리저리 구르는 눈이 있을 수도 있다. 이것과 종류가 다른 눈이지만 모든 사람에게는 노화와 관련된 일을 하는 '세 번째 눈'이 있는데, 이것은 뇌의 중앙 깊숙한 곳에 존재한다〈그림 9.1〉.

그것은 바로 송과선pineal gland, 척추동물의 간뇌 등면에 돌출한 내분비선으로 이것은 외부세계와 접촉하는 유일한 내분비기관이며 빛에 노출되었을 때 비밀 감지센서처럼 빛을 감지한다. 송과선을 구성하는 세포는 망막 뒤편에 있는 세포와 비슷하지만, 뇌 속 깊은 곳에 위치해 있으며 빛과 직접적으로 접촉하는 것은 아니다. 대표적으로 카멜레온 같은 일부 동물은 두개골을 통해 직접 빛을 느끼기도 한다. 사람은 눈 뒤에 있는 독특한 빛 수용체에서 빛을 느끼는데, 이 수용체는 영상을 만드는 일에 참여하지 않으며 신체의 서캐디안리듬circadian rhythm, 생체시계로 수면이나 각성리듬을 포함해 일상생활 주기를 조절한다을 맡아서 기록한다. 심지어 맹인에게도 서캐디안리듬이 있으며 이는 송과선이 다른 신경적 자극을 통해 눈이 가진 빛 수용체 기능을 대신한다는 것을 의미한다.

그런데 실험을 통해 나이든 동물에게 젊은 송과선을 이식할 경우 노화

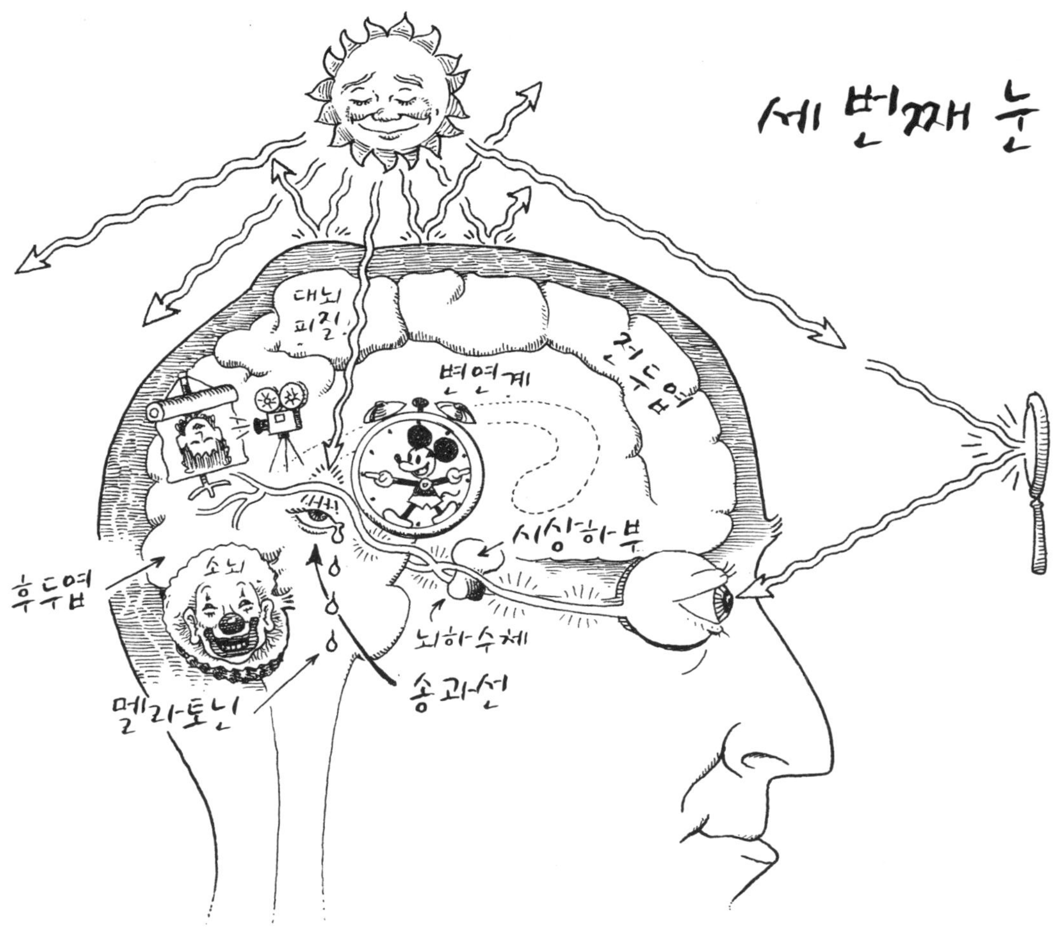

[**그림 9.1**] 비밀스러운 감각기관

망막 뒤편에 있는 세포와 닮은 세포로 내몸이 빛에 노출되었을 때 그것을 인지하는 송과선은 인체의 서 캐디안리듬을 제어한다. 인간의 눈은 빛을 받아들여 뇌후두부로 보내고 이곳에서는 다시 빛 신호를 송 과선으로 재전송한다.

✻✻✻ 간접흡연이 나쁘다는 말은 많이 들어보았을 것이다. 그렇다면 간접수면은 어떨까? 배우자의 코골이로 잃게 되는 수면시간은 대체로 1시간이나 된다. 물론 이어진 시간이 아니라 자주 깨는 시간을 합친 것이다. 이것이 문제라면 백색음(white noise, 자연의 소리)을 내거나 명상음악을 틀어주는 이어폰을 끼거나 아니면 아예 각방을 쓰는 것이 낫다.

✻✻✻ 대부분의 현대인은 만성적으로 수면이 부족한 상태라 자명종 없이는 일어나기가 힘들다. 자명종이 필요하다는 것은 그 자체가 위험하다는 신호이다.

를 되돌릴 수 있다는 사실이 밝혀지면서 송과선이 노화에 중요한 역할을 한다는 것이 증명되었다. 이 실험에서 이식을 받은 동물은 머리카락이 두꺼워지고 숱이 많아졌으며 수명이 25퍼센트나 길어졌다. 반면 어린 동물에게 늙은 송과선을 이식하면 노화과정이 촉진된다. 하지만 이런 실험 결과를 인간에게도 똑같이 적용할 수 있을지는 아직 확실치 않다.

오래도록 건강하게 살려면 송과선에 대해 잘 알아둘 필요가 있는데, 그 이유는 이곳에서 신체 호르몬을 조율하는 멜라토닌이 나오기 때문이다. 멜라토닌은 생리를 조절하고 짝짓기를 도와주며 심박동수를 낮추고 혈압조절을 돕는다. 또한 면역력을 높이고 신체의 스트레스 반응을 줄임으로써 스트레스를 줄여준다. 여기에 수면까지 조절한다. 특히 한밤중과 겨울에 최고로 많이 생산되는 멜라토닌은 곰의 겨울잠을 돕는 신경전달물질로 알려져 있다.

한편, 멜라토닌으로 전환되는 세로토닌은 낮 시간의 활동을 조절하는 데 도움을 준다. 빛이 사라지면 내몸의 송과선은 그 사실을 감지하고 멜라토닌을 만들기 시작하며 이런 멜라토닌은 송과선뿐 아니라 장에서도 발견된다. 멜라토닌이 부족하면 정상적인 수면패턴을 잃고 이어 여러 가지 건강문제가 연속적으로 발생한다.

내몸이 나이가 들면 멜라토닌은 힘을 잃는데 이것은 이 신경전달물질의 수용체가 멜라토닌의 양만큼 힘을 발휘하지 못하기 때문이다. 더불어 멜라토닌이 관여했던 성적 매력 또한 감소한다. 흥미롭게도 멜라토닌 생산은 다섯 살 무렵에 최고조에 이르고 이후부터 줄어든다. 불행히도 내몸이 예순 살이 되면 멜라토닌의 원래 생산량 중 80퍼센트를 잃게 된다. 바로 이것이 내몸이 노화됨에 따라 잠을 잘 이루지 못하는 이유이다. 자정 이전에 쉽게 잠들던 스무 살 시절에는 멜라토닌이 80pg/ml지만 예순 살에는 10pg/ml까지 떨어진다. 실제로 스무 살 시절에는 늦은 오후에나 10pg/ml의 멜라토닌을 갖는다. 멜라토닌이 이렇게 적어도 스무 살 시절에는 오후의 수업 내내 졸 수 있지만 예순 살이 되면 밤에도 제대로 수면을 취하지 못한다.

멜라토닌은 빛과 어둠을 감지할 뿐 아니라 계절이 바뀌는 것도 알아내며 이런 방법으로 신체의 서캐디안리듬이 생체리듬을 조절하는 것을 돕는다. 재미있는 것은 자연이 사람의 출생 시기를 산모와 태아의 생존 가능성이 가장 큰 때, 즉 음식 공급량이 최대이고 밤이 짧으며 낮은 긴 시기로 계획했다는 점이다. 다시 말해 멜라토닌 사이클은 보다 많은 아기가 봄에 태어날 수 있도록 설계되어 있다.

한밤의 약속: 뇌가 잠을 청한다

수면은 인류학 강의시간을 졸음으로 때우거나 하루에 22시간 동안 일하게 되는 사태를 막기 위해서만 존재하는 것은 아니다. 기차가 선로를 필요로 하듯 내몸은 뇌가 수면을 요구하기 때문에 잠을 자는 것이다. 그리고 수면 중에는 일상적으로 사용하지 않는 뇌 부위가 작동한다.

원시시대를 생각해보자. 원시인은 그들의 일상을 생존과 연관된 업무인 사냥, 요리, 종족보호를 하는 데 썼다. 낮에는 무기나 은신처를 만들기위한 아이디어와 해결책을 생각하는 뇌의 창조적인 부분을 사용하지 않고 생존하는 데만 정신을 집중했던 것이다. 반면 밤에는 수면을 취함으로써 창조적인 면을 강화해 그런 능력을 발휘해야 할 상황에 대비했다.

분위기 있는 저녁 만찬을 위해 테이블 위에 양초를 놓거나 낭만적인 하룻밤을 보내고자 루더 밴드로스Luther Vandross, R&B 가수의 음악을 틀어놓는 것처럼, 숙면을 위한 분위기를 연출할 필요가 있다.

★ 시원하고 어두운 방안 | 온도와 어둠은 송과선에 멜라토닌을 많이 분비하라는 신호와 내몸을 침대에 쓰러지게 하라는 신호를 보낸다.

★ 컴퓨터와 텔레비전을 사용하지 마라 | 침실은 수면과 섹스 두 가지 용도로만 사용되어야 한다. 만약 침실에 일과 텔레비전 같은 다른 형태의 자극이 있다면, 수면에 대한 정확한 정보를 내몸에 전달하기 어렵다. 드라마를 거실로 쫓아내기 위해 더 많은 이유가 필요한가? 침실에 텔레비전이 없는 사람은 그렇지 않은 사람보다 50퍼센트 더 많은 섹스 기회를 갖는다.

★ 백색음을 추가하라 | 배경음으로 환풍기나 기타 기계를 사용해 소낙비또는 파도 같은 소리가 나게 하라. 그러면 옆집 부부의 싸우는 소리나자동차 소음을 잠재울 수 있고 내몸의 무의식은 평화로워진다.

★ **옷을 적절히 입어라** | 수면에 좋은 옷은 꽉 죄지 않는 것은 물론 알레르기 반응을 일으키지 않아야 한다. 따라서 직물의 종류와 어떻게 세탁하느냐는 모두 중요하다. 당연한 얘기지만 내몸을 따뜻하게 유지하는 것이 좋으므로 좀 더 가볍고 느슨한 옷을 입어야 한다.

★ **주말을 포함해 항상 일정한 시간에 일어나라** | 이것은 내몸의 서캐디안리듬을 다져주어 리듬에 혼란이 왔을 때도 잘 적응할 수 있게 해준다.

★ **좋은 침대 매트리스를 사용하라** | 인생에서 다음의 네 가지에 대해서는 돈을 아끼지 마라. 세 가지는 베개, 침대 매트리스, 그리고 침대 커버이다. 그렇다면 네 번째는 무엇일까? 그것은 좋은 부엌칼이다. 물론 이것은 침대에서 사용하는 물건이 아니다. 모든 사람에게 좋은 매트리스의 기준이 있는 것은 아니지만 가급적 내몸에 맞는 것을 골라야 한다. 같이 자는 사람이 있다면 그 사람과도 맞춰야 한다. 짧은 시간에 그것을 판단하기는 어려우므로 점원에게 양해를 구하고 매트리스를 15분 정도 사용해보라. 이때 편안한지, 잘 지지되는지, 열을 쉽게 빼앗기지 않는지 살펴봐야 한다. 형상기억 매트리스를 선택하는 것도 좋은 방법이다. 이것은 매트리스에서 일어나는 순간 푹 눌린 모습이 원래의 평평한 모습으로 돌아간다. 단, 가격이 비싼 것이 흠이다. 또 다른 선택은 표준형 매트리스를 구입한 후 처짐을 방지하기 위해 두 달에 한 번꼴로 매트리스를 뒤집어주는 것이다. 미세커버를 사용하면 알레르기 유발 물질이 코와 몸을 자극하는 것을 막을 수 있다.

인류의 진화 역사는 신체가 많은 인지능력을 사용했고 더불어 수면의 회복기능을 더 많이 요구하게 되었다는 것을 보여준다. 예를 들어 본다는 것은 인지적 차원에서 상위에 있는데, 이는 무언가를 보고 나서 그 정보를 시각적으로 처리하려 할 때 뇌가 그 외에 다른 일은 할 수 없다는 것을 의미한다. 이런 정보를 제대로 처리하고 기억 속에 저장하려면 뇌는 잠을 자는 시간 등 시각을 사용하지 않는 시간을 필요로 한다. 이때 수면은 뇌가 전원을 내리도록 하며 매일 밤 내몸의 시스템을 재시동하고 재부팅할 수 있도록 해서 미래를 대비하게 한다. 뇌가 일을 잘할 수 있게 하고 더 잘 기억하게 함으로써 그 기억을 미래에 사용할 수 있도록 하는 것이다.

내몸은 일종의 도시 같은 조직이기 때문에 시스템을 수리하고 새롭게 하기 위한 시간을 필요로 한다. 이것은 교통 혼잡이나 도로 청소가 없는 한밤중에 고속도로를 포장하는 것과 같은 이치다. 만약 도시에 그런 시간이 없다면 그 일을 바쁜 시간에 할 수밖에 없고 그러면 도시의 교통상황은 엉망이 되고 만다. 4차선 도로에서 3차선을 막고 공사하는 곳을 가보면 그 폐단을 쉽게 알 수 있다.

수면은 반드시 필요하다. 사람이 3일 이상 잠을 자지 못하면 정신병적 증상을 보인다. 죄인을 다루는 고문 중에 수면박탈이 포함된 이유도 바로 이 때문이다. 잠을 자지 않으면 내몸은 매우 취약해지고 심한 고통을 받으며 나아가 면역시스템 약화, 심장병 위험 증가, 뇌의 느린 작동 등의 대가를 치른다.

그럼에도 많은 사람이 8시간이 아니라 6시간만 자도 운이 좋은 것이라고 생각한다. 좀 피곤하긴 하지만 사는 데는 지장이 없기 때문이다. 실제로 1990년에 미국 인구의 약 60퍼센트가 겪던 수면장애는 현대에 이르러 70퍼센트까지 상승했다. 수면장애란 잠을 자는 데 문제가 있거나 일주일에 적어도 며칠을 제대로 쉬지 못했다는 느낌을 갖는 경우로 정의된다.

이것만으로도 건강을 크게 해칠 수 있으며 수명이 단축된다. 다행히 수면장애를 겪는 사람들 중 50퍼센트는 단순히 생활습관을 바꾸기만 해도 많은 도움을 받을 수 있다.

흥미롭게도 내몸은 언제든 수면상태에 빠질 준비가 되어 있다〈그림 9.2〉. 내몸에서 감마아미노부티르산GABA, gamma-aminobutyric acid, 포유류의 뇌 속에만 존재하는 아미노산이라는 신경전달물질이 활성화되면 내몸은 잠에 빠져든다. 반대로 시상하부에서 아세틸콜린이라는 물질을 분비해 내몸을 깨우면 잠에서 깨어난다. 다시 말해 잠을 충분히 자면 아세틸콜린이 점점 더 많이 쌓여 잠자리에서 일어나는 것이다. 반면 활동을 많이 할수록 아데노신adenosine이 쌓이고 이 화학물질은 아세틸콜린을 방해해 내몸이 피곤을 느끼게 한다. 그리고 널리 알려진 상식이지만 카페인은 아세틸콜린의 분비를 촉진한다.

내몸이 피곤해지면 각성을 일으키는 아세틸콜린과 다른 화학물질은 감소하고 내몸의 수면욕구는 점점 커진다. 또한 멜라토닌이 침대에 들기 몇 시간 전에 오르기 시작해 결국 남아 있는 아세틸콜린의 힘을 완전히 눌러버린다.

밤에 잠을 잘 자는 것은 건강과 수명에 필수적이다. 수면문제는 내몸의 기본상태에 뭔가 이상이 있다는 것을 의미하며 이는 간과할 것이 아니라 철저히 조사해야 할 문제다. 그렇다면 밤에 잠을 잘 잔다는 것은 정확히 무엇을 의미하는 것일까? 수면은 그 길이도 중요하지만 수차례의 수면주기를 잘 통과하는 것 역시 그에 못지않게 중요하다. 수면주기는 다음과 같은 단계로 요약된다.

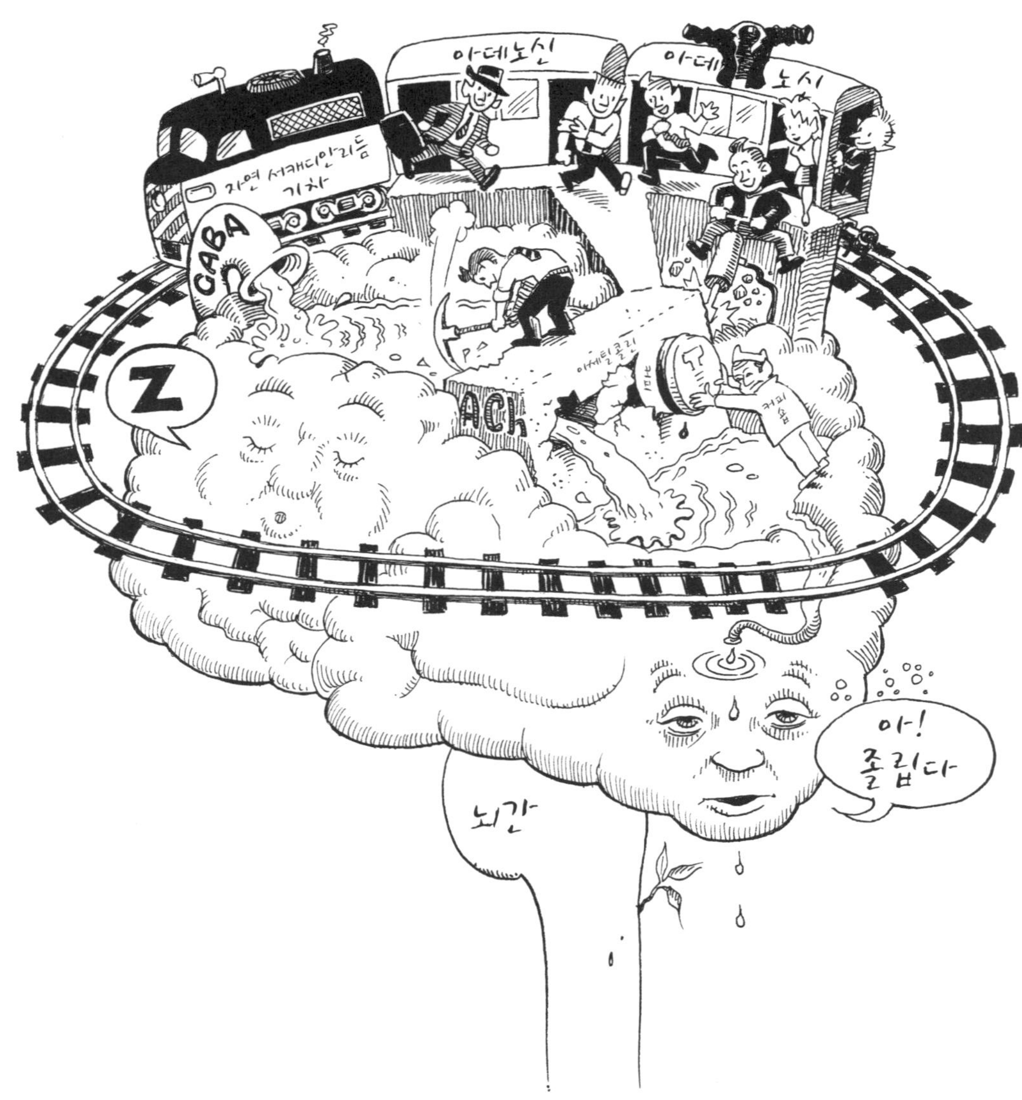

[그림 9.2] 꾸벅꾸벅 졸기에 실패하기

수면은 가바GABA라는 신경전달물질의 자극을 받는다. 하지만 시상하부에서 분비되는 아세틸콜린이 GABA의 습격에 대비해 댐을 쌓기 때문에 내몸은 깨어 있을 수 있다. 이때 너무 오래 깨어 있으면 내몸에 아데노신이 쌓이고 이는 아세틸콜린을 방해해 GABA가 승리하게 만든다. 카페인이 들어 있는 커피는 아세틸콜린으로 만들어진 댐의 수문을 막는 작용을 한다.

• 수면 잠복기 • 잠자리에 든 시간부터 잠들기까지의 시간.

• 1단계 및 2단계 • 얕은 수면. 두뇌가 졸음을 느끼고 즉시 잠에 빠짐. 2단계에서는 뇌파가 눈에 띨 정도로 느려지기 시작함. 깨어있을 때 사용하는 부분들은 휴식을 취함.

• 3단계 및 4단계 • 깊은 수면. 나이가 들면서 점점 잃어가는 수면으로 자주 깨어남. 이 단계는 모두 회복을 위한 시간이다. REM 수면과 3, 4단계 수면은 모두 항상성을 띠는데 선택적으로 이들 중 하나를 박탈하면 다시 만회하려는 움직임을 통해 내몸을 다시 잠들게 한다. 이는 두 가지 수면 모두 수면과정과 수면의 다양한 기능에 필수적이라는 것을 의미한다.

• REM 급속안구운동 • 가장 깊은 수면. 눈은 빠르게 움직이지만 내몸의 나머지 부분은 마비된다. 이 단계에서 몽유병 같은 수면 연관 장애가 발생할 수 있다.

수면주기는 90분 정도 지속되며 보통 하룻밤 사이에 4~6번 경험한다. 충분한 휴식을 취했다는 느낌을 가지려면 반드시 REM 수면이 필요하다. 수면문제가 있는 사람은 종종 REM 수면에 들지 못하는데, 그 이유는 수면 중에 REM을 만들려면 60분 정도의 사전 수면단계가 필요하기 때문이다. 만약 REM 수면에 들기 전에 자주 깬다면 내몸은 결코 피로에서 회복하지 못하고 건강한 수면을 취하지도 못한다.

수면을 즐기는 동안에는 내몸과 마음에서 복잡한 변화가 일어난다. 멜라토닌 수준은 정점에 이르고 체온은 최저로 떨어지며 영혼은 꿈속에 잠기는 것이다. 이때 깊은 수면과 연관된 멜라토닌은 면역시스템을 증강시키고 내몸을 바이러스로부터 보호하며 뛰어난 항암능력을 보여준다. 또한 깊은 수면은 적절한 체중을 만드는 데 중요한 역할을 하는 인체의 성장호르몬을 자연적으로 증가시킨다.

나이가 들면서 발생하는 수면문제는 REM 수면의 감소 탓으로 돌릴 수 있다. 왜 이런 일이 발생하는 걸까? 역사적으로 수면부족은 일종의 경고신호로 받아들여졌지만 과거에 불면은 인간의 생존에 도움을 주기도 했다. 예를 들어 털북숭이 매머드가 마을을 짓밟고 있는데 REM 수면에 빠지는 것은 그 종족에게 별로 도움이 되지 않는다. 그러나 현대에는 건강에 해롭고 보호기능에도 도움이 되지 않는 수면부족을 다른 종류의 경고신호로 해석해야 한다. 이는 내몸이 특별한 형태의 신체시스템 기능장애를 겪고 있다는 의미다.

수면장애의 종류는 수십 가지나 되지만 여기서는 가장 심각한 것에 집중해보고자 한다.

● **불면증** ● 불면증은 한마디로 뒤척이는 병이다. 아무리 애를 써도 잠은 오지 않고 이리 뒤척이고 저리 뒤척인다는 얘기다. 이런 불면은 쉽게 잠들지 못하거나 한 번 깬 다음에 다시 잠들지 못하는 것으로 정의된다. 믿기 어렵겠지만 예순다섯 살 이상의 노인은 평균적으로 하룻밤에 25번 이상 잠이 깨며, 나이가 들수록 그 숫자는 증가한다. 사람들 중 3분의 1은 밤에 반복적으로 잠이 깨고 또한 4분의 1은 아침에 일찍 잠이 깨 다시는 잠들지 못한다.

대개의 경우 가장 큰 문제는 수면 잠복시간이 길어진다는 것이다. 이것은 주로 업무, 돈, 그리고 자주색으로 머리를 염색한 외아들 녀석 때문에 고민이 깊어져 생긴다. 불면증을 일으키는 범인은 아마도 멜라토닌일 것이다. 정상적일 때 멜라토닌 수치는 잠자리에 들기 2시간 전에 오르기 시작해 체온이 가장 낮을 때 최고조에 이르는데, 이는 수면 유도를 돕기 위해서이다. 멜라토닌이 적절하지 않으면 내몸은 수면 잠복기에서 1단계 수면으로 쉽게 이행하지 못한다.

● 수면 무호흡증 ● 이것은 일명 배우자를 깨우는 병이다. 흔히 수면무호흡증을 코골이와 같은 것으로 생각하지만, 사실 수면무호흡은 한 번에 10초 이상 숨을 쉬지 않는 것으로 아무런 소리도 나지 않는다. 물론 그 전후로는 심한 코골이 소리를 내며 이것이 내몸의 잠을 얕게 만들거나 깨어나게 한다. 1시간에 다섯 번 정도 하는 무호흡이 가장 흔하기는 하지만 어떤 사람은 밤새 200번이나 수면무호흡증상을 겪기도 한다.

그것은 마치 연속적인 추돌사고와 같기 때문에 한 번으로는 별다른 손상이 없지만, 시간이 지나고 또 지나면 결국 내몸의 기본 구조에 손상을 가져온다. 예를 들어 수면무호흡증은 고혈압, 심장병, 에너지 부족, 그리고 모든 종류의 성장호르몬 감소를 초래한다.

그렇다면 수면무호흡증이 발생하는 원인은 어디에 있을까? 가장 근본적인 원인은 비만이다. 비만으로 턱이 무거워지면 수면을 취하는 동안 자연적으로 뒤로 밀리게 되어 목 뒤 후두영역에 있는 지방조직과 만나게 된다. 이것이 공기의 흐름을 막고 내몸의 폐에 공기가 들어가지 못하게 한다.

● 다른 수면문제 ● 노화와 더불어 사람들은 다양한 수면문제를 경험하는데, 여기에는 잠을 너무 많이 자게 하는 우울증이나 잠들지 못하게 하는 불안증 또는 수면 그 자체에 문제가 있는 경우가 있다. 또한 서캐디안 리듬 문제는 교대근무자에게 흔히 나타나며, 쉰 살 이상 인구의 30퍼센

침대 속에서 아이가 마치 교회 의자에 오랫동안 앉아 있는 것처럼 몸을 비틀 듯 뒤척인다면, 다음과 같은 이완과 수면촉진 운동을 해보라. 더 자세한 동작은 18장 〈내몸 강하게 하기〉에서 볼 수 있다.

★ 따뜻해질 때까지 손을 문질러 기를 모은다. 각각의 손바닥으로 눈을 덮는다.

★ 각각의 검지손가락으로 눈의 윗부분 뼈 중앙 부위를 누른다.

★ 눈 뼈의 바깥쪽 모서리를 누른다.

★ 눈 아래쪽 중앙 부위의 뼈 안쪽을 누른다.

★ 눈의 안쪽을 누른다.

★ 엄지손가락을 사용해 턱과 광대뼈가 만나는 턱관절을 누른다.

★ 귓바퀴를 위에서 아래로 쓸어내린다.

★ 마지막으로 '하늘의 북을 치는' 동작인데, 머리 뒤쪽을 손가락으로 아홉 번 가볍게 친다. 아래 그림처럼 엄지손가락을 뒷목 부위에 놓아야 한다.

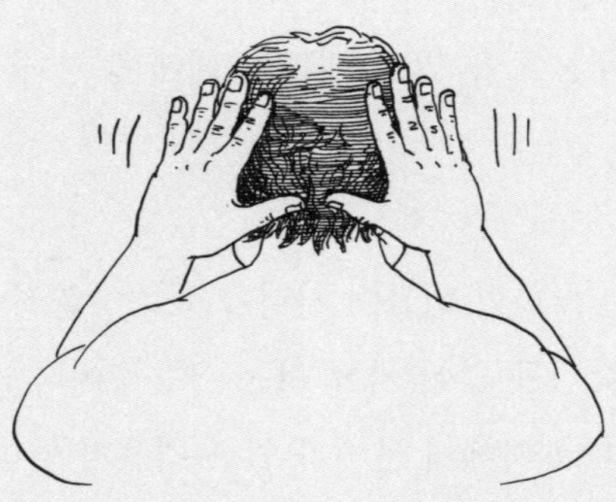

트 이상이 앓고 있는 하지불안증후군은 깊은 수면 동안 주기적으로 사지를 움직이는 증세를 보인다. 이처럼 수면을 제대로 유지하지 못하는 상태는 많은 수면문제의 원인이 된다. 하지만 이런 문제의 대부분은 단지 수면습관을 바꾸는 것만으로도 치료가 가능하다.

올바른 수면을 취하는 것은 건강과 장수를 위한 모든 전략 중에서 가장 필수적인 요소이다. 수면은 주요 건강 척도 중 하나로 수면부족은 건강문제를 일으키고 건강문제는 수면부족을 일으키기 때문이다. 한마디로 잠을 잘 이루지 못한다는 것은 뭔가가 제대로 작동하지 않고 있다는 증거이다.

내몸 젊게 만들기 작전: 숙면

많은 사람이 수면을 쉽고 자동적인 것으로 여기지만, 수면문제로 곤란을 겪는 사람은 수면이 매우 어려운 것이라고 생각한다. 이들은 머리에 베개가 닿자마자 잠 속으로 빠져드는 사람을 몹시 부러워한다. 이처럼 수면을 어렵게 생각하는 사람은 혹시 내몸과 마음의 휴식에 도움을 줄 수 있는 비결이나 해법을 모르는 것이 아닐까?

내몸 젊게 만들기 작전 1 　수면 계획을 세워라

먼저 기상시간을 정한 후에 그로부터 뒤로 7시간을 계산하라. 이제 잠자기 전에 15분을 마련해 늘 하던 몇 가지 일을 하는 데 5분, 세수 같은 위생관리에 5분, 수면상태에 들기까지 이완하는 데 5분을 사용한다. 침

대에 누워 가벼운 명상을 하거나 배우자에게 "사랑해"라고 말하는 것도
이 시간을 이용한다.

 밤을 활용하라

많은 사람이 밤에 수면에 방해가 되는 일을 하곤 한다. 이제부터 내몸
이 최적의 휴식을 취하도록 의식에 약간의 변화를 주어라.

★ 인공조명이 유발하는 자극을 피하기 위해 잠들기 몇 시간 전부터 조
   명을 약간 어둡게 하라. 텔레비전, 컴퓨터, 실내등 같은 모든 불빛을
   줄인다.
★ 내몸이 졸릴 때 나오는 불안감을 포용할 수 있는 규칙적이고 리듬 있
   는 저녁 의식을 실행하라. 명상이나 기도, 깊은 심호흡 등이 좋다.
★ 수면에 굴복하라. 그렇다고 영화관에 가서 잠들라는 얘기가 아니다.
   잠들기 위해서는 긴장을 풀어주는 것 외에 아무것도 할 일이 없다.
   마치 죽는 것처럼 잠드는 연습을 해보라. 자신이 잠에 빠지는 순간을
   알아내는 것도 도움이 된다.

 불면증을 공격하라

이리저리 뒤척이는 것은 샐러드를 위한 일이지 수면문제를 해결하는
방법이 아니다. 15분 이내에 잠들 수 없다면 해결책은 지속적으로 자려
고 노력하는 것이 아니다. 침대에 머물러 있으려고 하지 마라. 기다림은

지루하다. 대신 침대에서 일어나 가볍게 활동하라. 짧게 산책을 하거나 명상, 요가를 하라. 다시 잠드는 데는 음악이나 명상이 효과적이다.

 잠들기 전에 하지 말아야 할 것

★ 잠들기 1시간 30분 전에는 술이나 담배는 삼가라.
★ 잠들기 1시간 30분 전에는 땀에 젖을 정도의 운동을 하지 마라. 침대 안에서는 해도 된다.
★ 카페인이나 카페인이 든 음료, 카페인이 든 약물은 잠들기 전 최소 3시간 이전에는 금지하라.
★ 잠들기 3시간 전에는 음식을 먹지 마라. 그러면 수면을 방해할 수 있는 위식도역류를 막을 수 있다.

 통증을 발견하라

걱정이나 멜라토닌만 수면문제를 유발하는 것은 아니다. 등이 몹시 아프면 잠들 수 없다. 많은 사람이 낮에는 일에 집중하느라 등과 무릎이 아픈 것도 잊지만, 잠을 자려고 하는 순간부터 통증은 심해지고 점점 그 통증에 집중하게 돼 더욱 아프게 느껴진다. 이때 약국에서 쉽게 구할 수 있는 비처방 항염증진통제가 통증을 호전시켜 통증 때문에 잠들지 못하는 것을 막아줄 수 있다. 또한 잠자기 적어도 1시간 전에 물 한 잔에 아스피린을 복용하면 위산이 위에서 식도로 역류하는 부작용을 줄일 수 있다.

 ## 알레르기를 치료하라

알레르기는 코막힘 등의 이유로 수면문제를 악화시킬 수 있다. 실제로 알레르기성 비염이 있는 사람들 중 40퍼센트는 수면장애가 있는데 비염약과 분무기는 코를 뚫어주고 두통, 눈물, 콧물, 그리고 코골이 증상을 막아준다. 주의할 점은 코의 충혈 제거 스프레이를 남용하면 혈압을 올릴 수도 있다는 것이다. 생리식염수나 항히스타민제 스프레이 또는 처방이 필요한 스테로이드 스프레이가 보다 나은 선택이다.

 ## 반대로 생각하라

많은 사람이 충분한 수면시간을 확보하면 수면장애를 치료할 수 있을 것이라고 생각하지만, 수면치료를 하는 의사들이 불면증을 치료하기 위해 쓰는 방법 중 하나는 잠자지 않도록 하는 것이다. 예를 들어 처음에는 밤에 4시간만 자게 한 다음 일주일에 10분 또는 15분씩 점점 수면시간을 늘려간다. 수면박탈요법은 내몸이 규칙적인 수면패턴을 새롭게 정립할 수 있도록 지시하는 방법이다.

몇몇 보충제는 수면문제를 줄여주는 것으로 알려져 있다. 다음은 우리가 권장하는 것이다.

• **발레리안**valerian, 쥐오줌풀 **뿌리** • 진정작용이 있으며 일반적으로 수면에 가장 효과적인 허브 치료제로 여겨진다. 300밀리그램을 권한다.

• **인삼** • 연구에 따르면 인삼에 포함된 성분은 12시간 동안 각성 수준을 낮춰주고 서파수면slow-wave sleep, 뇌파가 느리게 나타나는 깊은 수면단계의 양을 증가시켜준다. 200~600밀리그램을 권한다.

춤추는 호르몬
피할 수 없는 재앙이 아닌 자연스러운 변화로 받아들여라

내몸이 성장할 때 호르몬은 몸의 새로운 부위에 털이 솟아나게 한다는 이유로 원망을 듣는다. 대학에 입학해서는 성욕을 부추겨 몸을 주체할 수 없게 만든다는 이유로 호르몬은 또다시 질타를 받는다. 나이를 먹은 다음에는 냄새를 풍긴다거나 화끈거리는 느낌으로 밤에 잠을 이루지 못하게 한다는 이유로 호르몬은 다시 한 번 구박을 받는다.

그렇다고 호르몬이 신체의 다른 시스템보다 덜 중요하다거나 호르몬 감소를 노화의 한 측면으로 그냥 받아들이라는 얘기는 아니다. 진화론적 관점에서 호르몬은 내몸에서 가장 중요한 시스템이다. 실제로 남성과 여성의 성호르몬인 테스토스테론과 에스트로겐이 내몸에게 생식욕구와 능력을 주기 때문에 인간 종이 계속 살아남을 수 있는 것이다.

'남성＋여성＝다음 세대'라는 방정식을 완성하려면 적절한 수준의 성호르몬이 필요하다. 하지만 가장 활동적인 생식기를 지나고 나면 호르몬 수준이 떨어지기 시작한다. 남성은 테스토스테론이 줄어들고 여성은 에스트로겐이 감소하면서 폐경이 오는 것이다. 더불어 성욕감퇴, 불면증, 성기능장애, 체중증가 등 건강문제가 발생해 삶의 질을 저하시킨다.

그렇다고 생활의 활력이 유지되지 못하는 원인을 호르몬에게 돌리며 한숨을 내쉴 것이 아니라, 내몸에서 호르몬이 왜 변덕을 부리며 춤을 추는지 그 이유를 알아야 한다. 특히 인류학적 관점에서 그 이유를 생각하면 노화를 피할 수 없는 재앙으로 간주하지 않고 자연적인 과정의 결과로 이해하는 데 도움이 된다.

사실 호르몬 수준의 저하는 사회에 이익을 가져다주는 한 가지 방법이었다. 테스토스테론은 남성에게 힘과 용기를 주어 자신의 땅을 지키게 하고 또한 여성에게 구혼해 그 결과로 탄생한 자녀를 보호하게 한다. 그러나 그들이 노쇠하면 테스토스테론의 생식효과는 필요 없어진다. 다음 세대가 그들의 역할을 맡기 때문이다. 만약 그들이 언제까지나 이웃 부족과 싸우기만 한다면 생존 가능성은 낮아지고, 후손을 돌보거나 삶의 지혜를 가르치는 것을 통해 부족공동체에 도움을 줄 정도로 오래 살 수 없을 것이다. 따라서 젊은 시절에 호르몬이 크게 증가했다가 노화하면서 감소하는 것은 본질적으로 나쁘다고 할 수 없으며 실제로는 많은 이익을 가져다준다. 마찬가지로 여성의 배란 중지와 배란에 필요한 호르몬 수준이 하락하는 것도 공동체 전체를 부양하기 위해 아이 낳는 일을 끝내는 것이라고 해석할 수 있다. 뇌 사진을 연구해보면 폐경 후에 여성은 남성처럼 생각하는 것으로 나타나며 실제로 사회에서 좀 더 지배적인 역할을 수행한다. 가임기에 겪어야 했던 월경 전 증후군, 임신 등의 호르몬 관련 신체문제를 더 이상 처리하지 않아도 되기 때문이다.

이처럼 노화가 일어나는 데는 이유가 있고 그 이유는 사회에 이익이 되기도 하지만, 호르몬 수준의 변동폭이 너무 크거나 심하게 떨어지면 문제가 발생한다. 이 경우에는 다음 장에서 다룰 DHEA 콩팥 위에 있는 부신에서 생성되는 생식호르몬 나 성장호르몬 같은 활력호르몬 치료가 강력한 효과를 낼 수 있다. 물론 궁극적인 목표는 나이에 상관없이 호르몬과 그 관련 시스템이 질서 있게 움직이도록 하는 것이다〈그림 1.1〉

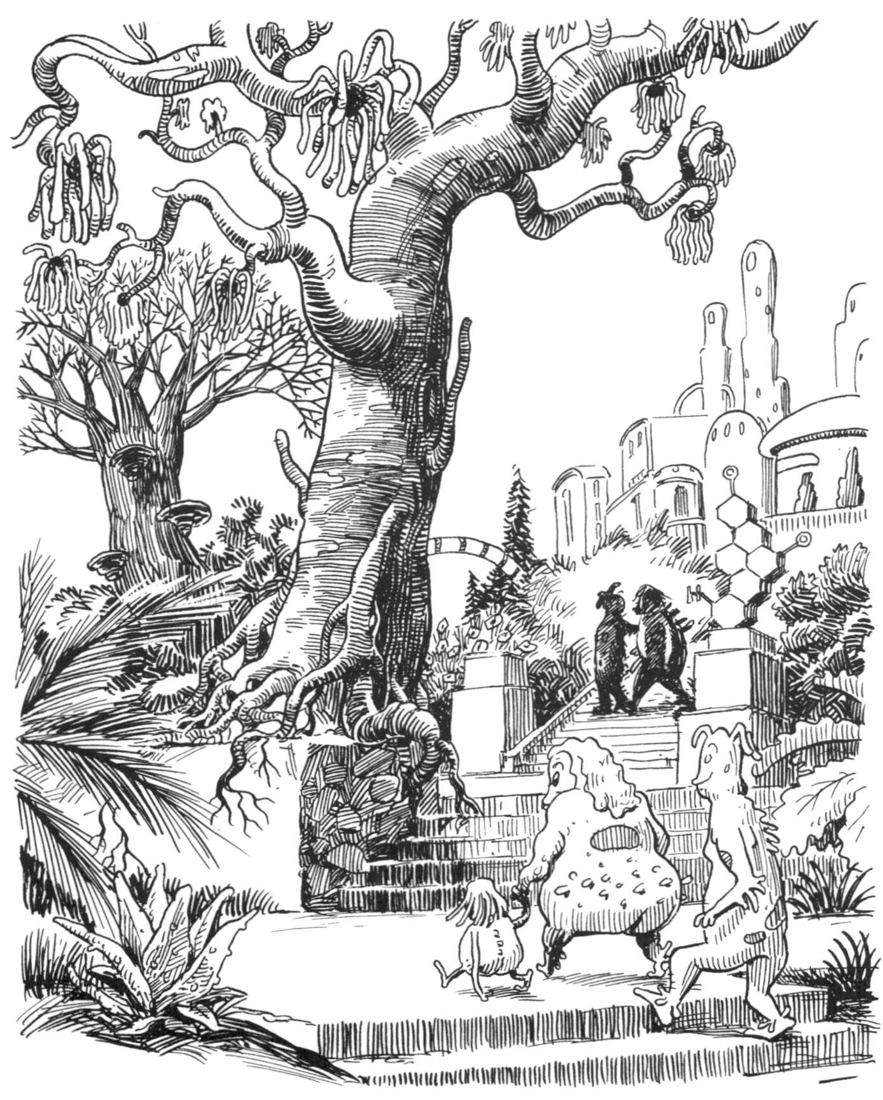

[그림 I.1] 커다란 활력소

도시가 활기 넘치는 정원과 향기로운 식물들로 둘러싸여 있으면 커다란 활력을 느끼게 된다. 마찬가지로 호르몬도 많이 느낄수록 더 건강해진다.

10

아름다운 폐경

호르몬 치료에 대한 의학적 수수께끼

 털 관리

여성의 경우 스물다섯 살 무렵에 얼마나 자주 다리의 털을 면도해야 했는지 기억해보라. 그리고 지금은 얼마나 자주 면도를 하는가?

   A. 거의 그때와 같다.
   B. 줄어들었다.
   C. 지금도 여전히 고릴라 다리를 하고 있다.

만약 B라고 대답했다면 당신은 폐경과 폐경기 증상을 상징하는 호르몬 감소를 경험하는 것일 수 있다.

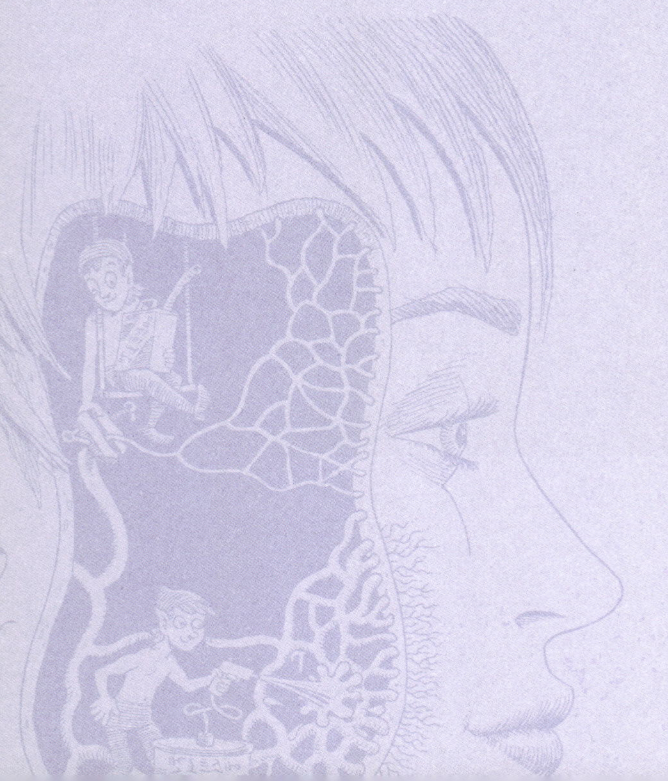

현대의학이 커다란 진보를 이룩했다는 사실에 동의하지 않을 사람은 거의 없을 것이다. 현대의학은 성능이 나쁜 심장을 좋은 심장으로 교체하고 인조 팔다리와 인대를 만들어내며 뱃멀미나 독감을 예방한다. 또한 신체의 가장 깊은 곳을 촬영하거나 겉모습을 성형수술로 바꿀 수도 있다. 그런데 사람들이 관심은 많아도 아직까지 제대로 손을 대지 못하고 있는 것이 하나 있다. 그것은 바로 호르몬을 마음대로 조절하는 일이다. 물론 그것을 위해 엄청난 노력을 기울이긴 했다. 특히 에스트로겐과 테스토스테론의 수준이 떨어지면 여성과 남성의 삶의 질이 나빠진다는 사실을 과학적으로 알게 된 이후, 이 과제는 더욱 명확해졌다. 어떻게 하면 항상 젊게 살 수 있도록 안전하고 효과적으로 호르몬을 보충해 신체 수준을 높일 수 있을까?

이 장에서는 호르몬과 섹스문제가 여성에게 왜 노화의 주요요인이 되는지 논의하고자 한다. 실제로 여성의 성호르몬인 에스트로겐의 감소는 불면증이나 화끈거림처럼 생활을 불편하게 만드는 요소일 뿐 아니라 삶의 질에서 핵심적인 요소인 섹스와도 관련이 있다. 일단 호르몬이 감소하면 성욕감퇴나 질 건조증 등의 문제가 발생한다. 이밖에도 스트레스, 금전적인 문제, 비만, 그리고 사랑을 하찮은 군것질 정도로 여기는 파트너로 인해 성욕이 떨어진다.

에스트로겐 감소와 관련된 증상의 치료에 대해서는 지금까지 많은 논쟁과 혼란이 있어 왔는데 여기에는 그만한 이유가 있다. 무엇보다 호르몬 보충이라는 주제 자체가 서로 대립되는 증거가 경쟁하는 전형적인 의학 수수께끼에 가깝다. 노화방지전문 의사들은 호르몬 치료를 적극 옹호하지만, 호르몬 치료를 정제된 밀가루로 만든 빵에다 버터를 잔뜩 바르는 것보다 더 나쁘다고 생각하는 의사들도 있다.

여기서 우리는 호르몬 보충이 좋은 치료인지 판단할 수 있도록 명확한 증거를 보여줄 것이다.

에스트로겐: 여성 호르몬의 비밀

여성 호르몬이 어떻게, 왜 작용하는가를 알기 위해서는 에스트로겐이 노화에 미치는 영향을 먼저 살펴볼 필요가 있다. 오래 전부터 여성이 일생 동안 만들 수 있는 난자의 숫자는 일정하게 정해져 있는 것으로 생각해왔다. 생물학교과서는 한 달 주기의 모래시계에서 모래가 밑으로 내려가 결국 텅 비게 되듯, 여성은 임신 가능 기간에만 그만한 숫자의 난자가 빠져나온다고 가르치고 있다.

그러나 연구에 따르면 성인의 줄기세포는 생명력 있는 난자의 총수에 영향을 준다고 한다. 그것이 사실이라면 앞으로는 어떤 특수치료를 통해 난자의 숫자를 증가시킬 수도 있으며 또한 그렇게 되기를 기대한다. 여기서 중요한 관심사는 난자 그 자체가 아니라 난자의 숫자와 폐경시기 및 그 증상을 조절하는 에스트로겐이다.

약 28일마다 여성이 출생하기 전부터 난소에

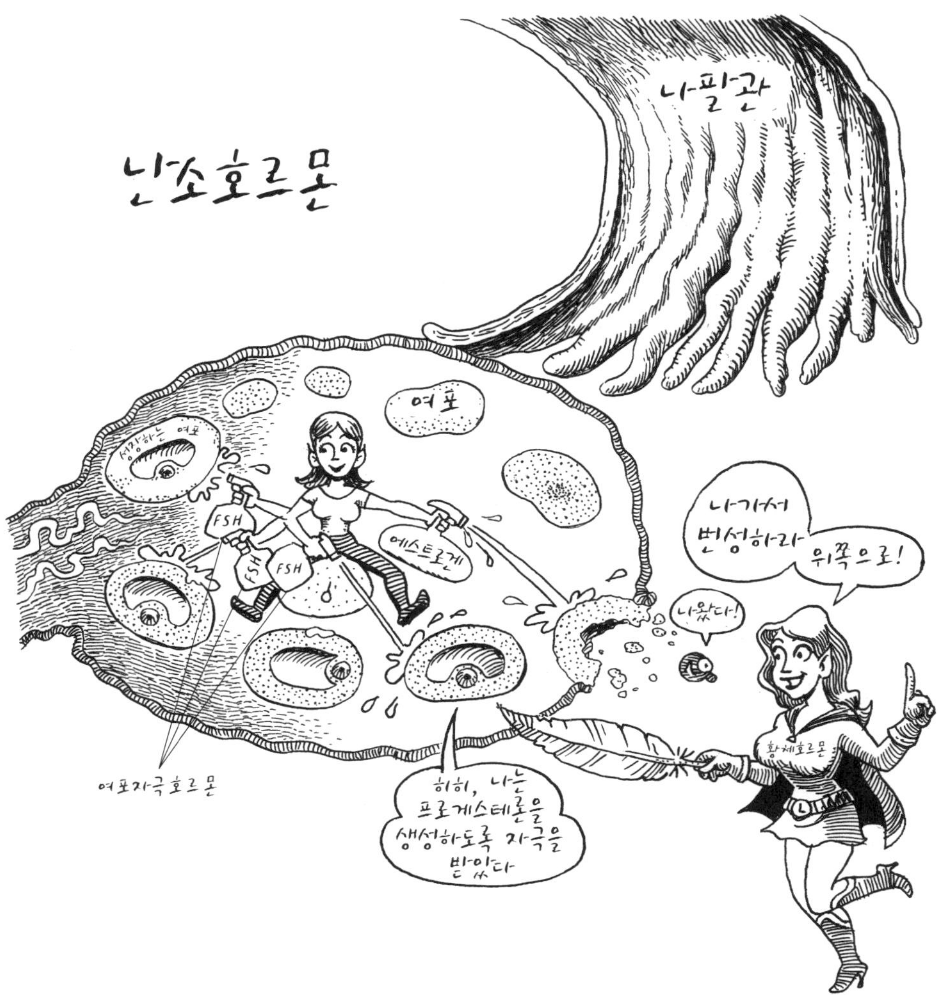

[그림 10.1] 난자 사냥

난소의 여포 속에 들어 있는 난자는 호르몬에 의해 성장하고, 또한 그 자체로 프로게스테론과 안드로겐을 생성한다. 뇌는 여포자극호르몬을 통해 난자 중 하나를 성숙시키며 에스트로겐과 황체호르몬은 성숙한 난자를 나팔관으로 배출한다.

자리 잡고 있던 수천 개의 난자 중 하나가 뇌에게 자신이 자극받을 준비가 되었다고 말한다. 이에 반응해 뇌는 가장 적극적인 난자에게 성숙을 시작하라고 지시한다〈그림 10.1〉. 이때 성숙하는 난자에서 만들어지는 여포에서 에스트로겐이 분비되는데 그중 일부는 대사되어 안드로겐으로 변한다. 안드로겐은 테스토스테론과 흡사한 호르몬으로 이 둘은 서로 선두를 다투며 달리는 육상선수에 비유할 수 있다.

여성의 성욕은 부분적으로 테스토스테론과 유사한 안드로겐의 수준에 의해 좌우된다. 여성이 폐경기가 되어 배란을 멈추면 안드로겐은 50퍼센트 이상 감소하고 부신에서 분비되는 안드로겐만 성욕을 자극한다. 물론 부신에서 분비되는 양도 나이가 들거나 약물로 인해 감소할 수 있다. 안드로겐은 근육량을 증가시키고 근육은 대사를 증가시키는데, 난소와 부신에서의 생산이 줄어들면 여성의 근육량은 줄어들고 체중은 늘어난다. 특히 아랫배가 튀어나온다.

다시 폐경 전의 난소 활동기로 돌아가보자. 매달 선택받은 난자는 다른 난자가 발달하지 못하도록 막는 호르몬을 생산해낸다. 이 호르몬과 다른 호르몬이 함께 그 하나의 난자를 성숙시키고 난소 안에서 난자가 들어 있던 주머니인 황체에 구멍을 낸다. 이제 그 난자가 자궁을 향해 탈출한다. 황체는 프로게스테론을 생산하는데 이 호르몬은 자궁을 부풀려 임신에 대비케 한다. 만약 난자가 수정되지 않으면 황체는 프로게스테론의 생산을 멈추고 여성은 월경을 한다.

내몸에서는 적절한 시간에 적절한 양의 호르몬을 생산해 한 달에 한 개의 난자만 수정과 착상에 이용되도록 한다. 만약 이런 호르몬이 너무 적으면 불임이나 유산으로 이어질 수 있다. 반대로 너무 많으면 임신촉진 약물을 복용하는 여성에게서 흔히 볼 수 있듯 쌍둥이, 세 쌍둥이, 네 쌍둥이 그리고 일곱 쌍둥이까지 생길 수도 있다.

기본적으로 폐경은 배란으로 이어지는 호르몬의 합주가 끝났다는 신호다. 이때 난소에서는 생명력 있는 난자가 모두 소실되고 호르몬의 변화 주기와 매달 치르는 월경주기도 중단된다. 그런데 여성의 신체가 이런 호르몬의 새로운 균형에 적응하기까지는 시간이 필요하다. 그 사이에 폐경증상이 나타나 고생하게 되는데 대표적인 증상이 화끈거림, 불면증, 성욕감퇴, 질 건조증, 피부 가려움증, 모발 및 손톱 건조증, 관절통, 감정적 기복의 심화, 그리고 기억상실 등이다. 심할 때는 심장이 심하게 두근거리거나 간질발작의 위험이 높아질 수도 있다.

이처럼 많은 증상이 나타나지만 에스트로겐 감소가 전적으로 나쁜 것만은 아니다. 아이를 낳고 키우는 일 외에 다른 목표를 이루기 위해서는 일생을 임신 가능 상태로 있으면 안 되지 않겠는가. 문제는 그 과정에서 발생하는 부작용을 어떻게 이겨낼 것인가 하는 점이다.

반세기 전, 학자들은 '만약 에스트로겐 수준을 가임 연령대 수준으로 회복시키면 폐경기 증상을 모두 없앨 수 있을 것'이라고 생각했다. 그러나 현재 신문을 열심히 읽고 있거나 인터넷에 많이 들어가 본 사람이라면 누구나 에스트로겐 치료에 대해 많은 논란이 일고 있음을 알 것이다. 어떤 의사들은 기적의 치료 방법이라고 하지만, 또 다른 의사들은 에스트로겐이라는 말조차 꺼내려 하지 않는다.

사실 에스트로겐은 내몸을 죽일 만큼 최악의 치료법도, 아무런 위험 없이 100퍼센트 효과를 나타내는 최선의 치료법도 아니다. 그 판단은 어디까지나 스스로 할 수밖에 없다. 한 가지 확실한 것은 폐경 증상을 어떻게 받아들이느냐에 따라 반응이 다를 수 있다는 점이다. 그러면 먼저 에스트로겐의 작동원리와 현재처럼 의견이 극단적으로 나뉜 이유를 알아보자.

머리가 세 개인 호르몬:
에스트로겐의 효과가 강력한 이유

흔히 말하는 호르몬 보충요법과 관련해 에스트로겐의 중요한 작동경로에는 세 가지가 있다. 호르몬은 자신에게 맞는 특수 수용체와 결합해 작동하는데, 여기서는 그것을 간단히 수용체 1, 2, 3으로 부르기로 한다.

• 에스트로겐 수용체 1 • 유방과 자궁 조직 내에 있으며 유방 확대나 월경 같은 여성의 특성에 관계된다. 수용체 1과 결합하는 에스트로겐은 유방 및 자궁조직의 성장을 촉진하고 특정한 암과 관련이 있다.

• 에스트로겐 수용체 2 • 심혈관계와 관련되며 이것과 결합하는 에스트로겐은 심장 및 혈관을 보호하는 역할을 한다.

• 에스트로겐 수용체 3 • 뼈와 관계되며 이것과 결합하는 에스트로겐은 뼈를 강화시킨다.

이 세 가지 수용체는 에스트로겐 치료를 마치 마술처럼 보이게 만든다. 수용체 2와 3에 결합하는 에스트로겐이 많아지면 좋은 결과를 낳지만 에스트로겐이 수용체 1과 너무 많이 결합하면 오히려 건강이 위협을 받게 된다.

암의 위험을 높이지 않으면서 심장과 뼈를 보호하는, 그리고 폐경 증상을 감소시키는 소위 '디자이너 에스트로겐'을 찾는 이유가 바로 여기에 있다. 이 신약은 호르몬 치료에서 위험 없이 좋은 효과만 낼 것이라는 기대를 받고 있기 때문이다. 현재까지는 에비스타 Evistar, 경구용 골다공증 치료제가 비록 폐경 증상을 치료하지 못하고 동맥 보호 작용도 없지만, 유방암의 발생을 감소시키는 것으로 보인다.

한편 폐경이 되면 테스토스테론도 소실되기 때문에 근육량이 줄어든다. 여기에 운동량 감소가 결합되면 폐경기 전후의 체중증가를 초래하는 주범이 된다.

에스트로겐 치료의 득과 실

에스트로겐 치료에 대한 초기 연구는 단순히 치료를 받은 여성의 일부에 대한 정보만 수집하는 역학적 연구에 불과했다. 그리고 그 정보를 에

✳ 유방암의 경우 호르몬 치료를 해야 하는가 ✳

거의 모든 유방암은 에스트로겐 수용체의 유무에 따라 분류되며 대체로 유방암의 절반은 수용체를 갖고 있다. 이때 에스트로겐수용체가 양성이면 인체동일형bioidentical 에스트로겐을 포함해 모든 에스트로겐과 콩류의 섭취가 제한된다. 물론 유방암 말기 때는 고용량의 에스트로겐이 오히려 암의 완화를 유도할 수 있기 때문에 예외적이다. 그런데 에스트로겐 수용체가 음성일지라도 에스트로겐을 복용하는 것은 문제가 될 수 있다. 대부분의 의사는 유방암 치료 후에 에스트로겐을 처방하는 데 주저한다. 만약 자신이 어떤 타입인지 잘 모른다면 주치의나 암을 치료한 병원에 문의하면 된다. 1992년 이후 거의 모든 유방암에서 수용체 여부를 검사한다.

스트로겐을 투여하지 않은 폐경기 이후의 여성과 비교했다. 에스트로겐 치료를 받은 사람과 그렇지 않은 사람에 대한 무작위화 과정을 거치지 않고 두 집단을 대조 및 비교했던 것이다.

이 연구는 에스트로겐 치료를 받은 여성이 그렇지 않은 여성에 비해 심장발작 및 허혈성 뇌졸중 발생이 크게 감소했음을 보여주고 있다. 그 것도 약간의 감소가 아닌 75퍼센트까지 감소한 것으로 나타났다. 또한 에스트로겐을 투여한 여성은 HDL콜레스테롤 수준이 높아지고 뼈의 강 도도 증가했으며 폐경 증상이 크게 줄어들었다. 화끈거림, 감정적 기복, 그리고 불면증 등도 거의 사라졌다.

이러한 초기 연구를 통해 에스트로겐 투여는 효과가 큰 치료로 간주되 었지만, 시간이 지남에 따라 에스트로겐 보충치료를 받은 여성에게서 자 궁암 발생의 증가로 이어지는 자궁조직 비후肥厚가 나타났을 뿐 아니라 유방조직도 증식해 유방암 발생이 증가했다. 이에 따라 자궁암의 위험성 을 줄이기 위해 에스트로겐에 합성 프로게스테론인 프로제스틴progestin 을 일정량 첨가해 주기에 맞춰 투여했다. 에스트로겐으로 인해 과도하게 자 극받은 자궁조직이 떨어져나가게 만들었던 것이다. 문제는 이 치료로 인 해 월경이 지속되는 부작용이 나타났다는 점이다.

현재 이런 암 발생 위험을 줄이는 조치를 취하지 않고 에스트로겐 치 료만 해도 되는 경우는 자궁절제술을 시행한 여성들뿐이다. 같은 이유로 비만 여성은 자궁암 위험이 높은데, 이는 신체 지방이 말초 에스트로겐 을 많이 저장하기 때문이다.

한편 뇌졸중, 심장발작, 기억력 감소 등 동맥 노화에 미치는 에스트로 겐의 효과에 대해서는 대규모의 무작위 연구가 시행되었다. 가장 잘 알 려진 연구는 여성건강프로젝트Women's Health Initiative 로, 이 연구에서는 치 료 시작 직후 심장발작 및 뇌졸중이 증가한다는 결과를 얻어냈다. 이는 에스트로겐과 프로제스틴이 하지정맥이나 그밖에 중요한 동맥에서 혈액응고효과가 있기 때문으로 추정된다.

그런데 나중에 그 연구는 많은 문제를 내포하고 있는 것으로 밝혀졌다. 첫째, 대상자들 누구에게도 응고효과를 줄이기 위한 162밀리그램의 아스피린을 처방하지 않았다. 둘째, 그 연구 프로젝트에서 투여한 프로제스틴은 심혈관계 건강을 이롭게 하는 에스트로겐의 효과를 크게 상쇄시키는 것으로 나타났다. 셋째, 연구에 참가한 여성으로 그 전까지 호르몬 치료를 받아본 적 없는 사람들은 대부분 폐경된 지 15년 이상 지나 치료가 필요한 증상이 없었다. 즉 폐경 증상이 심한 여성들은 연구에서 배제되었던 것이다.

최근에는 호르몬 치료가 발달해 새로운 약물이 이용되고 있고 투여용량도 과거에 비해 훨씬 줄어들었다. 이에 따라 비록 전혀 없진 않지만 호르몬 치료의 부작용도 상당히 감소했다. 이 모든 것을 고려한 우리의 입장은 간단하다. 만약 폐경 증상으로 고생하지 않는 25퍼센트의 여성에 속한다면 에스트로겐을 복용할 경우 오히려 문제가 더 커질 수 있다. 그러나 화끈거리는 증상을 견디다 못해 소화전의 밸브를 틀어 물벼락을 맞고 싶을 정도인 25퍼센트에 속한다면 호르몬 치료를 겁내지 않는 것이 좋다.

그렇다면 폐경 증상으로 화끈거리고 귀찮기는 해도 다음에 설명하는 방법을 이용해 그럭저럭 견딜만 한 나머지 50퍼센트의 여성은 어떻게 하는 것이 좋을까?

연구진의 의견이 완전히 일치하는 것은 아니지만 많은 의사들이 복합

무시무시한 사실은 의사의 3분의 2 이상이 호르몬 치료의 위험성을 과대평가한다는 점이다. 대표적인 예로 많은 의사가 심장발작 위험성을 과대평가하는 반면, 에스트로겐이 폐경 후 10년간 발생하는 모든 사망원인을 30퍼센트 감소시킨다는 사실은 간과한다. 최근의 연구에 따르면 아스피린을 함께 복용할 경우 심장병 위험성을 감소시키기 때문에 전체적으로는 이익이 더 많다고 한다. 아래의 표는 어떤 호르몬 치료를 받는가에 따라 관련된 위험성을 요약하고 있다. 오른쪽 두 열의 치료 성적은 무작위 연구를 통해 뒷받침되진 않았지만, 우리가 권장하는 호르몬 치료를 받았을 때의 가장 근접한 예측을 반영한다.

에스트로겐과 프로제스틴을 40년 넘게 복용하고 있다면 위험성은 어떻게 달라질까? 평균에 비해 문제가 발생할 절대비율은 얼마나 증가하게 될까? 2.8퍼센트 증가한다는 것은 40년간 기대했던 것보다 2.8퍼센트 더 많이 발생한다는 것을 의미한다. 위험성은 복용기간에 비례해 조정하면 된다. 특히 자궁절제수술을 받은 여성은 자궁을 보호하기 위한 프로제스틴이 필요 없다. 에스트로겐 단독 치료의 성적은 첫 번째 열과 비슷하고, 아스피린을 복용한다면 네 번째 열에서 그 성적을 찾아볼 수 있다.

	여성건강프로젝트 연구		생체동일형 에스트로겐과 미세형 프로제스틴 패치 크림	
	폐경 이후 모든 시간 동안	폐경 이후 10년 이내에 시작된 경우	아스피린 사용 없음	62.5밀리그램의 아스피린 투여
사망률 변화 (모든 사망원인)	없음	폐경이 된 첫 10년 이내에 30퍼센트 감소	전체적으로는 없음. 그러나 폐경 10년 후부터 시작하면 30퍼센트 감소	아스피린이 암 및 뇌졸중에 미치는 효과로 사망이 1~2년 연기됨. 첫 10년간 동일한 30퍼센트 감소.
심장발작	40년간 2.8퍼센트 증가	8퍼센트 감소 (심장발작으로 인한 장애 및 사망 26퍼센트 감소)	2퍼센트 감소	12퍼센트 감소 (심장발작으로 인한 장애 및 사망 35퍼센트 감소)
뇌졸중	3.2퍼센트 증가	3.2퍼센트 증가	4퍼센트 증가	5퍼센트 감소
심부정맥혈전증	7퍼센트 증가	7퍼센트 증가	7퍼센트 증가	1퍼센트 증가
유방암	3.2퍼센트 증가	1퍼센트 증가	3.2퍼센트 증가	1퍼센트 증가
대장직장암	2.4퍼센트 감소	1퍼센트 감소	1퍼센트 감소	1퍼센트 감소
기억력 소실	변화 없음	2~3년 지연	2~3년 지연	4~6년 지연
고관절/척추골절	2퍼센트 감소	2.2퍼센트 감소	2.2퍼센트 감소	2.2퍼센트 감소
화끈거리는 홍반, 질 건조증, 불면증	94퍼센트 사라짐	94퍼센트 사라짐	94퍼센트 사라짐	94퍼센트 사라짐
전반적인 변화 (모든 부작용이 동일하다고 볼 때)	4.8퍼센트 증가	폐경 후 첫 10년간 29.8퍼센트 감소	2퍼센트 증가	18.2퍼센트 감소 (폐경 후 10년간 47.4퍼센트 감소)

형 치료 외에 미세화한 프로제스틴 및 아스피린을 함께 투여하는 호르몬 치료가 심리적 효과 이상을 가져온다는 데 동의한다. 물론 대부분의 의사는 아직 회의적인 입장을 취하고 있으며 이들은 좀 더 많은 연구 결과가 축적될 때까지는 호르몬 치료를 권하지 않을 것이다.

그러나 우리는 20년 이상의 세월이 흐르면 호르몬_{인체동일형 에스트로겐, 미세화한 프로제스틴}과 함께 혈액응고 위험을 줄이기 위한 아스피린 치료를 받는 여성이 더 오랫동안 높은 삶의 질을 영위할 수 있을 것으로 믿는다. 심장질환, 동맥 노화, 기억력 감퇴 등이 줄어들고 뼈는 더 강해질 것이기 때문이다. 그렇다고 부정적인 면을 완전히 배제하는 것은 아니다. 에스트로겐이 민감성 유방조직의 성장을 촉진하므로 유방암의 위험이 약간 증가할지도 모른다. 이 점을 염두에 두고 호르몬 치료가 가져다줄 이익이 잠재적 위험을 능가할지 주치의와 상의해보라.

✳ 호르몬 치료는 언제까지 받아야 할까 ✳

우리는 호르몬 치료가 궁극적으로 유익하다고 믿지만 이 질문에 대한 대답은 변할 수 있다. 현재로서는 폐경 증상이 없으면 위험이 이익보다 높기 때문에 폐경 후 10년 이후에 호르몬 치료를 시작하는 것은 권장하지 않는다. 위 표의 치료 성적은 40년간 복용했을 경우를 나타낸 것이지만 일부 데이터는 완벽하지 않다. 우리는 가족에게 폐경 후 10년 이하로만 호르몬 치료를 받으라고 권한다.

내몸 젊게 만들기 작전: 호르몬 치료

내몸이 에스트로겐을 자연적으로 증가시킬 수 있는 방법은 여러 가지가 있지만, 운동이나 심호흡 같은 방법은 폐경 증상을 예방하고 줄이는 문제에서 별다른 힘을 발휘하지 못한다. 현재까지는 호르몬 치료가 가장 효과적이다. 그러나 호르몬 치료를 받을 것인지는 개인의 상황에 따라 결정해야 한다.

내몸 젊게 만들기 작전 1 호르몬 치료에 대한 지식을 습득한다

호르몬 보충치료에 관해 알아본 사람은 호르몬 화합물의 숫자가 커피숍 숫자만큼이나 많다는 것을 알게 되었을 것이다. 짐작하겠지만 사실 그중에는 큰 효과가 없는 것도 있다. 사람들은 치료제를 약국이나 건강식품점, 심지어 떠돌이 약장사에게 구입한다. 중요한 것은 주사를 맞든 약제로 복용하든 또는 피부에 바르든 자신이 사용하는 것이 무엇인지 알고 있어야 한다는 점이다. 다음에 제시하는 몇 가지 용어를 알아두면 도움이 된다.

- **미세화한 프로게스테론** Micronized progesterone • 복용한 프로게스테론 제제가 제대로 흡수되려면 위장과 소장에서 위산 및 효소가 그것을 소화시키면 안 된다. 이에 따라 프로게스테론은 처음부터 초산군 acetate group 이 결합된 형태로 이용됐다.

하지만 초산군은 프로게스테론의 유익한 효과 중 일부를 변화시키는 것으로 나타났고 이에 따라 프로게스테론을 캡슐 속에 넣는 미세화한 프로게스테론이 개발되었다. 보호용으로 결합된 초산군의 부작용 없이 유익한 효과를 얻게 된 것이다.

● **인체동일형 화합물** Bioidentical compounds ● 합성되거나 자연 분자 상태인 에스트로겐과 프로게스테론으로 내몸에 있는 형태와 '가장 유사한' 호르몬 제제를 말한다. 제약회사 등에서 여러 가지 방법으로 제조한다. 개중에는 제약회사에서 혼합 제조하는 합성물질에만 이 용어를 적용하는 사람도 있지만, 사실 대규모 제약회사에서 엄격한 관리를 거쳐 생산하는 자연 화합물도 있다.

● **자연 화합물** Natural compounds ● 인체 호르몬과 비슷한 식물성 호르몬을 함유한 콩이나 참마 등 생약 보충제제를 말한다.

내몸 젊게 만들기 작전 2 자신에게 맞는 방법을 선택한다

호르몬 치료를 위한 호르몬 투여방법에는 알약, 패치, 겔, 질 크림, 그리고 이들의 병행 등 여러 가지가 있다. 매달 월경을 하게 하는 방법에서는 한 달에 3주간 지속적으로 에스트로겐을 투여하고 12일간 프로제스틴을 추가한다. 매 3개월 또는 매 2년 주기를 이용하는 새로운 제제도 있는데 이 방법을 선택하면 월경을 자주 하지 않아도 된다. 또한 두 가지 호르몬이 함께 포함된 알약을 매일 지속적으로 복용하는 방법도 있다. 이 방법을 시작할 때 불규칙한 월경이 생기면 호르몬이 충분하지 않은 것이다.

이들 방법은 자연적이지 않아 보이지만 인류의 조상이 계속되는 임신과 모유수유로 평생 월경 횟수가 100회 정도에 불과했음을 고려하면 그렇게 비자연적인 것도 아니다. 오늘날 대부분의 여성은 350회 정도 월경을 하기 때문에 월경 횟수를 줄이는 것이 생각보다 자연스러울 수도 있다.

알약 복용을 원치 않는 여성은 허벅지나 복부에 패치를 붙이거나 에스트로겐 겔 또는 크림을 바를 수도 있다. 에스트로겐과 프로제스틴이 모두 포함된 패치도 있지만 많은 패치 및 겔과 크림이 에스트로겐만 함유하고 있으며, 이 경우에는 자궁을 보호하기 위해 프로게스테론 알약을 추가로 복용할 필요가 있다.

인체동일형 합성제제는 주로 겔 형태로 되어 있다. 겔이나 크림 형태의 투여방법이 더 안전하고 좋다는 데이터도 있지만, 모두가 그 연구 결과에 동의하는 것은 아니다. 어떤 투여방법에서든 만약 부작용이 나타난다면 중단하거나 용량을 줄일 수 있도록 인체 내에 머무는 시간이 짧아야 한다. 합성제제의 장점 중 하나는 적은 용량으로 시작해 점점 증가시켜가며 용량을 조절할 수 있다는 점이다. 반대로 주사나 삽입제제는 일단 신체시스템 내에 이식되면 주기가 끝날 때까지 제거할 수 없어 치료를 시작할 때 이용하기에 적절치 못하다.

내몸 젊게 만들기 작전3 치료 계획을 세운다

어떤 종류의 호르몬 치료를 해야 하는지는 어떻게 알 수 있을까? 여성건강프로젝트에서 사용한 약제는 임신한 암말의 소변에서 추출한 병합

말 에스트로겐과 프로게스테론 아세테이트의 복합제제이다. 여기서 선택된 프로게스틴은 안타깝게도 동맥 건강에 대한 에스트로겐의 유익한 효과를 상쇄시키는 것으로 나타났다. 바로 이것이 우리가 인체동일형 합성에스트로겐을 추천하는 이유다. 그리고 프로게스테론 성분은 미세화 처리를 한 경구용 약제를 추천한다.

대부분의 전문가는 가장 적은 용량을 최단기간만 사용해 호르몬 치료의 목표를 달성해야 한다는 데 동의하지만, 혈액검사로는 에스트로겐이 세포차원에서 나타내는 효과를 예상하기가 어렵다. 특히 폐경에 가까워지면 여성의 호르몬 수준 변동이 심하기 때문에 처방량을 결정할 때는 혈액검사보다 증상에 초점을 맞춰야 한다.

화끈거림은 대부분 폐경 후 3~5년 내에 좋아진다. 그러므로 화끈거림에 반드시 대처해야 하는 것은 아니며 만약 증상이 약하다면 호르몬 치료가 아닌 다른 방법을 이용할 수도 있다. 화끈거림을 줄이는 데는 에스트로겐이 90퍼센트 효과적이지만 다른 방법도 도움이 된다〈그림 10.2〉.

만약 내몸의 중앙온도조절장치를 통제하고 동맥을 이완시킬 수 있다면 마치 롤러코스터처럼 급속한 혈관수축과 확장으로 인해 땀이 흐르는 일은 막을 수 있을 것이다. 마찬가지로 명상이나 이완기법도 화끈거림을 줄이는 데 도움이 된다. 또한 심호흡은 산화질소 부족이라는 노화의 주요요인에 대항하는 데 도움을 주며 에스트로겐 치료를 제외한 다른 어떤 방법보다 효과적이다. 요가 역시 복식호흡에 도움이 되며 혈압과 맥박을 낮추는 자세를 취하게 해준다. 비타민 E는 경우에 따라 도움이 될 수도 음양곽淫羊藿은 성욕을 증가시키는 것으로 알려져 있으나 실제로 여성에게는 효과가 없고 남성도 입으로 복용하면 효과가 없다. 쥐 실험에서는 수컷 쥐의 음경에 주사했을 때만 효과가 있는 것으로 나타났다. 또 다른 약초인 승마升摩 복용자 중 35퍼센트가 화끈거림이 줄어드는 것으로 나타났는데 이는 위약僞藥, 환자를 안심시키기 위해 주는 약의 효과와 같다. 어쨌든 35퍼센트도 무시할 수 없는 수치이고 부작용이 거의 없어 많은 여성이 이 약초를 복용한다. 특히 35퍼센트가 호전 증세를 보인다는 것은 긍정적인 생각이 몸을 제어할 수 있다는 것을 증명한다. 그러므로 만약 폐경 증상이 있다면 운동, 심호흡, 승마, 달맞이꽃 종자유 등을 시험해보는 것이 좋다.

있다. 흔히 간과하지만 중요한 영향을 미치는 또 다른 요소는 포화지방의 양이다. 포화지방은 식사 후 동맥을 수축시키는데 확장과 수축이 급하게 되풀이되면 화끈거림이 더욱 잘 나타나게 된다. 물론 포화지방을 줄이면 그만큼 증상도 줄어든다.

내몸 젊게 만들기 작전 5 **다른 약물도 고려한다**

진통제나 간질 치료에 이용되는 약물인 가바펜틴gabapentin도 화끈거림의 강도와 빈도를 거의 50퍼센트 줄여주는 것으로 나타났다. 이것은 에스트로겐을 제외하면 화끈거림을 치료하는 데 가장 좋은 최신 약물이라

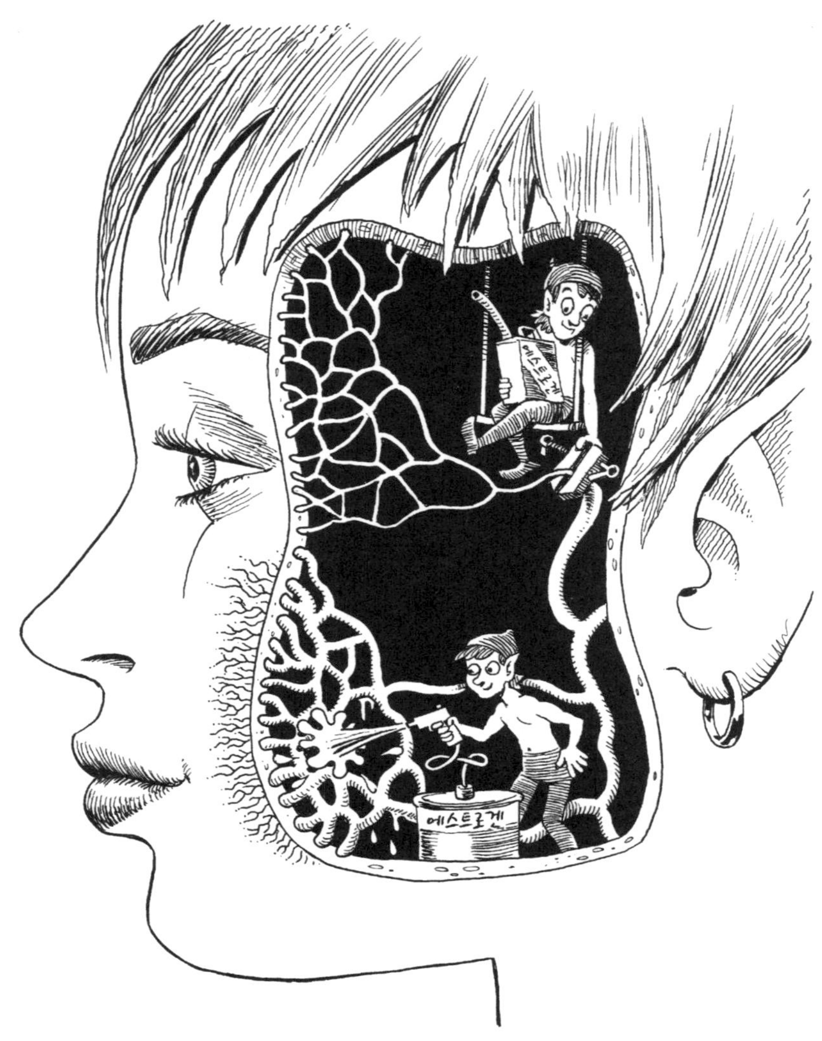

[**그림 10.2**] 얼굴이 달아올라!

에스트로겐은 동맥을 확장하지만 갑자기 분비되면 동맥이 잘 적응하지 못한다. 이때 동맥은 과잉팽창하게 되고 많은 혈액을 피부에 불러들여 화끈거림을 초래한다. 동맥을 영구적으로 이완시킬 수 있다면 이처럼 롤러코스터 같은 현상을 쉽게 치료할 수 있을 것이다.

고 할 수 있다. 클로니딘clonidine 같은 알파 차단제와 항우울제의 일종인 선택적 세로토닌 재흡수 억제제도 증상을 약 60퍼센트 감소시킨다. 그런데 클로니딘은 갑자기 중단했을 때 반동성 고혈압이 생길 위험이 있기

✻ 콩을 섭취하면 안 되는가 ✻

콩에는 50여 종이 넘는 식물성 에스트로겐이 들어 있고 이들은 세 가지 에스트로겐 수용체에 작용해 자궁과 유방의 건강, 골밀도, 동맥의 안정에 도움을 준다. 그렇다면 호르몬은 집어치우고 하루에 두부 한 모씩만 더 먹으면 되지 않을까? 이론은 그럴듯하지만 콩 속의 식물성 에스트로겐의 함량은 천차만별이다. 가장 큰 영향을 미치는 것은 콩이 자라는 땅이기 때문에 정말로 도움이 되는지, 에스트로겐 수용체가 양성인 유방암에서 해가 되지 않는지를 예측하기가 어렵다. 물론 콩 추출물을 사용해 시행한 연구는 많지만 결론은 아직 유보적이다. 그렇다고 두부를 냉장고 깊은 곳으로 치울 필요는 없다. 콩의 지방 성분인 오메가-6는 건강한 지방이고 콩 단백질은 쇠고기나 닭고기에 비해 건강에 더 좋으며 섬유질도 많이 함유되어 있다. 화끈거림을 줄일 수 없을지는 몰라도 전체 건강에는 확실히 도움이 되는 것이다.

콩을 포함한 전통식을 즐겨 먹는 일본 여성은 서양식을 주로 먹는 서양 여성보다 유방암 발생률이 낮다는 것이 보고된 바 있다. 물론 일본인의 전통식은 생선, 야채, 차를 많이 섭취하고 붉은 고기와 유제품은 적게 섭취한다는 장점도 있다. 특히 콩 식물성 에스트로겐으로 최대의 이익을 보려면 몇 세대에 걸쳐 꾸준히 콩류를 섭취해야 한다. 일시적인 유행처럼 한때만 엄청난 양의 두부를 먹는 미국인에게는 그 효과를 기대하기 힘들다.

때문에 많이 권장되진 않는다. 이 약을 복용하는 환자는 부작용 발생을 줄이기 위해 서서히 줄이다 중단해야 하지만, 많은 환자가 이런 주의사항을 지키지 않고 갑자기 복용을 중단해 고혈압 발생 위험을 높이는 경우가 있다. 이런 약제는 에스트로겐보다 많은 부작용이 나타나고 있음에도 일부 여성은 이것을 선호하기도 한다.

내몸 젊게 만들기 작전6   크림을 이용한다

만약 성욕이 줄었다면 내몸 안에서 안드로겐 수준이 낮아졌을 수도 있다. 이때 소량의 테스토스테론 크림이나 에스트로겐, 성욕증강용 테스토스테론을 혼합한 제제의 복용을 고려해보는 것도 좋다. 이미 호르몬 보충치료로 에스트로겐을 복용 중이라면 의사에게 처방을 변경해달라고 해도 된다. 크림은 질 주위 또는 피부에 바르거나 혀 아래에 소량 떨어뜨릴 수 있는데, 이렇게 하면 커다란 분자가 더 잘 흡수된다. 만약 입으로 삼키면 흡수되기 전에 위장 속 효소가 파괴하고 만다.

✻ 프로게스테론 결핍 ✻

호르몬 치료로 살이 찌면 프로게스테론 결핍이 주범으로 몰린다. 프로게스테론은 기초체온을 높여 더 많은 칼로리를 소모하게 만드는데 배란도, 프로게스테론도 없으면 기초체온은 올라가지 않고 더 적은 칼로리만 사용된다. 이 정도만 해도 1년에 3~4킬로그램의 살을 찌울 수 있다.

 유발요인을 피한다

화끈거림이 처음 나타났을 때를 기억해보라. 무엇이 증상을 촉발했는
가? 흔한 원인으로는 스트레스, 적포도주, 초콜릿, 커피, 그리고 더운 방
이 있다.

11

전립선의
은밀한 이야기

행복과 불행의 갈림길에서

밤에 소변보기

남성의 경우:

잠자는 동안 소변을 보기 위해 얼마나 자주 깨는가?

한 번 이상 깬다면 밤에 자기 전에 음료를 너무 많이 마셨거나 전립선이 비대해진 경우다.

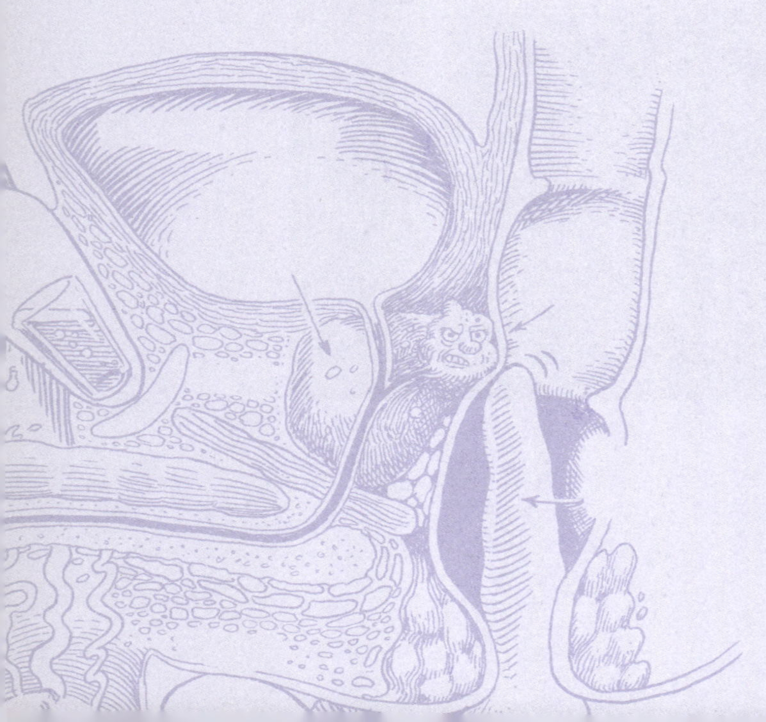

인정하지 않는 남성도 있겠지만 남성은 대개 모든 종류의 두려움을 갖고 있다. 예를 들면 대중 앞에서 말하는 것을 두려워하고 골프에서 쉬운 퍼트를 놓치게 될까 걱정하며 술 한 잔 사지 않는 소심한 남자라고 여성들의 입방아에 오르내릴 것을 염려하기도 한다.

남성은 대개 어깨에 힘을 주고 엄격한 표정을 짓지만 다음의 상황에서만큼은 사람들이 빼곡히 들어찬 사우나에서보다 더 많은 땀을 흘리며 두려워한다. 그것은 고무장갑을 낀 의사가 "허리를 앞으로 굽히세요"라고 말할 때이다. 잠깐이면 끝나는 직장수지검사에서 많은 남성이 마치 태양빛에 노출된 지렁이처럼 몸을 움찔하며 어쩔 줄 몰라 하는 것이다. 자신의 배꼽과 허벅지 사이로 의사의 날카로운 수술 칼이 파고 들어갈 일이 생길지도 모른다고 걱정하기 때문이다.

남성의 전립선에서 만들어지는 체액은 사정할 때 정자를 보호하고 활력을 유지 및 강화해주는 역할을 하지만 나이가 들면 고장이 나기도 한다. 그러나 이것은 남들에게 편하게 말할 수 없는 증상이다. 전립선이 노화되면 골반 부위에 마치 불타는 화덕처럼 뜨끔거리는 증상이 생기거나, 대화 중에 소변을 못 참고 화장실에 가느라 대화를 끊는 무례함을 범할 수도 있다. 여담이지만 영어로 전립선을 뜻하는 'prostate'를 바닥에 엎드린다는 뜻의 'prostrate'와 혼동하면 안 된다. 하긴 전립선에 염증이 생기면 바닥을 설설 기어 다닐 수도 있다.

사실 팬티에 소변이 묻는다거나 사정하는 힘이 약해졌다는 말을 하려면 창피할 수도 있으나, 전립선문제는 대부분의 남성이 경험하게 되며 여성의 폐경에 해당한다고 볼 수 있다. 이 장에서는 전립선 기능 이상이 어떻게 나타나며 건강을 유지하기 위해 해야 할 일은 무엇인지 살펴본다.

전립선: 잘 흘러나가게 하라

전립선은 방광 아래쪽, 직장 앞에 있으며 호두만 한 크기다〈그림 11.1〉. 따라서 요가 교사가 아니라면 대부분의 사람들은 자신의 전립선을 볼 수 없다. 이 전립선에는 정액을 외부로 수송하는 관인 정관이 붙어 있고 방광에서 소변을 받아 내보내는 요도가 전립선을 통과한다.

신체의 다른 장기와 달리 나이가 들면 전립선이 커진다. 노화의 주요요인인 괴짜 호르몬은 전립선에 테스토스테론이라는 대표자를 보내는데, 이 호르몬은 근육처럼 성과 관련이 없는 조직에서는 활력을 주는 스테로이드로 작용한다. 하지만 성과 관련된 조직에서는 테스토스테론이 활력 스테로이드인 디히드로테스토스테론DHT, dihydrotestosterone 으로 변화한다. 디히드로테스토스테론은 전립선을 성장시켜 비대하게 만들고 탈모를 더 심화시키는 범인이기도 하다. 만약 음낭에 테스토스테론패치를 부착하면 디히드로테스토스테론이 더 많이 만들어질 수도 있는데, 이는 음낭의 피부에 테스토스테론을 디히드로테스토스테론으로 변환시키는 효소가 고밀도로 존재하기 때문이다.

그러나 도시계획과 마찬가지로 성장이 반드시 나쁜 것만은 아니다. 성장을 통제할 수 있고 또한 성장을 감당할 인프라 구조를 확보한 상태에서는 더욱더 그렇다. 중요한 것은 전립선이 노화와 더불어 성장하는 이유가 무엇이며, 또한 그러한 성장이 내몸을 죽음으로 이끌거나 생활의

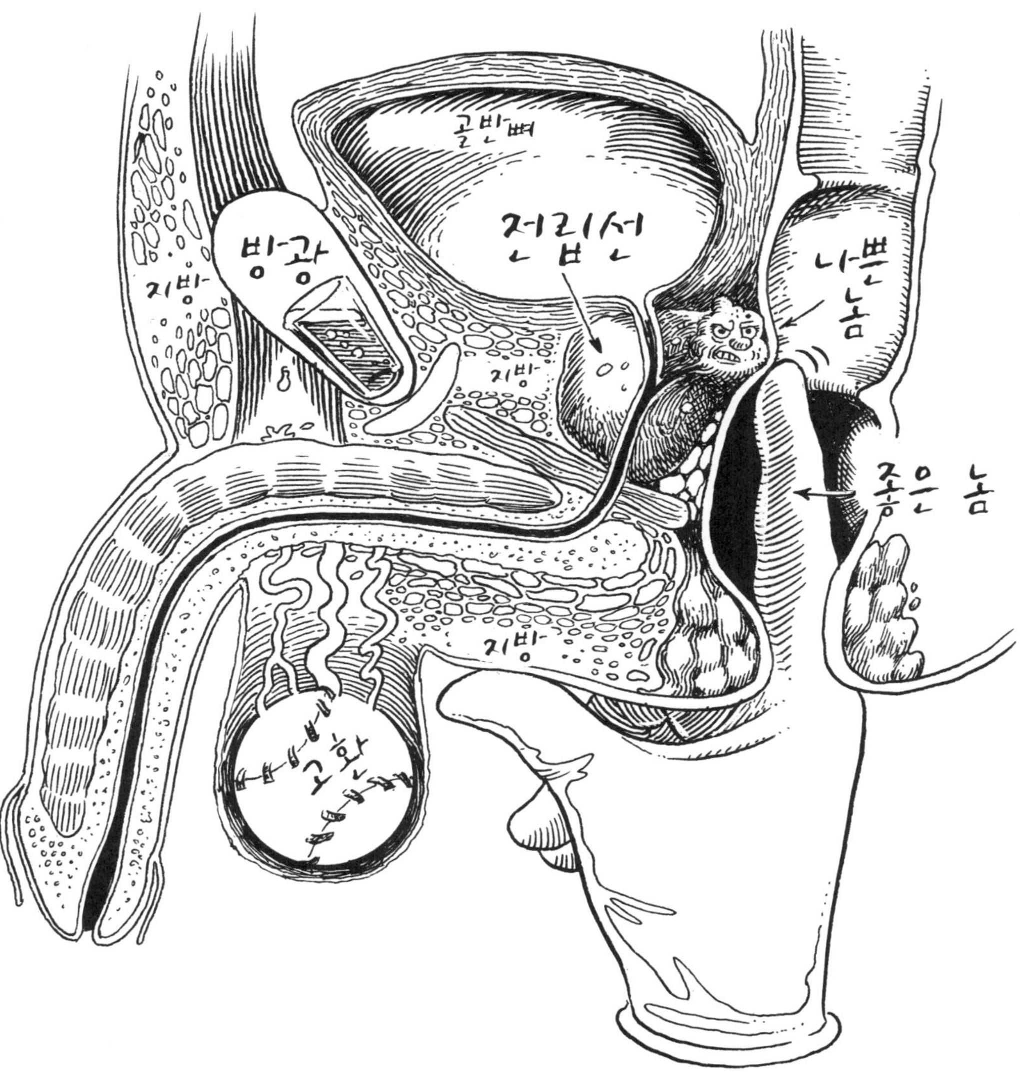

[**그림 11.1**] 손가락 검사

호두만 한 크기의 전립선 안에는 정자를 운반하는 정관과 소변을 배출하는 요도가 교차한다. 전립선 혹이나 전립선비대증은 직장수지검사로 알아낼 수 있다.

질을 변화시키는지 아닌지를 결정하는 일이다. 호두만 한 크기의 전립선을 자두만 한 크기로 또는 그렇게 느껴지도록 만드는 주요요인은 다음과 같다.

● **전립선염** ● 전립선에 생기는 염증으로 박테리아가 원인인 경우가 많다. 전립선염이 있어도 아무런 증상을 느끼지 못하는 사람도 있지만 골반 가운데 부위에 통증을 호소하는 경우도 있다. 그 이유는 염증으로 전립선이 부어올라 요도를 누르면서 통증이 발생하기 때문이다. 요도가 눌리면 배뇨에 문제가 생기며 마치 맥주를 여러 잔 연달아 들이킨 것처럼 당장이라도 소변이 나올 것 같은 압박을 느끼게 된다. 치은염이 몸 전체의 전반적인 염증상태를 의미하듯, 전립선염도 내몸 전체에 걸쳐 위험한 염증이 있다는 신호가 된다.

● **양성 전립선비대증** BPH, benign prostatic hypertrophy ● 전립선의 안쪽 부위인 요도 주위에서 발생하며 나이가 들고 고환이 있는 경우에만 나타나는 비대증으로 암은 아니다. 대개 예순 살 남성의 약 절반, 여든다섯 살 남성의 10명 중 9명에게 전립선비대증이 생긴다. 이 질환은 만성감염과 영양결핍 등의 원인으로 산화질소가 감소되거나 산화성 스트레스가 증가할 때 전립선이 점차 커지면서 발생한다.

증상은 전립선염이 있을 때와 비슷하다. 항상 소변이 나올 것 같고 소변을 봐도 방광이 완전히 비워지지 않는 듯한 느낌이 드는 것이다. 또한 소변을 볼 때 불에 데는 듯한 작열감이 생기기도 하며 방광을 완전히 비우지 못하므로 화장실을 계속 들락거리게 된다. 밤에 소변을 보기 위해 자주 깨어나기도 한다. 만약 저녁식사 후에 커피를 한 잔 하면 소변을 더 자주 보게 된다. 그러나 많은 사람의 생각과 달리 이런 증상이 다음에 설명하는 전립선암의 위험을 증가시키는 것은 아니다.

● **전립선암** ● 주로 전립선 바깥쪽 부위에 생기며 흔히 '모 아니면 도'라고 말한다. 즉 전립선을 떼어내거나 아니면 내가 죽어야 한다는 얘기다. 그렇다고 전립선암을 모두 수술로 치료할 필요는 없다. 치료 방법은 증상을 세밀히 추적 관찰한 후 자신의 기대여명이나 생활의 질, 치료로 인해 발생 가능한 부작용, 그리고 암의 악성도 등을 고려해서 결정해야 한다. 흔히 의사들은 전립선암에서 암세포의 악성도를 결정할 때 글리슨점수GS. Gleason Score라는 조직학적 소견을 이용한다. 만약 전립선 제거를 선택했다면 그 부작용으로 요실금, 성기능장애 등이 나타날 수 있음을 염두에 둬야 한다.

사실 아흔 살까지 남성의 약 90퍼센트가 전립선암에 걸리지만 종양의 성장이 매우 느리기 때문에 일반적으로 그 질병이 그들의 기대여명을 단축시키지는 않는다. 이것이 전립선암이 다른 암과 다른 점이다.

전립선 이상으로 나타나는 증상은 대체로 비슷하기 때문에 정확한 질환을 진단하기가 어렵다. 심지어 전혀 증상이 없는 경우도 있다. 의사들은 먼저 직장수지검사를 통해 염증이나 비정상적인 성장이 있는지 손가락의 감촉으로 확인한다. 이때 초음파도 이용되며 염증 또는 암을 감별 진단하기 위한 조직검사를 시행할 수도 있다. 또한 소변배출 속도 등 전립선질환과 관련된 여러 가지 배뇨 증상도 검사한다.

현재 직장수지검사와 함께 주로 이용되는 방법은 혈액 속의 전립선특이항원PSA, prostate-specific antigen 검사이다. 이것은 전립선의 염증상태를 검사하는 것으로 많은 사람의 생각과 달리 수치가 높다고 해서 암을 시사하는 것은 아니다. 단지 어떤 이유로 전립선이 비대해졌음을 의미할 뿐이다. 암도 그 이유가 될 수 있지만 다른 원인도 있을 수 있다. 따라서 자신의 현재 PSA 수치보다 매년 또는 6개월 단위로 수치 변화를 추적하며 비대증이나 염증이 서서히 진행하는지, 아니면 급등하는 주식처럼 빠르게 변하는지 추적하는 것이 중요하다. PSA 수치는 1년에 30퍼센트 이내로 증가해야 정상이기 때문에 일부 의사는 남성에게 서른다섯 살부터 매년 PSA검사를 받도록 권장한다. 그렇지만 PSA검사가 직장수지검사를 대체할 수는 없다. 전립선암 환자의 최소 20퍼센트에서 PSA의 상승이 없기 때문에 처음부터 직장수지검사와 PSA검사를 함께해야 정확한 진단을 내릴 수 있다.

PSA는 콜레스테롤과 마찬가지로 총수치보다 두 가지 성분의 수치가 더 중요하다. 다시 말해 PSA 수치는 자유 PSA와 결합 PSA 모두를 측정해야 하는데, 자유 PSA 수치가 낮을수록 암의 가능성이 커지며 보통 15퍼센트 이하면 조직검사를 받아야 한다. 그 이유는 암세포가 PSA와의 결합을 강화하는 화합물질을 만들어내기 때문이다. PSA가 4~10퍼센트의 애매한 수치로 나타날 때 자유 PSA 수치는 중요한 의미를 지닌다. PSA는 암의 존재가 아니라 전립선이 자극받고 있음을 의미하는 것으로 요로감염, 자전거타기, 전립선염 등이나 검사 전 24시간 이내에 성관계를 했을 때도 상승할 수 있는 것이다.

다음은 PSA의 정상수치를 제시한 표이며 한 번의 검사보다 시간에 따른 증가가 더욱 의미가 있다.

연령	PSA 수치(ng/ml)
40~49	0~0.25
50~59	0~3.5
60~69	0~4.5
70~79	0~6.5

주요 치료 방법

증상을 견디기 힘들거나 암의 성장속도가 빨라 전립선 제거의 부작용보다 현 상태가 더 위험하다고 판단되면 의학적 치료를 선택해야 한다. 암뿐 아니라 전립선비대증 같은 양성질환에도 여러 가지 치료 방법이 있다. 어떤 경우에는 여생 내내 약물을 복용하기보다 수술받기를 선택할 수도 있다. 사실 남성의 약 30퍼센트가 어떤 형태로든 전립선 수술을 받는다. 여기서 몇 가지 치료 방법을 제시하고 있지만 전립선 치료 방법이 매우 빠르게 변화하고 있으므로 주치의와 상의해서 결정해야 한다.

전립선암의 치료

● **근치적 전립선절제술** ● 이 수술은 전립선과 주위 조직을 모두 제거한다. 암이 전이되지 않았을 때 완치시킬 수 있는 방법이다. 전립선이 없

어지므로 일시적으로는 방광조절에 문제가 생긴다. 다른 선택으로 신경을 보전하는 근치적 치골후방 전립선절제술이 있는데, 이 경우에는 수술 후 발기가 가능하다. 다른 조직으로의 침범을 가장 적게 하는 방법으로 복강경 또는 로봇복강경 신경보전 근치적 전립선절제술도 이용된다.

● **방사선 요법** ●　방사선과 방사성 동위원소인 시드seed 삽입술은 근접 방사선 치료법으로 암세포와 조직에 직접 방사선을 주입해 죽이는 비수술적 치료이다. 예순 살 이하거나 앞으로 최소한 30년 이상 더 살 수 있는 환자에게는 경험 많은 수술팀에 의한 신경보전 방식의 근치적 치골후방 전립선절제술이 좋고, 20년 이상 살기 어려운 환자에게는 직접적인 방사선 치료가 더 낫다고 본다. 그 중간의 환자는 건강상태에 따라 결정해야 한다. 어떤 방법을 선택하더라도 다음의 〈내몸 젊게 만들기 작전〉에서 설명하는 영양계획을 세우는 것이 좋다.

양성 전립선비대증의 치료

요도를 통한 시술에는 여러 가지 방법이 있다. 레이저 전립선절제술, 고주파 전립선절제술, 그리고 전기기화술 등으로 전립선의 안쪽 조직 일부를 제거해 염증을 해소하고 비대증과 관련된 증상을 줄인다. 일반적으로 이런 시술은 입원하지 않고 외래에서 간단하게 시행할 수 있으며 비뇨기과 의사와 상의해 어떤 방법이 증상완화에 가장 도움이 될 것인지 결정하게 된다. 이런 시술의 단점은 나중에 다시 해야 할 필요가 있다는 것이며 수술도구가 구멍을 뚫고 지나간 자리로 소변이 새나갈 수도 있다.

내몸 젊게 만들기 작전: 전립선 해석

전립선 관련 질병을 예방하는 것도 중요하지만, 여러 가지 치료 방법을 이해하고 전립선문제를 해석하는 것 역시 매우 중요하다. 전립선의 성장을 막을 수는 없더라도 전립선이 내몸을 망가뜨리지 않게 할 수는 있기 때문이다. 일반적으로 심장에 좋은 것은 전립선에도 좋다.

내몸 젊게 만들기 작전 1 비교하라

앞서 말했지만 PSA 수치가 높게 나왔다고 해서 크게 불안해할 필요는 없다. 다음번 검사를 위해 참고수치로 기억해두면 된다. 다른 검사장비로 검사하면 결과가 달라질 수도 있으며 만약 다른 병원에서 검사한다면 수치 증가나 감소는 전립선상태의 실제 변화를 반영하는 것이 아니라 단지 검사 결과일 가능성도 있다. 그러므로 다른 병원에서 검사한다면 새로운 기준을 정해야 한다.

내몸 젊게 만들기 작전 2 약용 식물을 이용한다

흔히 고환나무라는 별명으로 불리는 아보카도avocado 는 두 개가 쌍으로 자라는데 그중 하나가 다른 것보다 아래쪽에 매달려 있어 그 모양이 꼭 고환과 음낭을 닮았다. 이 식물에게 은밀한 부위의 별명이 붙은 이유는 한 가지 더 있다. 아보카도에 함유된 건강 지방이 전립선비대증을 줄여주는 것이다. 또한 소팔메토Saw palmetto, 야자수의 일종으로 톱 야자로 불린다. 열매추출물을 약제로 사용한다에도 아보카도에 함유된 지방과 비슷한 지방이 들어 있어 전립선비대증을 줄이는 효과가 있다. 무엇보다 전립선 크기가 줄어들면 밤에 소변 때문에 깨어나는 횟수도 줄어든다.

 ## 채식을 한다

폴리페놀 성분의 녹차와 석류 등 여러 가지 영양소가 전립선 건강에 도움이 되는 것으로 알려져 있다. 한 연구진이 전립선 수술을 거부한 남성들을 두 그룹으로 나눠 한 그룹은 늘 주의하며 관찰만 했고, 다른 그룹은 채식을 중심으로 엄격한 다이어트와 스트레스 감소 프로그램을 수행하게 했다. 특히 후자의 그룹에게는 지방이 적고 셀렌, 토마토에 많이 함유된 라이코펜 및 비타민 E가 풍부한 식단을 제공했다.

그 결과 다이어트를 시행한 그룹의 경우 PSA 수치가 40퍼센트 낮아졌으며 2년 이내에 수술을 받은 사람이 한 명도 없었다. 반대로 관찰만 한 그룹에서는 많은 사람이 수술을 받아야 했으며 PSA 수치도 높은 상태를 유지했다.

이때 52주간 건강 다이어트를 시행한 후, 혈액을 채취해 실험실에서 전립선 종양세포와 혼합하자 혈액이 종양세포의 성장을 중지시키는 이변이 일어났다. 이런 현상은 일반적인 집단에서 나타나지 않은 놀라운 발견이다!

 아연 보충제를 사용한다

혈중 아연 농도가 높은 남성은 전립선암의 발생 위험이 낮은 것으로 밝혀졌으므로 아연 보충제 사용도 고려해볼 만하다. 하루 30밀리그램 정도의 용량을 투여한다. 종합비타민에 아연이 포함되어 있는 경우도 있다.

 카페인을 멀리한다

전립선비대증이 있는 남성은 소변보는 일이 상당히 고통스럽다. 방광에는 압력이 가해지지만 괄약근은 경직되어 있어 소변 배출이 어렵기 때문이다. 그러나 일단 괄약근이 이완되면 마치 폭포수처럼 한꺼번에 쏟아져 나온다. 괄약근 이완을 돕기 위해서는 괄약근을 쥐어짜는 작용을 하는 커피와 카페인을 끊어야 한다. 그렇다고 전립선 크기가 줄어드는 것은 아니지만 증상은 호전될 수 있다.

 약물로 치료한다

전립선문제는 상사병보다 치료가 힘들고 고통을 해소하기도 어렵다. 물론 완전히 낫게 할 수는 없지만 다음과 같은 몇 가지 약물이 어느 정도 효과를 내므로 사용을 고려해볼 수 있다.

• **선택적 알파-1 차단제** • 테라조신 terazosin 과 탐수로신 tamsulosin 같은 약물로 전립선 주위의 평활근에 작용해 근육을 이완시킴으로써 방광에

서 소변이 쉽게 흘러나가게 한다. 복용한 남성의 약 50퍼센트에서 전립선 관련 증상이 감소했다. 하지만 5퍼센트의 남성에게서 부작용으로 저혈압이 나타났다.

● **5-알파-환원 억제제** ● 피나스테리드finasteride와 두타스테리드dutasteride 같은 약물로 전립선 세포를 고사시켜 1년에 최대 25퍼센트까지 전립선의 크기를 줄이며, PSA 수치도 50퍼센트 정도 낮춘다. 그러나 효과를 보려면 6개월 이상 복용해야 하며 효과가 있는 경우는 3분의 1 정도에 불과하다. 드물지만 성욕이 감소하는 부작용도 있다.

일산화질소의 고갈
신체기능에 엄청난 영향을 미치는 위대한 기체

사람들은 대개 내몸 속을 구성하는 것에 대해 잘 알지 못한다. 각종 장기와 뼈, 혈액, 물, 화학물질, 그리고 지방 등이 어우러져 공중그네도 타고 복잡한 수학문제도 푸는 기적적인 존재가 바로 내몸이다. 그렇지만 사람들은 기본적으로 내몸은 생물학적으로 항상 일정하다고 생각한다. 또한 외부물질, 화학물질, 신경, 기타 여러 성분이 내몸을 구성하고 화학물질 A 또는 신경전달물질 B의 수준이 내몸의 행동과 느낌을 제어한다고 본다.

적어도 노화와 관련된 내몸의 과정에서만큼은 이런 설명이 대부분 맞지 않는다. 내몸은 수주일 또는 며칠 만에 미세분자를 조절해 내몸 상태를 개선할 수 있기 때문이다. 또한 내몸 내부에는 신체기능에 엄청난 영향을 미치는 수명이 짧은 기체가 하나 있는데, 그것은 일산화질소NO로 반감기半減期. 처음보다 반으로 줄어드는 데 걸리는 시간가 몇 초도 되지 않는다. 바람이 불어와 오염물질을 날려 보내는 것처럼 일산화질소는 휙 스치고 지나가는 것이다〈그림 J.1〉. 이런 일산화질소는 웃음가스라고 불리며 마취제 등으로 이용되는 아산화질소nitrous oxide와는 다르다.

그렇다면 계속해서 생겼다가 없어지는 이 기체에 무슨 의미가 있을까?

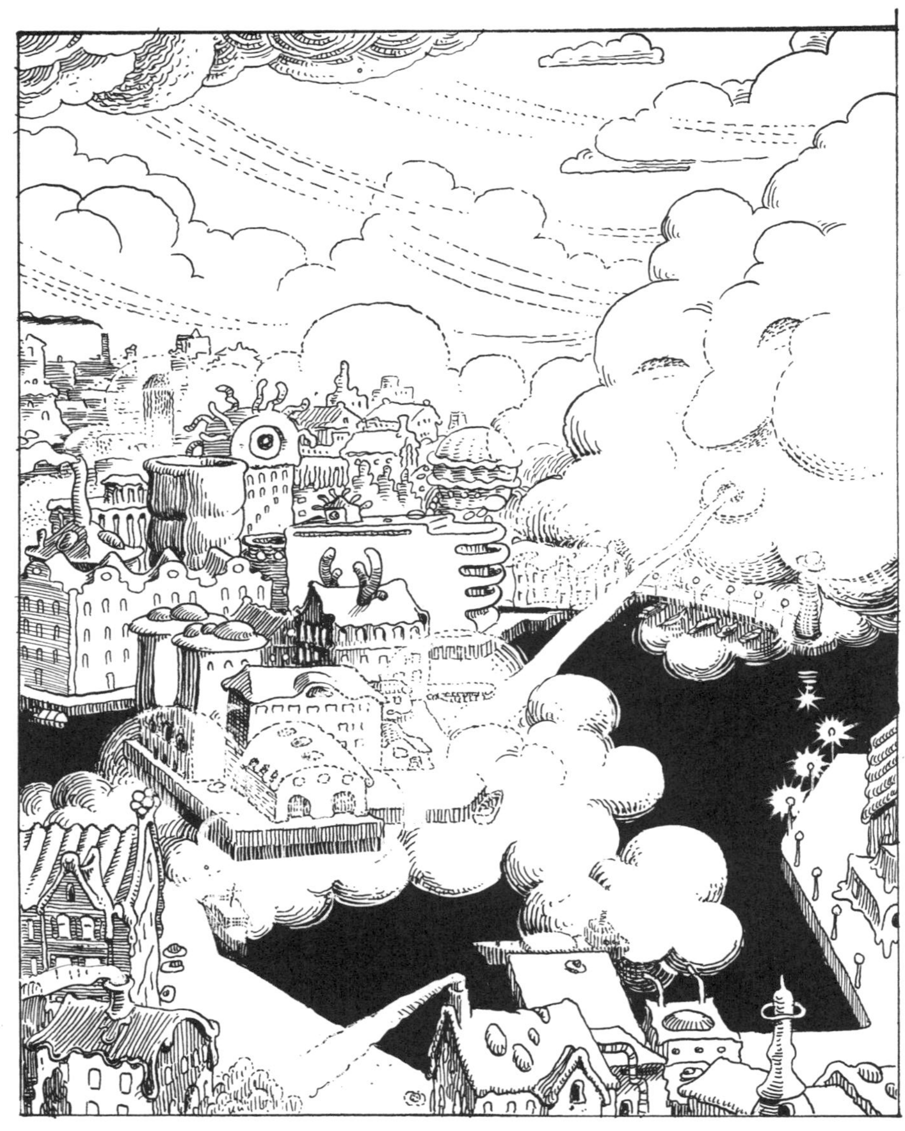

[**그림 J.1**] 공기 맑게 하기
일산화질소는 도시에 짙게 드리운 스모그를 깨끗이 청소해주는 바람이다.

지금 파티장을 장식하기 위해 풍선을 채우는 가스 이야기를 하고 있는 것이 아니다. 의학분야에서 노벨상 수상자를 만들어내고 심장발작에 영향을 주며 남성에게 강철 같은 힘을 부여할 만큼 중요한 어떤 것을 설명하고자 하는 것이다. 사실 이 기체는 발기를 조절하는 신경세포 내에서 신경전달물질로 발견됐고 이 발견은 비아그라 및 유사 약물의 개발로 이어졌다. 일산화질소의 기능 저하는 발기부전의 주요요인이며 또한 여러 가지 연령 관련 및 동맥 관련 문제의 원인인 것이다.

특히 노화와 관련한 문제에서 일산화질소는 내몸을 건강하게 유지하기 위한 토대 역할을 한다. 실제로 많은 질병에서 일산화질소 생산 문제가 발견되는데 이것은 세포손상 또는 장기부전으로 이어진다.

그뿐 아니라 짧은 순간만 존재하는 일산화질소는 많은 장기에도 영향을 준다. 대표적으로 뇌에서는 신경전달물질로 기능해 메시지를 빠르게 전달한다. 또한 뇌 화학물질인 세로토닌과 도파민이 기분을 항진시키는 것처럼 일산화질소는 마음을 편안하게 해주는 효과가 있다. 이는 산화질소가 내몸에서 혈관을 이완 및 확장하고 세포의 연쇄반응을 활성화하기 때문이다. 이를 증명하듯 동맥이 좁아지거나 딱딱해지는 동맥경화증이 있는 사람은 동맥이 원활히 작용할 만큼 일산화질소를 만들지 못하는 경우가 많다.

심한 스트레스를 받거나 깊은 잠을 이루지 못할 때 내몸이 경험하는 극심한 혼란도 일산화질소 부족으로 설명할 수 있다. 반면 협심증에 흔히 이용되는 니트로글리세린nitroglycerine 은 일산화질소를 증가시켜 혈관을 확장시킴으로써 심장 통증을 감소시키는 효과를 낸다.

그렇다면 이제 일산화질소를 어떻게 이용해야 하는지 알아볼 차례다. 만약 생물학적 일산화질소 탱크의 마개를 열고 싶다면 코를 이용해야 한다. 그 이유는 일산화질소가 코의 안쪽에 가장 많이 존재하기 때문이다.

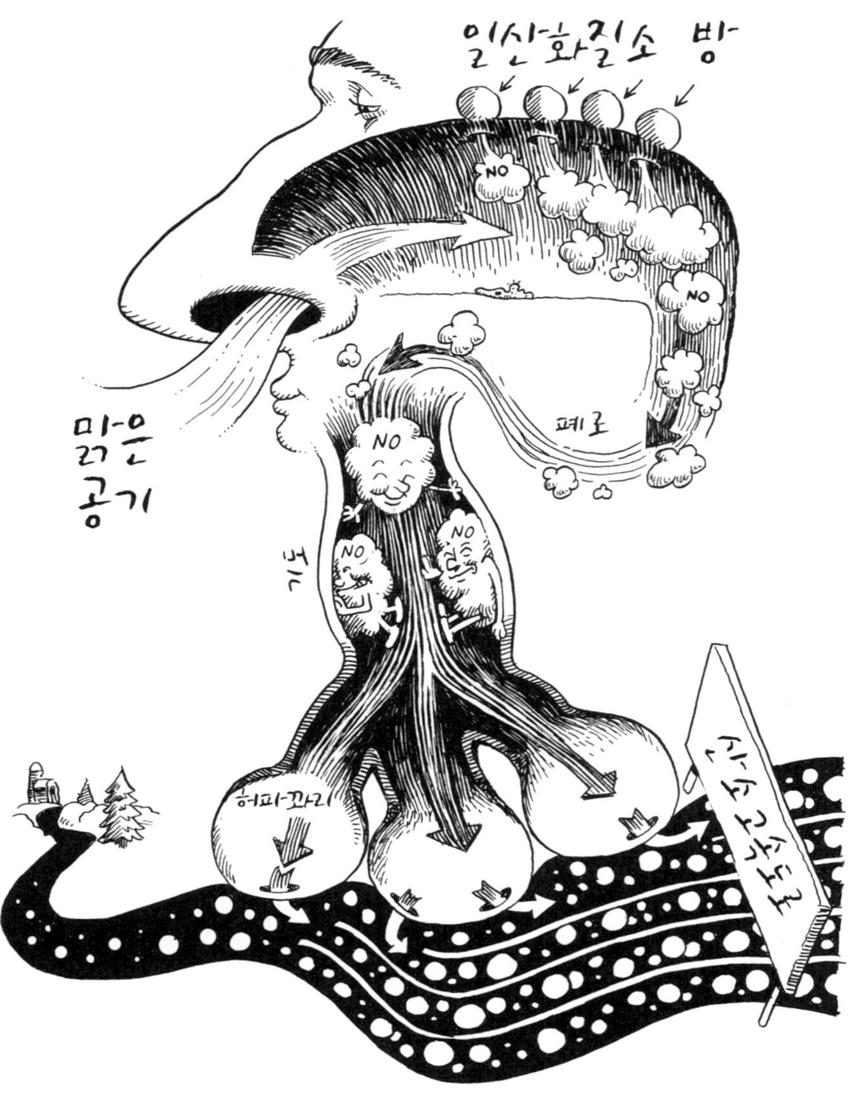

[**그림 J.2**] 위대한 기체

코로 숨을 쉬면 일산화질소가 몸에 들어와 기관지와 혈관을 확장시키고 혈액순환을 원활히 한다.

또한 이것은 코로 숨을 쉬는 것과 명상이 중요한 이유이기도 하다〈그림 J.2〉. 코로 숨을 쉬면 공기흐름이 일산화질소를 풍부하게 만들고 그것은 내몸시스템에 공급된다. 이어 일산화질소는 동맥의 확장을 도와 혈액이 도심의 복잡한 도로가 아니라 훤히 뚫린 시골 국도를 달려가듯 흘러가게 한다.

흥미로운 이야기를 하나 하자면 마라톤 선수들은 코로 숨을 쉬면서 신체의 혈액흐름을 유지하는 데 도움을 받는다. 그러나 경주가 10초면 결정되는 단거리 선수들은 동맥 확장의 효과보다 산소를 더 빨리 얻는 데 집중해야 하므로 입을 통해 크게 숨을 내쉬고 들이마신다.

다음은 일산화질소에 대해 알려진 사실과 그것이 내몸에 미치는 영향을 설명한 것이다.

★ 일산화질소를 자극하면 각성상태를 높일 수 있다. 몸이 가라앉듯 처지는 느낌이 든다면 뇌와 뇌간에서 각성을 담당하는 영역의 일산화질소 수준이 좋지 않음을 의미한다. 수면 발작은 일산화질소 부족으로 발생하는 극단적인 예라 할 수 있는데, 이때는 의식을 잃고 깊은 잠으로 빠져든다.

★ 일산화질소가 부족하면 피부 노화가 촉진된다. 피부를 젊게 유지하려면 혈액순환이 좋아야 하기 때문이다.

★ 일산화질소는 탈모 진행을 늦추는 효과가 있는 미녹시딜minoxidil 기능을 강화한다.

★ 수면 중에 호흡이 끊기는 질병인 수면무호흡증은 내몸 안으로 일산화질소가 흡수되는 것을 방해한다. 흔히 비만인 사람은 코가 아닌 입으로 호흡하는 경향이 있는데, 그러면 폐 안으로 일산화질소를 풍부하게 빨아들이지 못해 기도가 덜 확장되고 더불어 산소 수준이 떨

어진다. 이때 온갖 증상이 나타나게 되며 특히 몸이 피곤하고 스트레스를 받으면 일산화질소의 생성을 더욱 떨어뜨리는 악순환이 발생한다.

머지않아 일산화질소는 내몸에 뚜렷한 증상이 나타나기 전에 질병을 진단하고 치료할 수 있게 해주는 신호 중 하나가 될 것이다. 당뇨병과 동맥경화증 진단이 내려지기 전, 수개월 또는 수년까지 일산화질소가 부족한 시기를 경험한다는 연구보고도 있다.

12

즐거운 성생활

육체적 기쁨을 통해 정서적 깊이를 더하라

성욕에 관해

여성은 자신이 다음의 네 가지 경우에 해당하는지 살펴본다.

A. 섹스에 대한 흥미가 변하거나 떨어졌다.
B. 질 윤활액 분비가 어렵거나 흥분되지 않는다.
C. 섹스가 마치 가시밭 위를 걷는 느낌이다.
D. 오르가슴을 느끼는 경우가 가뭄에 콩 나듯 드물다.

이 중 어느 한 가지에라도 해당된다면 성욕이나 성적 흥분의 정도가 빠르게 저하되고 있음이 분명하다. 멋진 섹스는 오르가슴뿐 아니라 성욕과 흥미에 관한 얘기다. 섹스는 생활의 질을 향상시키는 동시에 노화와 관련된 중요한 문제이다. 다음의 내용을 참고로 해서 멋진 성생활을 즐겨보기 바란다.

★★★ 남성은 잠자기 전에 4~6개의 우표 띠를 음경 둘레에 감는다. 끝을 겹치게 해 마지막 우표에 침을 발라 링 모양으로 연결한 다음 잠을 자는 것이다. 3일 밤을 이렇게 해보고 아침에 표시된 부분을 살펴본다. 우표 띠가 찢어져 있는가? 3일 중 최소한 이틀이 찢어져 있다면 밤 동안 발기가 되었고, 음경으로 가는 혈액순환이 원활하다는 것을 의미한다. 반면 한 번이거나 3일 내내 찢어져 있지 않았다면 혈관계에 문제가 있다는 신호이다.

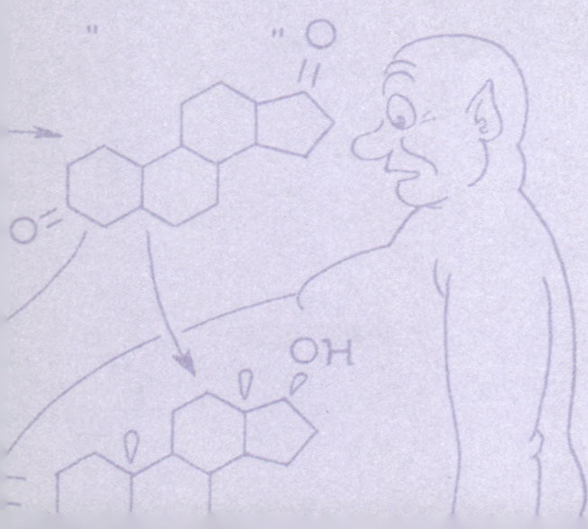

젊었을 때는 섹스를 하지 않으면 머릿속에 온통 섹스에 대한 생각만 들어앉는다. 그러다가 섹스를 하고 나면 금고를 여는 방법을 궁리하듯 멋진 섹스를 위한 다양한 방법을 연구한다. 마침내 섹스의 달인 경지에 도달한 다음에는 담요 아래에서 광란하기보다 그 담요를 짜는 데 시간을 보내며 "인생이란 잔인한 것"이라고 되뇌인다.

지금도 어떤 사람은 섹스를 생물학적으로 일반화하며 나이가 든 후의 섹스를 개밥의 도토리보다 못한 것으로 치부하기도 한다. 하지만 그것은 어림 반 푼어치도 없는 얘기다. 나이가 들수록 섹스로 가능한 한 최고의 것을 얻어야 한다. 육체적 관계의 기쁨을 통해 정서적 연결의 깊이를 다져야 하는 것이다. 사실 멋진 섹스로 얻을 수 있는 것은 오르가슴으로 느끼는 84초간의 쾌락보다 훨씬 크다. 특히 한 명의 파트너와 규칙적으로 섹스를 하면 생명이 연장된다는 것이 이미 증명되었고 남성은 섹스를 자주 할수록, 여성은 멋진 섹스를 할수록 더욱 건강해진다.

물론 섹스에는 어떤 생물학적 과정이 있다. 성욕이 감소할 수도 있고 내몸의 무기가 녹슬 수도 있는 것이다. 남성은 노화의 두 가지 주요요인이 동시에 문제가 되는데, 그것은 호르몬 변화와 일산화질소 결핍이다. 앞서 말했듯 일산화질소는 남성호르몬인 테스토스테론과 마찬가지로 발기 지속에 중요한 역할을 한다. 여성의 경우에는 일산화질소가 성욕과 성적 흥분에 큰 역할을 하는 것은 아니며, 성적인 활력 및 전체적인 생동감을 회복시켜 주는 호르몬이 성욕을 증가시켜준다.

이 장에서는 여성의 폐경에 해당하는 남성의 발기부전과 테스토스테론 감소에 대처하는 방법뿐 아니라 소위 기적의 호르몬을 남성과 여성이 어떻게 받아들여야 하는지 살펴본다.

발기 과정의 해부학

성기능부전과 이에 따른 성적 불만족은 나이가 들면서 공기가 빠진 풍선처럼 생활의 질을 급속히 망가뜨리는 범인 중 하나다. 물론 이제는 일산화질소가 효과를 발휘하는 시간을 연장시켜주는 비아그라나 그 유사 약물 덕분에 발기부전이 더 이상 비밀은 아니지만, 그래도 저녁식탁에서 입에 담기엔 적당한 단어가 아니다.

임상적으로 발기부전은 섹스를 하기에 충분할 만큼 단단해지지 못하는 상태가 지속되는 경우로 마흔 살에서 일흔 살 사이의 약 50퍼센트, 그리고 일흔 살 이상의 약 70퍼센트가 경험하는 일이다. 나이 많은 남성은 대개 어느 정도 발기부전이 있으며 이는 비교적 흔한 증상이다. 하지만 발기문제와 관련해 나이가 드는 것이 꼭 나쁜 것만은 아니다. 사정할 때까지의 시간이 좀 더 연장되는 장점도 있기 때문이다.

암이나 심장질환 등 다른 질환과 마찬가지로 발기부전의 원인에 대해서도 많은 연구가 있었으며, 그 결과 어느 한 가지 요인만 관계된 것이 아니라는 사실이 밝혀졌다. 여러 가지 요인이 발기로켓을 점화 불능 상태로 만든다는 얘기다. 대표적으로 이 부위에 발생한 손상 예를 들어 안장이 잘 맞지 않는 자전거를 타면 음경에 혈액공급이 차단될 수 있다, 알코올, 일부 약물, 그리고 비만 등

성적 각성, 욕구, 질 윤활액 분비 등에 문제가 있는 여성은 의사를 찾아 약물 또는 호르몬의 도움을 받을 수 있다. 또한 다음과 같은 자가요법을 시행할 수도 있다.

★ **새로운 것을 시도하라** | 욕구는 새로운 상황이나 자극, 그밖에 다른 어떤 것에 의해서도 향상될 수 있다. 섹스를 하기 전에 샤워를 하는 것이나 침대가 아닌 소파에서 섹스를 시도해보는 것도 좋다. 전희의 한 방법으로 립스틱을 활용해 상대방의 몸에 성적 메시지를 써보는 것도 괜찮다. 기존의 방식을 깨고 성적 욕구를 향상시킬 수 있으면 무엇이라도 시도해보라.

★ **윤활제를 사용하라** | 섹스가 쇼크업소버 shock absorber, 스프링의 신축작용을 억제해 차체를 안정시키는 장치 없는 자동차를 타는 것 같이 덜컹거리고 매끄럽지 않다면 더 이상 즐거움이 될 수 없다. 기름이나 실리콘 윤활제를 사용하라. 단 콘돔을 사용할 때는 수성을 사용해야 한다. 유성은 콘돔의 라텍스를 손상시킬 수 있기 때문이다.

★ **정직하라** | 무엇보다 자기 자신에게 정직하라. 자신에게 관계에 대한 감정을 물어본 다음 파트너와 이야기한다. 쉽지는 않겠지만 여성은 남성에게 자신의 기분을 상승시키는 방법을 알려주어야 한다. 보다 많은 애무, 로맨스, 대화 등에 대해서 말이다.

이 그 원인이다.

발기문제의 가장 중요한 기전 중 하나는 혈관질환으로 이것은 노화의 주요요인인 일산화질소 수준이 감소했음을 의미한다. 발기를 위해서는 일산화질소가 음경으로 가는 동맥의 확장을 도와 혈액의 흐름이 원활해야 하며, 이때 동맥이 굳은 정도는 발기 유도와 지속능력에 큰 영향을 미친다〈그림 12.1〉. 사실 발기질환은 심장문제의 전조가 될 수도 있다. 그러므로 섹스 파트너에게 발기문제가 있다면 의사의 진료를 받도록 해야 한다. 침대에 누워 벌이는 일을 향상시키기 위해서 뿐 아니라 나중에 수술대에 누워야 할 일을 만들지 않기 위해서 말이다. 심혈관계와 섹스시스템이 함께 움직이는 모습은 〈그림 12.1〉에서 자극의 생리학적 과정을 통해 살펴볼 수 있다.

그러면 발기에 관한 잘못된 생각부터 바로잡도록 하자. 테스토스테론은 발기에 일정한 역할을 하지만 흔히 생각하는 것처럼 발기를 일으키는 가장 중요한 요인은 아니다. 실제로는 내몸에서 많은 일이 동시에 발생해 발기가 일어난다. 음경을 단단하게 만드는 것은 인터넷사이트의 야한 동영상이 아니라, 동맥 내면을 덮은 세포의 수용체가 연쇄반응을 촉발시켜 궁극적으로 음경으로 가는 혈관이 확장된 결과이다. 그런 반응은 일산화질소가 매개하는데 앞서 말했지만 이 기체는 내몸에서 짧은 순간만 존재한다.

이런 일산화질소는 모든 동맥의 내면을 이루는 상피세포가 만들어내는데, 혈관 내벽에 플라크가 생겨 동맥벽이 조금이라도 단단해지기 시작하면 일산화질소 수준은 크게 떨어진다. 이 경우 떠나려는 버스를 향해 뛰어가거나 침대 위에서 뒹굴 때처럼 혈액이 더 많이 필요할 때 혈관이 정상적으로 확장되지 못한다.

어쨌든 자극이 있으면 음경 동맥 주위의 근육이 이완되고 이어 음경 상단부의 해면체海綿體라 불리는 스펀지 형태의 조직으로 혈액이 흡수된다. 일단 혈액이 음경으로 밀려들어간 후에는 도마뱀 꼬리를 자르듯 혈액흐

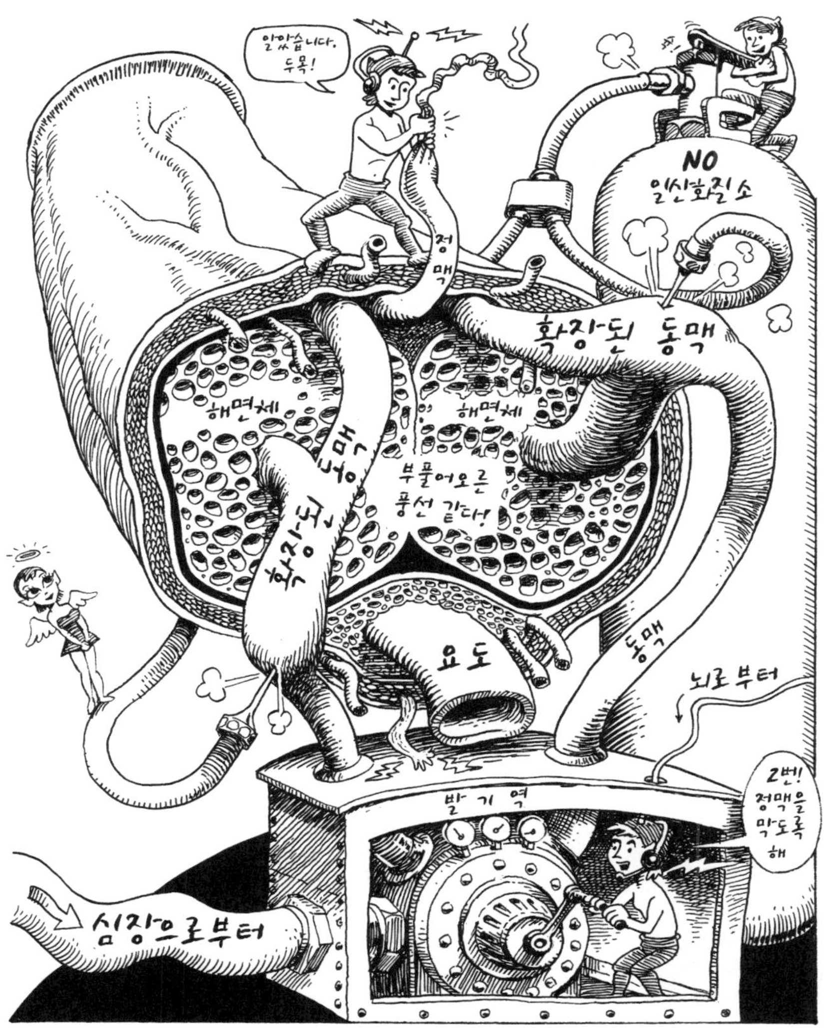

[**그림 12.1**] 발기 장치

음경을 발기시키려면 일산화질소가 먼저 음경으로 가는 동맥의 확장을 도와야 한다. 이렇게 확장된 혈관은 혈액을 해면체에 밀어 넣고 늘어난 해면체는 다시 정맥을 눌러 발기가 유지되게 한다.

여성의 성적 쾌락을 향상시키기 위해 비아그라 이전에 남성이 흔히 사용하던 방법이 있다. 이 중 몇몇은 여전히 사용되고 있다.

★ 진공기 | 음경에 진공기를 걸어 음압을 통해 더 많은 혈액이 해면체로 흘러들어가게 하는 방법이다. 일단 혈액이 차면 고무줄을 음경의 뿌리에 매 혈액이 빠져나가지 못하게 하는 방법으로 발기를 유지한다.

★ 주사 | 일종의 호르몬인 프로스타글란딘 prostaglandin 을 미세한 바늘을 사용해 해면체에 직접 주사한다. 뜨거운 여름날 아스팔트 위를 맨발로 걷는 듯한 느낌을 주는 이 방법은 주로 당뇨환자가 애용했다. 당뇨환자는 대개 바늘을 두려워하지 않기 때문이다.

★ 요도 주입 | 요도를 통해 호르몬을 주입한다.

★ 수술 | 과거에는 음경으로 가는 동맥에 우회수술을 시행하기도 했다. 그때는 정맥이 샌다고 생각해 더 많은 혈액이 필요하다고 인식했던 것이다. 하지만 우회수술한 동맥은 잘 작동하지 않았고 지금은 그보다 더 효과적인 방법이 등장했다.

름이 차단되고 혈액이 음경 안에 갇힌다. 그러면 발사준비가 완료된다.

만약 음경 동맥에 염증이 생기거나 막히면 혈액흐름에 문제가 발생한다. 이는 동맥을 열어줄 일산화질소가 부족해진다는 것을 의미하기 때문에 음경 안으로 충분한 혈액이 들어가지 못해 발기가 되지 않는다. 설사 음경 안으로 혈액이 충분히 들어갈지라도 음경이 충분히 커지지 않아 혈액을 내보내는 정맥이 뒤틀리면 혈액은 곧바로 음경 밖으로 나가고 만다. 발기문제가 대부분 소위 양기부족이나 정신적 문제가 아닌 이유가 바로 여기에 있다. 발기문제는 숨겨서는 안 될 뿐 아니라 생리학적으로 정확하게 대처해야 한다.

테스토스테론의 진실

테스토스테론이라는 말을 들으면 사람들은 보통 근육질, 성욕, 남성미 등을 떠올린다. 이것은 남성에게 싸움에 이길 힘과 배짱, 어리석음을 함께 주는 활력호르몬으로 부분적으로 성적 욕구에도 관여한다.

남성은 대부분 하루에 4~7밀리그램의 테스토스테론을 생산하며 그 수준은 아침에 가장 높고 저녁에 가장 낮아진다. 일부 남성의 경우 아침에 가장 먼저 하고 싶은 것이 커피 마시기나 샤워가 아닌 이유가 바로 여기에 있다. 이처럼 시간에 따라 테스토스테론 수준이 오르내리는 이유는 아직 과학적으로 밝혀지지 않았지만, 아마도 뇌 속의 뇌하수체 활동과 관련이 있는 것으로 보인다. 어떤 사람은 호르몬 수준이 시간에 따라 변하는 것을 근거로 소위 낮에 잠깐 하는 섹스가 연인들의 고조된 성적 욕구에 가장 효과적이라고 말하기도 한다.

여성의 폐경처럼 중년 남성에게도 갱년기가 찾아오는데 이때 성호르몬이 줄어들어 생활의 질이 저하된다. 힘이 약해지고 성욕이 감소하며

방망이를 휘두르는 능력이 떨어지는 증상이 나타
나기 때문이다. 또한 특이하게도 테스토스테론이
감소하면 수염이 자라는 속도도 느려져 면도하는
횟수가 줄어든다.

조사 결과에 따르면 전체 남성 인구의 2~3퍼
센트가 테스토스테론 수준이 낮은 상태지만, 그
중 5퍼센트만 치료를 받는다고 한다. 물론 최근에
는 테스토스테론 처방이 크게 증가하고 있으며
그 이유는 테스토스테론 수준이 낮은 상태를 적
극 치료하고자 하는 남성이 늘었기 때문이다. 그들 중에는 이미 성호르몬
감소로 인한 골다공증, 불임, 얼굴이나 몸의 모발 감소, 감정·활력·성기
능·성욕 저하 등의 문제를 경험한 사람도 있다. 다행히 테스토스테론 보
충치료를 받으면 그 호르몬 수준을 제자리로 돌려놓을 가능성이 커진다.

발기부전은 대부분 혈관문제로 발생하지만 그중 약 20퍼센트는 테스
토스테론의 낮은 수준과 관계된다. 따라서 의사들은 대개 발기문제의 원
인을 찾을 때 혈중 테스토스테론 농도를 측정한다. 이 경우 두 가지로 측
정하게 되는데 하나는 결합 테스토스테론과 자유 테스토스테론의 농도
를 함께 측정하는 것이고, 다른 하나는 단백질에 결합된 테스토스테론만
측정하는 것이다.

이때 첫 번째 검사의 측정수치에서 두 번째 검사의 측정수치를 빼면
활성호르몬인 자유 테스토스테론 수치를 얻을 수 있다. 그런데 측정하는
시험관 내에서도 자유 테스토스테론은 단백질과 결합해 결합 테스토스
테론으로 바뀔 수 있기 때문에 아무리 정밀하게 측정해도 결과 수치는
근사값일 수밖에 없다. 이것은 스파게티에 포함된 소스의 무게를 측정할
때, 소스와 파스타의 무게를 함께 측정한 다음 소스를 털어낸 파스타의

무게를 측정해 소스의 무게를 구하는 것과 같다고 보면 된다. 소스를 직접 측정하는 것이 아니기 때문에 파스타에 달라붙은 소스와 자유 소스를 완벽히 분리해내기는 거의 불가능하다.

다음의 표는 남성의 연령에 따른 자유 테스토스테론 농도를 나타낸 것이다. 마흔 살의 남성이 서른 살처럼 느끼고 싶다면 이론적으로 테스토스테론을 서른 살 수준으로 만들면 되지만, 대부분의 의사는 연령에 맞는 테스토스테론 수준을 유지하라고 말한다. 간혹 증상에 따라 테스토스테론이 자신의 나이에 비해 정상범위에서 낮은 쪽에 속할 때 호르몬 치료를 권하는 의사도 있다.

연령	자유 테스토스테론 농도(ng/ml) (총테스토스테론의 비율로는 1.6~2.9퍼센트)
20~40	400~1,080
40~50	350~890
50~60	250~750
70세 이상	250~650

그렇다고 정상 테스토스테론 수준인 남성에게 노화에 대처하는 기적의 치료법으로 테스토스테론 치료를 권장하는 것은 아니다. 테스토스테론이 크게 저하돼 앞서 설명한 것 같은 여러 가지 문제가 발생한 남성에게만 테스토스테론 치료가 시행되어야 한다. 하지만 불행하게도 혈액검사가 항상 정확한 것은 아니며, 혈중 총테스토스테론 농도는 내몸에서 필요로 할 때 이용할 수 있는 양을 정확하게 측정해주지 못하는 단점이

있다. 만약 의사로부터 테스토스테론 수준을 높이기 위해 보충제를 처방받고자 한다면 그러한 치료의 장단점을 알고 있어야 한다.

• 장점 • 테스토스테론 치료는 이것과 밀접하게 관련된 성욕, 근육량 및 뼈의 강도가 좋아지는 것 외에 LDL콜레스테롤 수준을 감소시키고 인

슐린 민감도를 높여준다. 따라서 당뇨병을 앓을
가능성이 줄어든다.

• **단점** • 테스토스테론 치료를 비판하는 사람
들이 가장 문제시하는 부분은 전립선암과 관련
된다는 보고이다. 테스토스테론을 투여하는 남
성은 전립선이 전체적으로 커진다는 증거는 있지만, 소변흐름을 차단시
켜 밤중에 화장실을 들락거리게 만드는 등 전립선 기능에 영향을 준다는
임상적 증거는 없다.

또한 모든 테스토스테론 치료가 전립선암과 관련된다는 엄격한 데이
터도 없으며, 스무 살 전후에 테스토스테론 수준이 높았던 남성은 그 수
준이 정상 또는 낮은 남성보다 중년 이후 전립선암의 발생 위험이 더 높
지 않았다.

남성이 여성보다 심장질환에 더 빨리 이환羅患되는 탓에 심장질환과의
관련성도 제기되고 있지만 이것은 어디까지나 이론적인 문제일 뿐이다.
보충제를 투여하는 남성을 주의 깊게 추적한 결과 심장질환과의 관련성
은 발견되지 않았다. 다른 한편으로 장기적인 테스토스테론 치료는 탈
모, 체액 저류, 가슴 확대, 그리고 수면무호흡증
의 악화와 관련되어 있을 가능성을 지적받아 왔
다.

사실 테스토스테론은 다양한 종류의 요리를 만
들 수 있는 닭고기에 비유할 수 있으므로 의사와
상의해 자신의 건강에 가장 좋은 방법을 찾아야
한다.

이상적인 것은 테스토스테론 수준을 최고 또는

최저가 아닌 정상범위의 중간 정도로 만들어줄 수 있는 용량을 찾는 것이다. 테스토스테론 치료가 자신에게 유익하다는 결정을 내렸다면 다음과 같은 방법으로 투여한다.

• **주사** • 일주일, 한 달 또는 1/4분기마다 주사하면 테스토스테론 수준을 즉시 높일 수 있다. 하지만 감정상태와 에너지에 영향을 주는 호르몬 수준에 큰 변화가 생긴다는 문제가 있다.

• **혀 아래에 삽입하는 설하정**Sublingually • 테스토스테론 알약을 혀 아래에 넣는 방법이다. 보통 12시간마다 투여하며 주사로 투여할 때보다 투여량을 고르게 할 수 있다. 그러나 테스토스테론 설하정이 간 기능 이상과 관련된다는 보고도 있다.

• **패치** • 값이 비싸긴 해도 피부를 통해 흡수되는 테스토스테론은 비교적 안전하며 신체의 자연주기 및 리듬과 잘 조화를 이룬다. 패치의 종류에 따라 배, 등, 다리에 붙이며 심지어 음낭에 직접 붙여 효과를 높이기도 한다. 테스토스테론을 좀 더 활성화된 형태로 전환시켜 주는 효소가 음낭과 인접한 고환 속에 있기 때문이다.

활성호르몬: 투자할 만한 가치가 있는가

테스토스테론 외에도 내몸의 전체적인 활력이나 요구에 영향을 주는 다른 호르몬 역시 살펴볼 필요가 있다. 예를 들어 DHEA는 테스토스테론으로 바뀌어 근육량과 활력을 증가시켜 주는 등 테스토스테론과 비슷한 특성을 지니고 있다〈그림 12.2〉. 여기에 세 가지 활성호르몬을 소개한다.

• DHEA dihydroepiandrosterone • 테스토스테론 및 에스트로겐과 비슷한 스테로이드호르몬으로 비슷한 것을 넘어 정말로 그런 호르몬으로 바뀔 수도 있다. 1990년대 초 미국에서 DHEA를 이용한 사람들이 실제로 느낌이 좋았다는 보고가 있은 다음부터 이것은 만병통치약처럼 여겨졌고, 내몸의 전체시스템을 개선시켜 모든 병을 치료해주는 약으로 선전되었다. 문제는 DHEA가 식품보조제로 간주돼 FDA의 엄격한 규제를 받지 않는다는 점이다. 또한 DHEA는 그 자체가 스테로이드이기 때문에 장기간 사용하면 다른 스테로이드와 마찬가지로 부작용이 나타날 수 있다. 예를 들면 암이 발생하거나 면역시스템이 약화될 수 있다. 느낌이 좋아졌다고 해서 꼭 몸에 좋은 것은 아니다. 코카인이나 헤로인 또는 아이스크림을 생각해보면 알 것이다.

물론 DHEA는 에너지와 정력, 감소된 성욕을 증강시키는 데 효과를 낸다. 성욕이 크게 떨어졌거나 완전히 소실됐다면, 그리고 다른 원인이 없는지 진단해 의사의 확인을 받았다면 저용량의 DHEA를 이용하는 것이 도움을 줄 수도 있다. 복용량은 의사에게 문의하는 것이 좋으며 만약 갑상선에 문제가 있거나 전립선특이항원PSA이 증가한 상태라면 더욱 주의해야 한다. DHEA가 남성호르몬인 안드로겐의 전구물질이고 안드로겐 농도가 너무 높으면 전립선암과 관계되기 때문이다. 물론 정상 수준일 때도 전립선암이 있을 때는 문제가 된다. DHEA는 흔히 말하는 것처럼 기적의 항노화 약물이 아니다. 단지 적절한 용량을 사용했을 때 노화와 관련해서 나타나는 전반적인 피로감이나 감정 둔화를 개선시켜줄 수 있

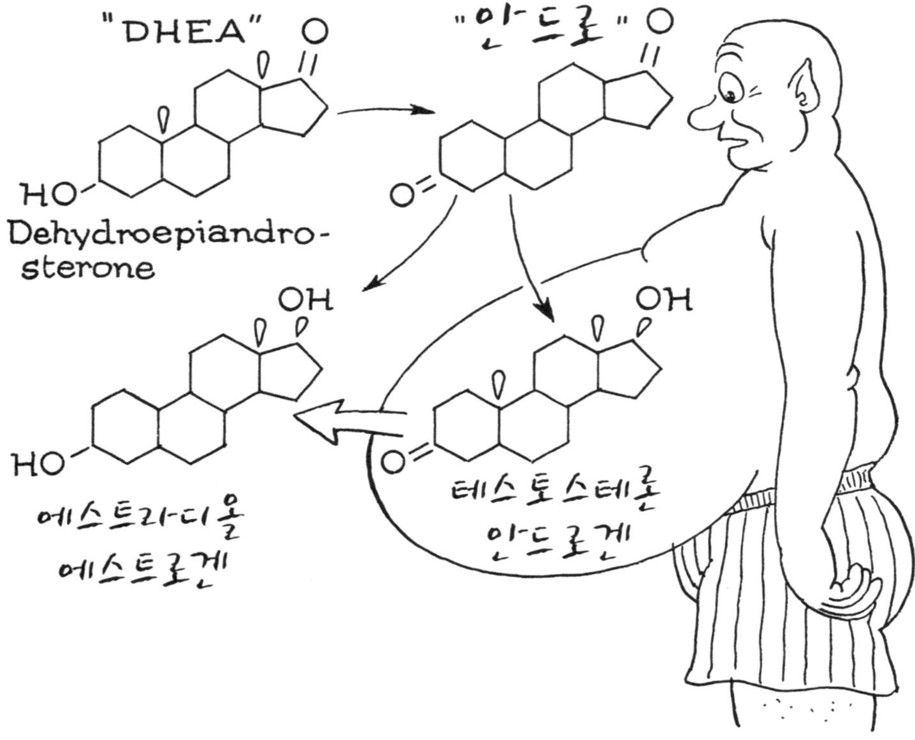

[**그림 12.2**] 지방의 역할

DHEA는 규제 대상 호르몬으로 테스토스테론과 에스트로겐의 전구물질인 안드로스테네디온_{안드로}과
는 이웃사촌이다. 그리고 내장지방은 테스토스테론을 에스트로겐으로 전환시키는데, 이는 남성에게 발
생하는 암과 여성형 유방의 원인이 된다.

을 뿐이다. 그러므로 통상적인 검사에서 정상적이고 다른 뚜렷한 원인이
없을 때 가능한 최저 용량_{25~50밀리그램}을 이용하는 것이 좋다.

● 성장호르몬 ● 가끔 경기력 향상을 위해 성장호르몬을 투여한 선수들을 비난하는 뉴스나 성장호르몬의 항노화효과에 대한 기사가 보도되곤 한다. 이처럼 주목을 받는 성장호르몬은 내몸 뇌의 기저부에 자리 잡고 있는 완두콩만 한 크기의 뇌하수체에서 생산된다. 이 호르몬은 간과 여러 조직에 작용해 인슐린유사성장인자-1IGF-1의 생산을 자극하는데, IGF-1은 성장호르몬이 성장 촉진 효과를 내도록 하며 특히 아이들 성장에 중요한 역할을 한다.

현재 성장호르몬에 관한 논의는 내몸이 나이가 들어감에 따라 성장호르몬이 얼마나 필요한가에 집중되고 있다. 이런 성장호르몬 생산은 아동기에 최고조에 달하고 청소년기에는 성장호르몬에 흠뻑 젖은 상태였다가 서른 살을 전후해 서서히 줄어든다. 이후 노년기까지 계속 감소한다. 특히 비만일 때는 감소속도가 더 빠르다.

성장호르몬을 판매하는 사람들은 내몸의 혈중 성장호르몬 수준을 높이면 체지방이 줄어들고 근육이 강화되며 성생활이 좋아진다고 말한다. 또한 잠을 푹 잘 수 있고 시력과 기억력이 회복되며 머리카락이 다시 자라는 것은 물론 원래의 색깔로 돌아갈 수 있다고 주장한다. 그뿐 아니라 성장호르몬이 면역체계를 강화하고 혈당을 정상화시키며 에너지를 증강시키는 등 내몸의 생물학적 시계를 뒤로 돌려놓을 것으로 기대한다. 그러나 동시에 부작용도 많다. 관절의 부종이나 통증, 팔목터널증후군, 남성의 여성형 유방 등이 발생할 수 있으며 당뇨병 발생 위험도 높아진다. 또한 골밀도, 콜레스테롤과 지방, 최대 산소 소모량 등에는 도움이 되지 못한다.

성장호르몬은 콜레스테롤과 근육량에 도움이 될 수 있지만 다른 방법으로도 얼마든지 그에 상응하는 효과를 얻을 수 있다. 더구나 성장호르몬은 값이 매우 비싸다.

● **갑상선호르몬** ● 뜬금없이 여기서 갑상선호르몬 이야기가 나오는 것을 의아하게 생각하는 사람도 있겠지만 사실 갑상선호르몬은 활력호르몬 중 하나다. 갑상선 기능이 저하되면 피로감이나 체중증가 같은 증상이 나타나는데, 이때 갑상선호르몬을 투여하면 그러한 증상이 사라지고 원기를 회복할 수 있다.

서른다섯 살부터 모든 남성과 여성은 2년마다 갑상선자극호르몬TSH, thyroid-stimulating hormone의 농도를 검사해보는 것이 좋다. 스스로 갑상선 상태를 검사해보는 방법도 있다. 매일 아침 잠에서 깨어나면 침대에 누운 채 3분간 체온계를 혀 밑에 넣어둔다. 혀 아래에서 측정한 체온이 36.7℃보다 낮으면 갑상선 기능이 저하된 상태일 가능성이 있다. 2주일간 매일 이 과정을 반복한다.

내몸 젊게 만들기 작전: 동맥의 흐름을 잡아라

열다섯 꽃다운 나이에는 남성이 발기되는 데 산들바람만으로도 충분하다. 아마도 그 옛날 좋았던 시절의 얘기일 것이다. 그때는 미녀삼총사라는 단어를 떠올리기만 해도 즉시 무기가 발사준비 상태가 될 수 있다. 그러나 세월은 발기를 어려운 일로 바꿔놓고 만다. 발기가 힘들어진 진짜 이유는 섹스에 흥미가 없어져서가 아니라, 동맥과 호르몬의 흐름이 원활하지 못하기 때문이다. 다음의 방법은 동맥 내의 흐름을 매끄럽게 하는 데 도움이 된다.

내몸 젊게 만들기 작전 1 심장처럼 생각하라

심장에 좋은 것은 음경에도 좋다. 그러므로 이 책의 다른 장에서 설명한 심장 건강에 좋은 식단, 동맥 청소 식품 등에 관한 지침을 따르고 일주일에 최소한 1시간은 심혈관계 운동을 한다. 동맥문제가 모든 발기문제의 뿌리는 아니지만 중요한 원인임에는 틀림없다. 특히 짧은 순간만 존재하는 일산화질소를 항상 전투태세로 유지하려면 군대를 잘 훈련시키는 방법밖에 없다. 혈액순환이 잘되어야 내몸의 다른 부분도 기능을 잘한다.

내몸 젊게 만들기 작전 2 포도를 먹어라

포도주스의 폴리페놀 성분은 혈관의 내면을 덮는 내피세포에서 일산화질소의 방출을 촉진하기 때문에 심혈관계질환을 예방할 뿐 아니라 혈관 건강과 혈압을 적절하게 유지하는 데 도움이 된다. 폴리페놀이 많이 함유된 포도주스만 효과가 있으며 사용된 포도의 종류와 가공방법에 따라 그 효과가 다를 수 있다.

내몸 젊게 만들기 작전 3 약물의 힘을 빌린다

비아그라 종류의 약물이 개발되면서 기존의 여러 가지 다른 발기부전 치료 방법은 대부분 무용지물이 되어 버렸다. 비아그라가 효과를 나타내는 기전은 일산화질소의 효과를 연장시켜 음경으로 혈액이 흘러가는 연쇄반응을 촉진하는 것이다. 일산화질소는 연쇄적인 동맥 확장을 촉진시키고 음경으로 들어간 혈액은 정맥을 통해 흘러나가는 길을 차단한다.

그렇다고 비아그라가 발기부전 그 자체를 치료해주는 것은 아니다. 비만, 운동부족, 흡연 등의 근본원인을 그대로 두면 발기부전 치료는 불가능하다. 만약 단단하게 발기된 상태가 4시간 이상 지속되는 부작용이 나타난다면 주치의를 찾아가야 한다.

내몸 젊게 만들기 작전 4 **알고 사용한다**

세상에는 인간의 삶에 도움을 주는 수많은 약물이 있지만 그들이 모두 완벽한 것은 아니다. 특히 베타차단제와 선택적 세로토닌 재흡수 억제제 계열의 항우울제를 복용하면 중요한 부작용 중 하나로 발기부전이 나타날 수 있다. 득실을 따져보면 우울한 기분이 좋아지는 반면 성적 흥미와 능력을 잃는 것이다. 만약 어떤 약물을 투여할 때 발기부전이 나타난다면 의사에게 말해 부작용이 약한 다른 약물로 교체하는 방법을 찾는 것이 좋다. 예를 들어 세로토닌 재흡수 억제제를 부프로피온으로 바꾸면 흔한 부작용인 성적 무관심과 흥분 저하 문제를 완화시킬 수 있다. 마찬가지로 고혈압 치료에 흔히 사용하는 베타차단제를 안지오텐신수용체차단제losartan 또는 valsartan로 바꿀 수 있다.

내몸 젊게 만들기 작전 5 **이런 음료를 마신다**

홍경천참돌꽃을 차로 마시거나 보드카 같은 가벼운 알코올과 함께 마시면 발기부전에 도움이 되고 전립선 기능을 해소해준다는 연구 결과가 있다. 차로 만들 때는 홍경천 뿌리 5그램을 가늘게 잘라 끓는 물 한 컵에 한 뿌리를 넣고 우러날 수 있도록 최소 5분간 끓인 다음 필터로 걸러낸다. 하루에 5분의 1씩 하루 3~5회 마신다. 홍경천 차를 주스나 토닉 또는 다른 허브 차에 타서 마셔도 된다.

보드카와 섞을 때는 커피 분쇄기로 홍경천 뿌리 30그램을 가루로 만들어 보드카 150밀리리터에 넣는다. 이때 다른 첨가제는 넣지 않고 잘 흔들어 3~5일간 상온에 그대로 둔 뒤 필터로 액체를 걸러낸다. 약 3주일간 하루에 찻숟갈로 하나 반 정도 마신다.

특히 힘든 일을 할 때 밤에 마시면 더 효과가 좋다.

내몸 젊게 만들기 작전 6 자신감을 가진다

어떤 사람은 음경과 관련된 콘돔 구입이나 바지 지퍼 이야기 또는 발기부전의 문제를 드러내놓기를 어려워한다. 그러나 음경이라고 해서 신체의 다른 부위와 다를 것이 없다. 내몸에 아스피린이나 아이스팩 같은 미봉책으로 해결되지 않는 문제가 있다면 주치의와 상담하는 것이 가장 좋다. 주치의는 세심한 진단을 통해 발기문제의 근본원인을 찾아낼 수 있을 것이다. 주치의를 만나면 다음과 같이 하라.

★ 문제를 설명한다. 어떤 어려움이 얼마나 오랫동안 지속되었는지 정확하게 말한다. 자세할수록 주치의가 도울 수 있는 일이 많아진다.
★ 자신의 마음자세를 이야기한다. 심리적인 문제가 있다면 주치의가 그것을 알 수 있도록 사생활에서의 스트레스나 변화에 대해 들려주

어야 한다. 잠재의식 속에 있는 어떤 문제가 원인이 될 수도 있다.

★ 자신의 병력을 상세히 알려준다. 음경문제는 음경 자체만의 문제가 아니므로 주치의는 관련된 모든 위험요인을 확인할 필요가 있다. 만약 주치의에게 자신의 병력을 모두 말한다면 주치의는 그것을 하나하나 연결해갈 것이다.

★ 진찰을 받는다. 주치의는 발기문제의 원인을 찾기 위해 고환의 크기가 작거나 굽어진 음경 등 눈으로 확인할 수 있는 의학적 이상뿐 아니라 혈관질환을 시사해주는 맥박도 확인한다.

★ 병리검사를 받는다. 중요한 수치를 검사한다. LDL과 HDL콜레스테롤, 중성지방, 혈당, TSH, 그리고 테스토스테론 등의 농도를 검사해 원인을 찾아간다.

자외선
햇빛은 내몸에 영양을 주기도 하고 파괴하기도 한다

흡혈귀나 독방에 갇힌 죄수, 그리고 삼교대 노동자 등은 태양에 노출되기 어렵다. 하지만 태양계에서 가장 큰 이 물체의 가치를 알지 못하면 사람들은 실제로 어둠 속에서 살아가야만 한다. 사람은 태양이 있어 눈으로 볼 수 있으며 또한 태양은 암과 골다공증을 예방해준다.

그런데 누렇게 반짝이는 이 원판은 광선총이 될 수도 있다. 태양을 응시하면 그 빛으로 앞이 보이지 않는 것이다. 이것은 머릿속으로만 생각해야지 실제로 시도하면 안 된다. 태양에 발을 담가봐? 즉석구이가 될 것이다. 태양은 생명의 궁극적인 상징이지만 죽음 그리고 많은 주근깨로 이끄는 존재이기도 하다.

태양을 두고 단순하게 선인장 정원에는 좋지만 피부에는 나쁘다고 말할 수는 없다〈그림 K.1〉. 태양 및 태양에서 나오는 자외선의 역할은 그보다 훨씬 복잡하고 내몸의 노화와도 크게 관련되어 있다.

태양은 테니스 연습기계의 테니스공처럼 자외선의 형태로 지구에 온다〈그림 K.2〉. 그러나 그물에 걸려 내 운동장 쪽으로 넘어오지 못하는 공과 마찬가지로 자외선의 한 형태인 UVC선은 대기가 차단하기 때문에 내몸에 거의 영향을 주지 않는다. 나에게 넘어오는 자외선은 UVA와 UVB선

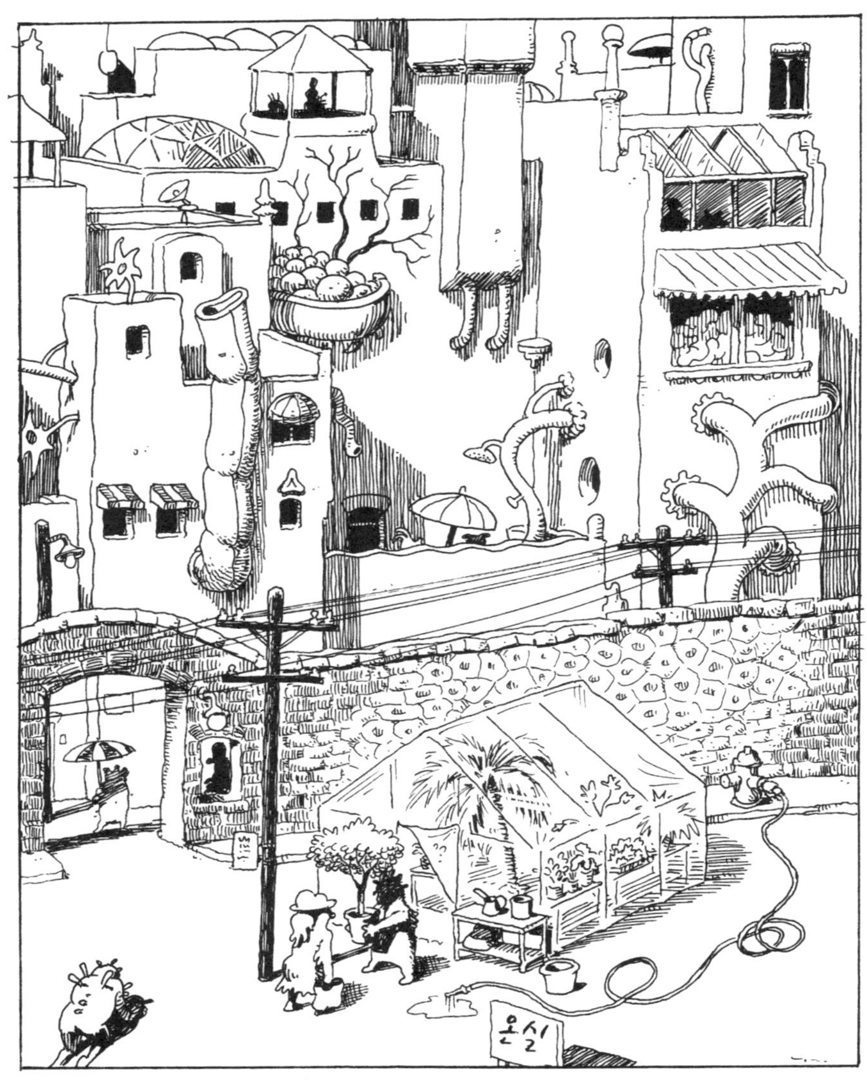

[**그림 K.1**] 나쁜 태양

도시가 나쁜 날씨로부터 스스로를 보호하듯 내몸도 나쁜 태양으로부터 스스로를 보호할 수 있다.

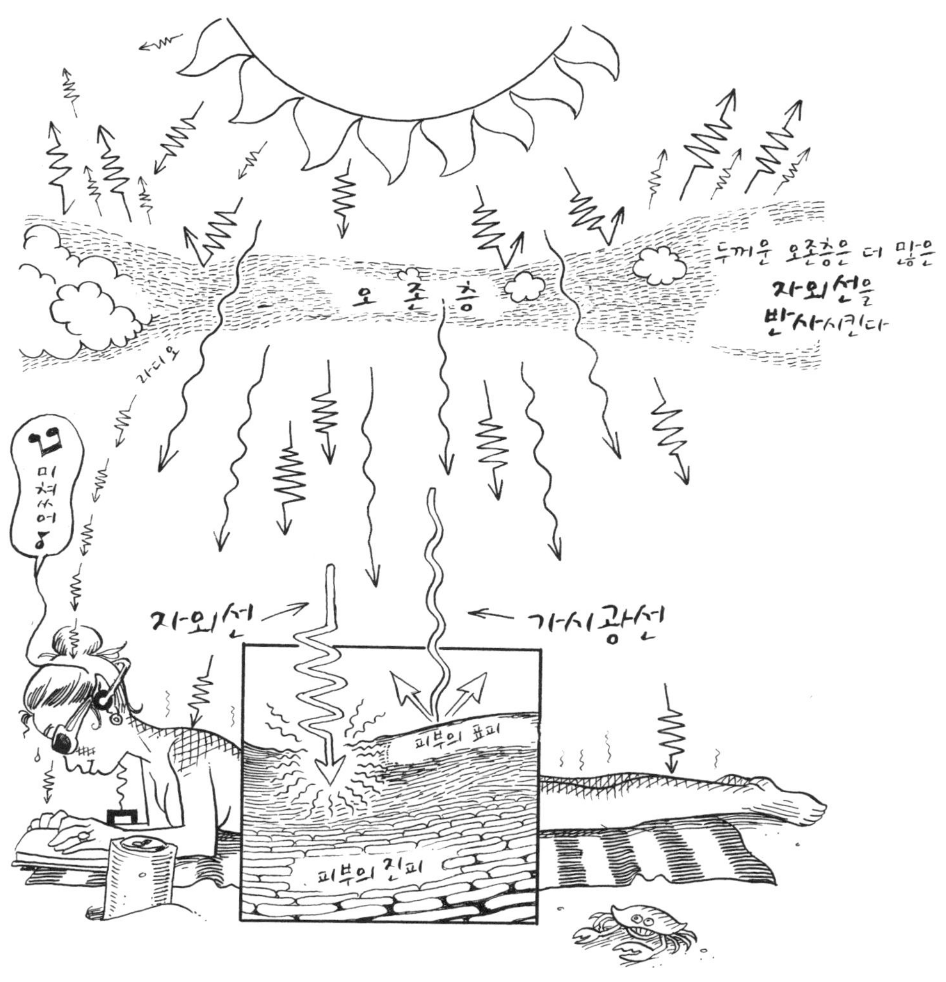

[그림 K.2] 탄 고기

오존층을 통과한 햇빛은 가시광선으로 눈을 자극하거나 자외선으로 피부를 자극한다. 자외선은 피부
에서 반사 및 흡수되는데 활성 비타민 D의 합성이나 엽산 파괴 같은 화학적 변화를 일으킨다.

이다. 자, 이제 선택하라. 자외선에 노출될 것인가, 아니면 반사되도록 차단하거나 피할 것인가?

모든 자외선은 차단하는 것이 마땅하다고 생각할지도 모른다. 우선 UVB는 피부단계에서 차단되지만 피부에 화상이나 암을 일으킬 수 있다. 물론 피부를 보기 좋게 태워주는 선탠효과도 있다 피부암에 관한 좀 더 자세한 내용은 5장을 참고하라. 그리고 UVA는 피부 깊숙이 들어가 화상과 주근깨, 심지어 피부암을 일으킨다. 특히 태양광은 DNA 복제과정에서 선천성 결손 예방에 도움을 주는 저장된 엽산 비타민 B_9을 파괴한다. 눈에도 손상을 주는 이 자외선에 대한 내용은 다음 장에서 다루기로 한다.

그렇다면 자외선은 내몸에 어떤 손상을 줄까? 무엇보다 결체조직을 파괴하는데, 일단 자외선에 노출되면 피부의 구조 단백질인 콜라겐이 파괴되고 나아가 내몸은 파괴 부위를 보수하는 능력까지 잃는다. 이 과정에서 생성된 프리라디칼은 피부 노화를 촉진하는 것은 물론 DNA를 변화시키고 내몸이 이를 바로잡지 못하게 막아 암을 일으킨다.

이처럼 자외선은 DNA 이중나선의 두 축을 연결하는 고리를 파괴하며 이로 인해 DNA의 두 축은 서로 다르게 결합한다. 그러면 DNA 구조와 기능에 문제가 발생하고 만다. 그밖에 다른 자외선은 표면 혈관의 벽을 얇게 만들어 멍이 들거나 출혈을 일으키며 피부의 혈관이 드러나 보이게 한다.

그럼에도 자외선은 사람에게 반드시 필요한데, 그 이유는 자연 태양광이 뼈 건강에 반드시 필요한 비타민 D를 제공하기 때문이다. 이 비타민은 칼슘조절기능을 돕고 또한 심장이나 신경계, 혈액응고 과정, 면역체계 등이 적절히 기능하도록 도와준다. 매년 암으로 사망하는 수천 명이 UVB에 적게 노출됨으로써 활성 비타민 D가 부족해진 것과 관련된 것으로 추산된다.

UVB는 과연 어떻게 비타민 D를 활성화하는 것일까? 여기에는 콜레스테롤이 관여하며 이는 겨울철에 혈중 콜레스테롤 수준이 높아지는 이유이기도 하다. 겨울철에는 태양광이 옅어져 활성 비타민 D가 부족해지기 때문에 내몸은 가능한 한 많이 활성 비타민 D로 전환시키고자 콜레스테롤을 최대한 증가시킨다.

흥미롭게도 이것은 생식과 수명 사이의 진화론적 맞교환의 대표적인 사례이다. 인간은 비타민 D가 결핍되지 않게 콜레스테롤 수준을 높이도록 진화했고, 결국 인류는 살아남아 짝짓기를 통해 강하고 건강한 모습이 되었다. 하지만 LDL콜레스테롤도 함께 높아져 내몸의 수명을 단축하는 심장질환 및 뇌졸중의 위험성이 증가하고 말았다.

이런 생물학적 맞교환과 관련된 또 다른 사례도 있다. UVB가 적게 관통되면 콜레스테롤 수준은 더욱 높아지고, 이 콜레스테롤은 보다 쉽게 비타민 D로 바뀐다. Apo-E4라는 물질이 늘어나 콜레스테롤 증가와 그에 따른 비타민 D 증가를 도와주기 때문이다. 그런데 콜레스테롤 중에 Apo-E4가 증가하면 노년에 죽상경화증과 알츠하이머병 발생 위험이 높아진다.

한편 유전자 변이와 관련해 UVB의 양이 많지 않은 곳에 살았던 선조들의 후예는 모든 UVB를 받아들이기 위해 피부에 멜라닌의 양이 적은 방향으로 진화했다. 그러나 피부색이 너무 밝거나 태양광이 세포 속으로 지나치게 많이 들어가면 엽산 수준이 크게 저하된다. 엽산 수준이 떨어지면 신경학적 증상이 증가하고 그 자손에게 신경관결손과 척추이분증이 발생할 위험이 커진다.

결국 너무 많이 기대해서도 안 되지만 지나치게 적게 기대할 필요도 없다. 완전한 균형을 발견하는 일은 이 책에서 다루는 다른 많은 경우와 마찬가지로 노화의 진행을 늦추기 위한 진정한 비밀 중 하나이다.

13

세상을 보는 눈

시력 저하는 당연한 일이 아니다

 시력검사

★ 〈그림 13.1〉을 펼쳐 책을 책상 위에 세운 다음 1.5미터 떨어진 곳에 선다. 안경이나 콘텍트 렌즈는 그대로 착용한다.

★ 왼쪽 눈을 가린다.

★ 자신이 읽을 수 있는 가장 작은 철자의 라인에 있는 글자를 읽고 점수를 기록한다. 읽을 수 있는 마지막 선의 오른쪽 맨 끝에 적힌 숫자가 자신의 시력이다.

★ 오른쪽 눈을 가리고 같은 방법으로 한다. 그 다음은 양쪽 눈을 뜨고 검사한다.

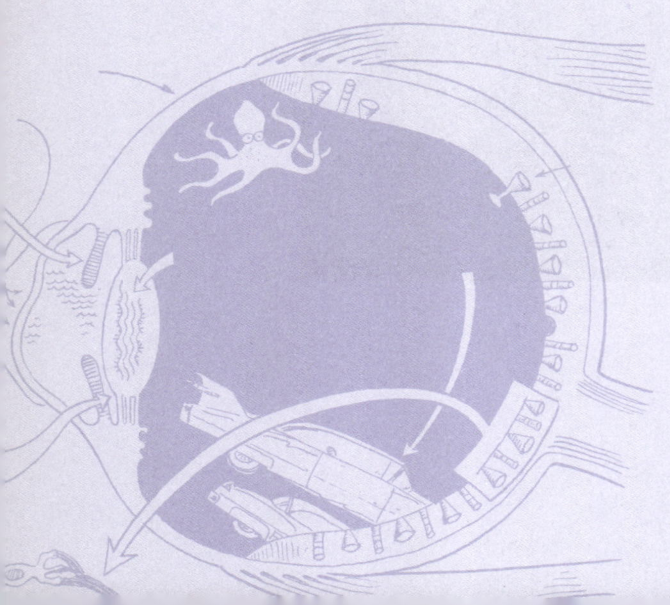

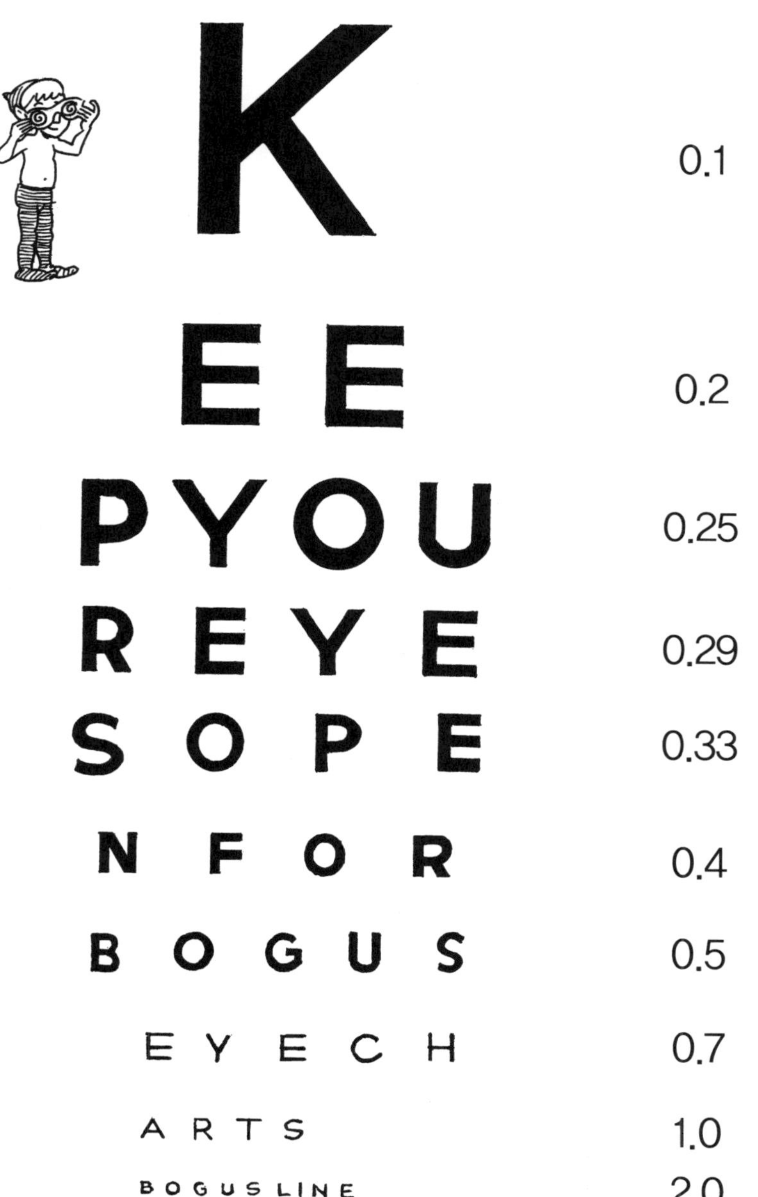

[**그림 13.1**] 시력검사표

1.5미터 떨어진 곳에 서서 글자를 읽는다. 시력 0.5는 시력이 1.0인 사람에 비해 같은 글자를 절반 거리 가까이에서 볼 수 있다는 의미다.

'만약 시력을 잃는다면' 하고 생각해본 적이 있는가? 그것은 분명 생각만으로도 충분히 끔찍한 일이다. 만일 정말로 그렇게 된다면 눈앞에 펼쳐진 풍경이나 가족의 얼굴과 사진, 서쪽 들녘으로 넘어가는 노을, 아름다운 그림, 유투브You Tube에 실린 온갖 내용, 그리고 이 책에 나오는 만화 등 모든 것이 그리워질 것이다.

시력을 부분적으로 또는 완전하게 잃는 것이 살고 죽는 문제는 아니지만, 사고발생 위험이 높아지는 것은 물론 운전을 할 수 없거나 취직에 지장을 받아 삶이 힘들어진다. 그런데 사람들은 나이가 들어가면서 나타나는 시력 저하를 마치 나이가 들면 소득도 줄어드는 것처럼 삶의 일부로 당연하게 받아들이는 경향이 있다.

물론 나이가 들면서 시력에 문제가 발생할 가능성이 큰 사람도 있지만, 나이가 든다고 해서 반드시 뿌옇고 깜깜하며 무채색의 세상 속에서 살아야 하는 것은 아니다. 자외선 차단 등 내몸의 눈을 보호하기 위한 조치를 취하고 눈에 필요한 적절한 영양을 공급하면 빛의 창고를 가능한 오랫동안 좋은 상태로 유지할 수 있다. 이 장에서는 지식 부족으로 시력을 잃지 않도록 내몸의 눈을 보호하기 위해 중요한 정보를 설명하고자 한다.

아름다운 내몸의 눈

아이들에게 눈의 모양을 말하라고 하면 대개 흰자위, 검은 눈동자 그리고 가운데 부위의 동공을 아름답게 묘사한다. 하지만 나이가 들어 지식이 쌓이고 텔레비전의 건강 프로그램을 자주 보면 눈이 얼마나 아름다운지 말하기보다 의학적 용어를 구사해가며 말할 때가 더 많다.

❋ 눈의 노화 ❋

시력 소실을 단정적으로 정의하기는 어렵다. 완전히 보이지 않는 상태는 물론 두 눈 모두로 보는 양안시兩眼視, 즉 정상시력에서도 시력 감퇴가 여러 가지 형태로 나타날 수 있기 때문이다. 특히 나이가 들면 시각 처리속도와 빛에 대한 민감도에 문제가 생기고 시야가 좁아지는 경우가 많다.

또한 시력은 신경기능으로 작용하기도 하는데 그 기능이 떨어져 여러 가지 사물을 한꺼번에 인지하는 데 어려움을 겪을 수도 있다. 대표적인 예로 운전을 하면서 횡단보도, 신호등, 모퉁이에 위치한 카페를 따로따로 볼 수는 있지만 그중 중요한 것에 집중하기는 쉽지 않다. 더욱이 고령자는 마주 오는 자동차의 불빛을 받을 때처럼 밝은 빛을 본 다음 희미한 빛을 보는 것이 무척 어렵다. 이 경우 순간적으로 아무것도 볼 수 없고 설사 뭔가를 봤더라도 지금 횡단보도를 건너는 아이들을 조심해야 한다고 빠르게 인식하는 것이 쉽지 않다. 이런 이유로 좌회전을 할 때 사고가 많이 발생하므로 고령자는 좌회전보다 우회전을 세 번 하는 것이 더 안전하다.

흔히 홍채_{안구의 각막과 수정체 사이에 있는 둥근모양의 얇은 막으로 눈의 조리개 역할을 한다}의 색만 빼고 사람의 눈은 모두 같다고 하는데, 이는 크게 틀린 말이 아니다. 눈은 뇌조직의 연장이며 단지 유전학적으로 다를 뿐이다〈그림 13.2〉. 예를 들어 아프리카 반투족_{중남부 내륙 고지에 살며 곱슬머리에 코가 납작하고 입술이 두껍다. 주로 농사를 짓는다} 같은 일부 인종은 비듬처럼 생긴 입자가 수정체를 덮고 있다. 이는 사람에 따라 시력문제가 발생할 가능성이 크거나 작을 수 있다는 것을 의미한다. 하지만 해부학적으로는 다른 사람의 눈과 많이 비슷하고 보는 방식도 거의 같다.

외부세계에서 오는 정보_빛는 눈을 둘러싼 투명한 외피인 각막을 통과해 들어온다. 각막과 그 뒤에 위치한 수정체는 빛을 굴절시켜 통과한 빛이 망막에 초점을 맺도록 하고, 망막은 카메라의 필름과 비슷한 기능을 한다. 눈의 뒤쪽 벽에는 두 가지 유형의 망막세포, 즉 간상체_{흑백시각을 담당하며 밤에 사물을 구별하는 능력과 관련된다}와 추상체_{색깔시각을 담당하며 낮에 사물을 구별하는 능력과 관련된다}가 있는데 이들은 눈에 보이는 것을 해석하는 뇌의 신경세포들과 직접 연결된다. 그리고 망막이 획득한 정보는 시신경을 따라 전달되고 뇌가 처리한다.

'본다는 것'이 매우 간단한 과정처럼 들리지 않는가? 물론 이론적으로는 그렇다. 하지만 태양빛을 받아 눈을 가늘게 떠보거나 먼지 때문에 눈을 깜박거려 본 사람 또는 마주 오는 차량의 전조등으로 갑자기 눈이 보이지 않는 상태를 경험해본 사람이라면 누구나 알고 있듯 '본다는 것'은 그렇게 단순한 것이 아니다. 눈의 해부학에 약간의 변화만 생겨도 보는 방식이 변하고 심지어 시력을 잃을 수도 있다.

· 각막 · 시계의 내부를 보호해주는 투명한 시계뚜껑처럼 눈의 바깥을 덮는 막이다. 눈물은 이 각막의 습기를 유지해주는데 눈물에는 박테리아

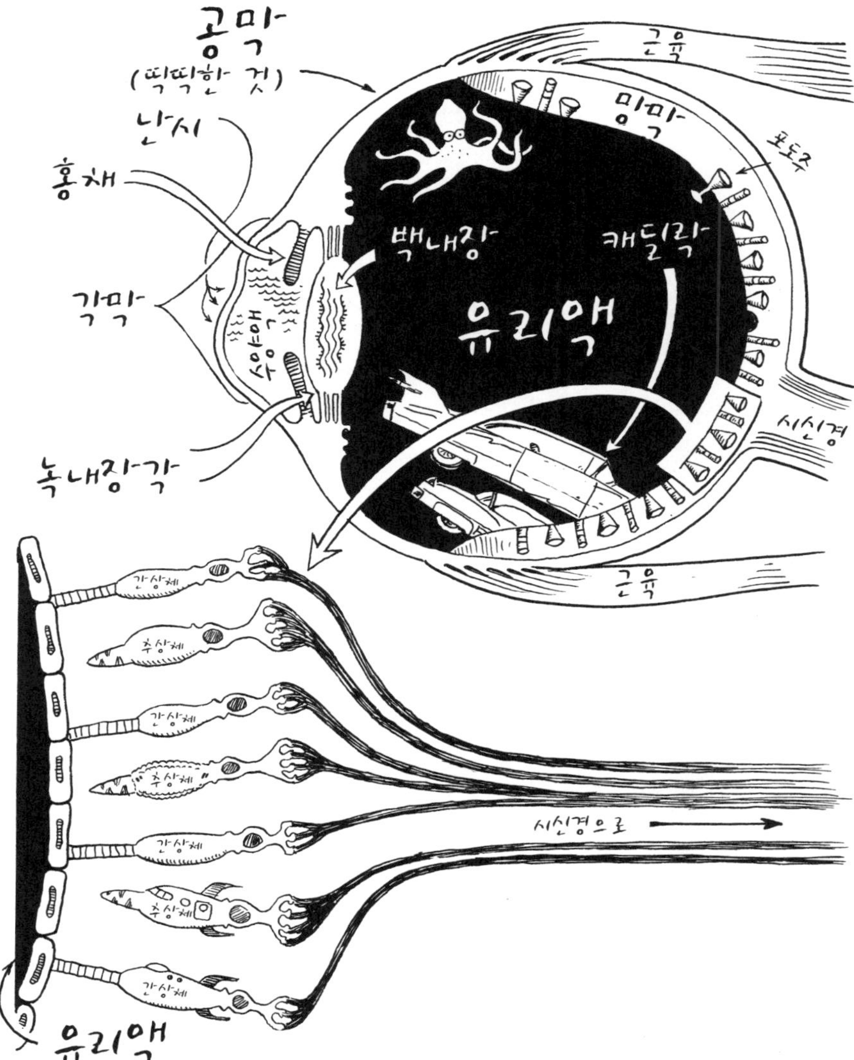

[그림 13.2] 눈 속을 보면

눈 속에는 수양액 水樣液 , 눈의 앞쪽 공간을 채우는 맑은 용액 이 있는데 그 양이 너무 많으면 녹내장이 된다. 또한 수정체는 시간이 지남에 따라 두꺼워져 초점을 맞추는 능력이 떨어지고 백내장이 되기도 한다. 망막에는 흑백을 구별하는 간상체와 색깔을 구별하는 추상체가 있다. 그런데 나이가 들면 망막에 들어오는 빛의 강도가 줄어들고 추상체는 그 예민도가 떨어져 야간 시력이 약해지거나 녹색과 파란색을 잘 구별하지 못한다.

나 여러 가지 해로운 생물체에 대항해 싸우는 화학물질이 들어 있다. 그런데 나이가 들면 눈물뿐 아니라 그 속에 들어 있는 항균 화학물질의 양이 줄어들기 때문에 눈이 건조해지거나 감염이 발생할 위험이 높아진다. 또한 새로운 각막세포를 빠르게 생산해내는 능력도 잃을 수 있다.

● **수정체** ● 각막 뒤에 위치하며 빛을 굴절시켜 중심부에 초점이 맺히게 한다. 이 수정체는 눈으로 들어오는 빛의 초점이 맺히게 하는 데 약 3분의 1의 역할을 담당하고 나머지는 각막에서 굴절시킨다. 특히 자외선은 수정체를 흐리게 하고 망막의 세포들로 구성된 미세한 막에 화상을 일으키는 등 산화성 스트레스를 야기해 시각을 손상시킬 수 있다. 태양빛을 많이 받을수록 눈이 받는 손상은 더 커진다.

한편 일흔 살이 된 노인의 수정체 질량은 스무 살 젊은이의 그것보다 세 배 정도로 커지는데, 언뜻 이것은 좋은 현상으로 보일 수도 있지만 사실은 그렇지 않다. 수정체가 커지면 먼 곳의 물체를 잘 볼 수 없는 근시가 되고 만다. 또한 수정체가 두꺼워지면 가까운 곳을 잘 볼 수 없는 노안이 될 뿐 아니라 색을 구분하기도 어려워진다. 예를 들어 푸른색은 더욱 검게, 노란색은 우중충하게 보이며 보라색은 아예 감별하지도 못한다.

수정체에 발생하는 또 다른 문제는 백내장, 즉 수정체의 혼탁이다. 이것은 스테로이드 같은 일부 약물, 흡연 등으로 발생할 수 있는데 마치 창문에 김이 서린 것처럼 시야가 흐려진다. 또한 노화의 주요요인인 태양빛에 의해 백내장이 발생할 수도 있다. 그나마 현대의학 덕분에 20분 정도의 간단한 수술로 문제가 생긴 수정체를 제거하고 인공수정체로 대체할 수 있어 다행이다. 그런데 이 수술은 수술을 해야 하는 것이 좋을지를 결정하는 과정이 수술 자체의 시간보다 훨씬 더 오래 걸린다.

• **홍채** • 동공을 수축 또는 확장시켜 망막에 도달하는 빛의 양을 조절하는 근육으로 구성된다. 나이가 들면 확장시키는 근육이 위축되기 때문에 동공이 더 작아지고 동공을 통과하는 빛의 양은 스무 살 때의 약 3분의 1로 줄어든다. 홍채와 관련해 흥미로운 사실은 일부 학자가 동공 확장과 빛에 대한 반사를 보고 뇌의 건강상태를 알 수 있다고 주장한다는 것이다.

• **수양액** • 내몸의 안구가 공 모양의 동그란 상태를 유지할 수 있게 해주는 중요한 체액이다. 이 체액은 90분마다 교체되며 나이가 들면 생산량이 줄어든다. 정상적으로는 눈 속의 수양액이 그물 모양의 덮개를 통해 빠져나가는데, 만약 이 통로가 막히면 녹내장이 발생해 안구의 압력이 높아지고 시신경으로 가는 혈액 공급이 차단될 수 있다. 이처럼 수양액의 배출이 막히는 현상은 여러 가지 질병이나 만성적 상태로 인해 주위 정맥의 혈압이 높아져도 발생할 수 있다. 일단 녹내장이 발생하면 주변 시야를 잃게 되며 이를 방치할 경우 시력을 완전히 잃을 수도 있다. 그러면 주변 시야를 먼저 잃는 이유는 무엇일까? 이것은 나뭇가지처럼 생긴 시신경의 작은 가지들이 바깥쪽에 닿아 있고 녹내장이 바깥쪽 신경에 먼저 문제를 일으키기 때문이다.

> ### 토막 상식
>
> ❋❋❋ 예순다섯 살이 넘으면 매년 유리체(수정체와 망막 사이의 공간을 채우는 무색투명한 젤리모양의 조직)의 5퍼센트 정도를 잃게 된다. 유리체를 잃으면 압력을 받아 정착해 있던 작은 입자들이 점점 부유하기 시작한다. 이것이 바로 유리체 혼탁 또는 비문증(눈앞에 먼지나 벌레 같은 뭔가가 떠다니는 것처럼 느끼는 증상)으로 밝은 곳을 쳐다보고 있으면 조그만 물체들이 춤을 추고 있는 것처럼 보인다. 대체로 눈의 건강에는 별 문제가 없지만 갑자기 변하거나 입자들이 많아지면 망막의 심각한 질병일 수 있으므로 안과를 찾는 것이 좋다.

눈에 점찍기

황반변성을 스스로 검사하기 위해 그래프의 중앙에 있는 검은 점을 바라보라. 한쪽 눈을 감고 의도적으로 이 점에 초점을 맞춰보라. 선이 구부러지거나 그래프의 일부가 보이지 않는다면 황반변성의 소견일 수 있다.

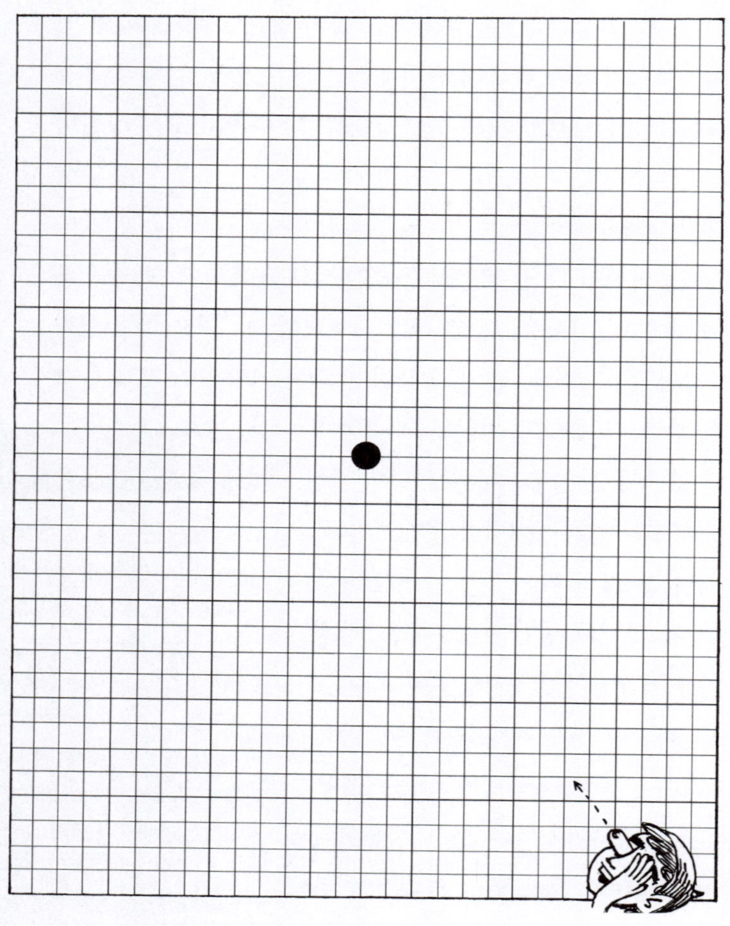

● **망막과 황반** ● 눈으로 들어온 정보를 뇌에 전해주는 신경세포인 간상체와 추상체가 존재하는 부위이다. 망막을 덮고 있는 황색색소의 얇은 막이 위험한 자외선을 흡수해 간상체와 추상체의 손상을 막아준다.

망막의 중심에는 내몸의 시각이 가장 집중되는 중심와中心窩, 눈의 황반 부분라는 부위가 있다. 그런데 쉰다섯 살이 넘은 사람들이 시력을 잃는 커다란 이유 중 하나가 바로 이 부위에 발생하는 손상 때문이다. 특히 흡연이나 고혈압은 망막에 혈액을 공급하는 혈관을 차단시키며 이로 인해 자외선으로 인한 손상을 복구하기 위해 눈의 뒤쪽으로 보내지는 비타민과 항산화제도 전달되지 못한다.

자외선은 눈에 커다란 영향을 주는데 이것은 망막을 보호해주는 얇은 황색막의 항산화제를 감소시키고 망막 내부의 색소를 산화시킨다. 또한 이 민감한 세포들은 또 다른 노화요인인 프리라디칼로 인해 손상당할 위험이 있다. 이런 이유로 계속해서 적절한 영양으로 항산화제를 재충전할 필요가 있는 것이다. 특히 황반변성질환에서는 태양빛에 의한 눈 손상이 축적된다는 점에서 더욱 그렇다.

이처럼 산화성 손상으로 세포가 죽는 황반변성질환에서는 유전적 소인도 중요하지만 혈관을 젊게 유지시켜 주는 생활습관도 필수적이다. 마찬가지로 백내장과 녹내장도 건강한 생활습관을 통해 발생시기를 늦추거나 시력 소실로 이어지지 않게 할 수 있다.

정기적으로 안과의사의 진료를 받아야 하는 이

유는 위에서 언급한 질환들 때문만은 아니다. 안과의사는 눈을 들여다봄
으로써 혈관을 가까이에서 관찰할 뿐 아니라 시신경을 통해 뇌의 상태를
짐작할 수 있다. 혈압이 너무 높으면 혈관이 비틀린 모양으로 보이고 망
막 아래에서 관찰되는 이상 혈관은 당뇨병의 증후일 수 있는 것이다.

내몸 젊게 만들기 작전: 시력 보호

사람들은 모두 눈을 보호하기 위해 해야 할 일이 무엇인지 알고 있다.
그것은 벌레나 공, 창, 주먹, 기타 여러 가지 물체가 날아오는 것을 보는
순간 눈을 감는 것이다. 하지만 눈꺼풀이나 안전고글에만 모든 것을 의
존할 수는 없다. 여기에 내몸의 눈을 보호할 수 있는 여러 가지 방법을 소
개한다.

내몸 젊게 만들기 작전 1 **빛을 차단한다**

선글라스는 파파라치를 피하거나 멋있게 보이려고 할 때만 필요한 것
이 아니다. 선글라스는 내몸의 눈을 위험한 UVA와 UVB로부터 보호해준
다. 그 보호효과를 높이기 위해서는 다음과 같은 전략이 필요하다.

★ 두 가지 종류의 빛을 모두 걸러주는 안경을 고른다. 그렇다고 꼭 값
   이 더 비싼 것은 아니다. 상표에 자외선을 99퍼센트 또는 100퍼센트
   차단해준다고 적혀 있는지 확인하라. 불확실하면 안경점이나 안과에
   서 검사해보면 된다.

★ 눈부심을 줄여주어야 하지만 색을 구분하지 못할 정도가 되어서는
안 된다. 잘못하면 교통신호를 알아보지 못할 수도 있기 때문이다.
렌즈의 색조는 단지 개인 취향의 문제이다.

★ 자외선 차단 콘택트렌즈를 착용할 때도 선글라스를 쓰는 것이 좋다.

★ 자외선은 선글라스의 위나 옆으로도 들어갈 수 있기 때문에 7~8센
티미터 크기의 차양이 있는 모자로 빛을 막아주는 것이 좋다.

★ 눈 덮인 산에서 스키를 타거나 바다에서 수영할 때는 자외선 차단 고
글을 착용해야 한다. 스키는 무릎에만 위험한 것이 아니라 눈에도 위
험하다. 물이나 눈에 굴절되고 반사되어 오는 빛에 연이어 노출되기
때문이다. 눈이나 물, 콘크리트 표면은 자외선을 반사하므로 노출량
이 매우 많다. 특히 에베레스트나 카리브해처럼 고도가 높거나 낮은
곳에서는 자외선에 많이 노출된다. 이 경우 피부를 보호할 때와 마찬
가지로 최대한 빛을 차단해야 한다.

내몸 젊게 만들기 작전2 병원 진료를 받는다

마흔 살 이후에는 시각기능에 아무런 변화가 없어도 2년마다 안과의사
의 진료를 받아야 한다. 안과의사는 녹내장처럼 증상이 없는 문제를 발
견할 수 있을 뿐 아니라 뇌 속의 혈관과 뇌 자체의 상태도 짐작해볼 수 있
기 때문이다. 앞에서 언급했듯 안과의사가 당뇨병이나 고혈압을 가장 먼
저 발견할 때도 많다.

물론 눈에 직접 넣어줄 수 있는 것은 많지 않다. 그렇다고 소화기관으로 우회해서 주는 것까지 불가능한 것은 아니다. 적절한 영양을 섭취하면 그중 많은 부분이 내몸의 눈까지 공급된다. 눈에 영양을 공급하는 방법으로는 다음과 같은 것이 있다.

• 루테인 • 시금치, 녹색 야채, 옥수수 등에 많이 함유된 루테인Lutein은 망막의 산화성 손상을 방지해 눈을 건강하게 만들어준다. 보충제제 형태로 매일 6~30밀리그램씩 섭취해도 된다.

• 비타민 C • 연구에 따르면 과일과 야채 비타민 C와 여러 가지 플라보노이드를 함유한다를 많이 먹는 사람은 적게 먹는 사람보다 눈에 문제 발생률이 낮다고 한다.

• 글루타티온 • 프리라디칼을 제거하는 글루타티온은 백내장 예방에 효과가 있으며 용량 500밀리그램 계란, 마늘, 아보카도, 아스파라거스, 그리고 양파 등에 많이 함유되어 있다. N-아세틸시스테인 보충제제도 도움이 된다 역시 매일 500밀리그램 용량.

• 눈에 좋은 칵테일eye cocktail **•** 미국 국립보건원의 지원으로 수행된 대규모 연구에서 특정 비타민들을 함께 복용하면 연령 관련 황반변성이 발생한 사람들의 시력 상실을 막는 데 도움이 된다는 것이 확인됐다. 하지만 황반변성이 없는 사람들에게도 예방효과가 있는지에 대해서는 아직 연구되지 않았다. 이 연구에 따르면 이미 습성 황반변성이 발생한 사

람들이 비타민 C 500밀리그램, 비타민 E 400IU, 베타카로틴 15밀리그램, 아연 80밀리그램, 그리고 구리 2밀리그램을 매일 나눠서 복용하면 시력 상실 위험이 25퍼센트 이상 줄어든다고 한다. 장기간 이용할 때는 아연을 30밀리그램의 저용량으로 복용하는 것이 더 안전하다.

 ## 뒤로 물러나 앉는다

장시간의 텔레비전 시청이 눈에 나쁘다는 증거는 없다. 물론 프로그램의 내용에 따라 뇌세포에 나쁜 영향을 줄 수도 있지만 그것은 전혀 다른 문제이다. 하지만 이것은 어디까지나 화면에 눈을 적응시킬 수 있을 정도로 적절한 거리를 유지하며 시청할 때의 얘기다. 최소한 텔레비전의 대각선 거리만큼 뒤로 물러앉아 시청해야 한다.

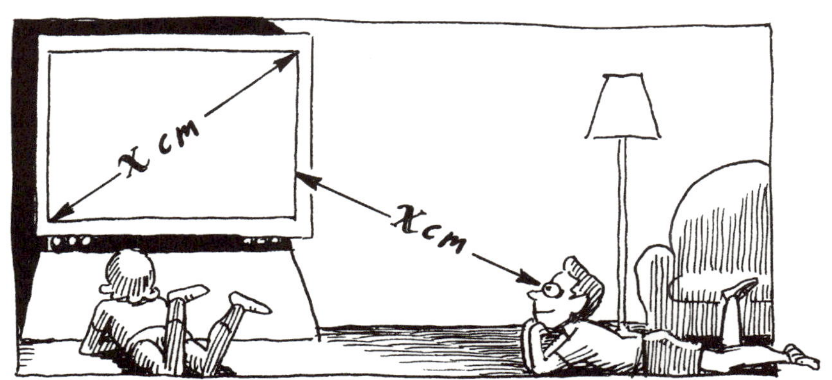

불용 위축
너무 사용하지 않아도 문제다

"사용하지 않으면 잃는다"는 말은 우리가 흔히 듣는 충고이다. 특히 사람들은 이 말을 뇌에 적용하길 좋아한다. 크로스퍼즐이나 스도쿠Sudoku, 일본에서 개발된 퍼즐게임, 그밖에 다른 정신활동으로 뇌의 신경세포가 정기적으로 움직이게 하지 않으면 뇌의 회백질이 노화돼 옥수수죽처럼 변해 버린다는 얘기다. 하지만 이 말은 내몸의 근육에서부터 섹스활동에 이르기까지 모든 부분에 적용된다. 그렇다면 몸의 일부를 비쩍 말라죽게 만들기는 매우 쉬운 일일 수도 있다.

내몸을 사용하지 않아 결국 잃어버린 극단적인 예는 우주여행에서 돌아온 우주인들에게서 찾아볼 수 있다. 무중력상태에서 긴 시간을 보내고 나면 근육과 뼈의 무게가 크게 줄기 때문에 평지에서도 도움을 받지 않고는 걷는 것조차 힘들어진다. 자신이 지금 어디에 있는

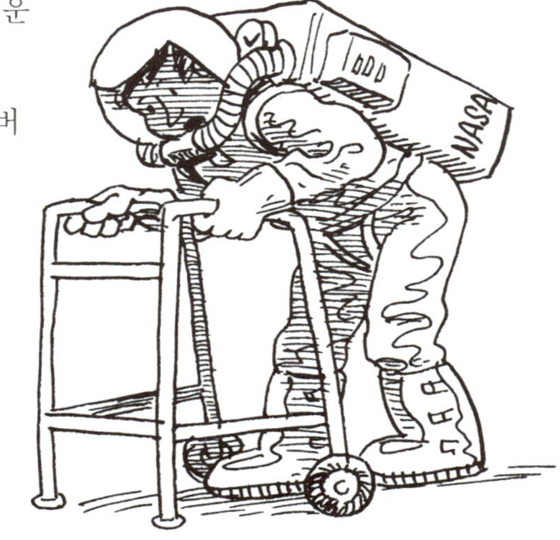

지 인식하지 못할 수도 있다. 또 다른 예로 다리를 석고로 고정한 상태에서 일정 시간을 보내면 마치 말라버린 장미꽃처럼 근육이 위축된다.

그 이유는 무엇일까? 내몸은 매우 효율적이라 사용하지 않는 팔다리나 장기에는 에너지를 공급해주지 않는다. 더불어 그러한 팔다리나 장기를 조절하는 신경 역시 시들어버리기 때문에 결국 그 부분을 잃고 만다. 이런 노화의 메커니즘, 즉 불용不用위축은 자원배분의 전형적인 예라고 할 수 있다.

만약 내몸이 대퇴의 사두근四頭筋을 이용하지 않고 목발을 이용해 걷는다면 내몸은 이 근육에 공급하던 에너지를 다른 곳으로 돌리게 된다. 그리고 사용하지 않는 시간이 길어지면 마침내 하지근육이 위축되고 만다. 그러므로 우리는 항상 신체를 작동상태로 두어야 한다. 근육을 이용하고 뇌를 작동시키며 다른 모든 장기와 시스템이 오랫동안 강하게 작동할 수 있도록 해야 하는 것이다〈그림 L.1〉.

우리는 내몸의 사용과 관련해서 두 가지 극단적인 경우를 생각해볼 수 있다. 하나는 너무 많이 사용하면 낡고 상할 수 있다는 것이고, 다른 하나는 충분히 사용하지 않으면 불용위축이 발생한다는 점이다. 물론 이상적인 것은 그 중간이다. 몸의 각 부분이 적절히 성장하고 늙지 않을 만큼만 사용하라는 얘기다. 다음 장에서는 노화과정의 불용위축과 자주 관련되는 시스템 중 하나를 설명할 것이다. 그것은 바로 골격계, 즉 뼈에 관한 이야기이다.

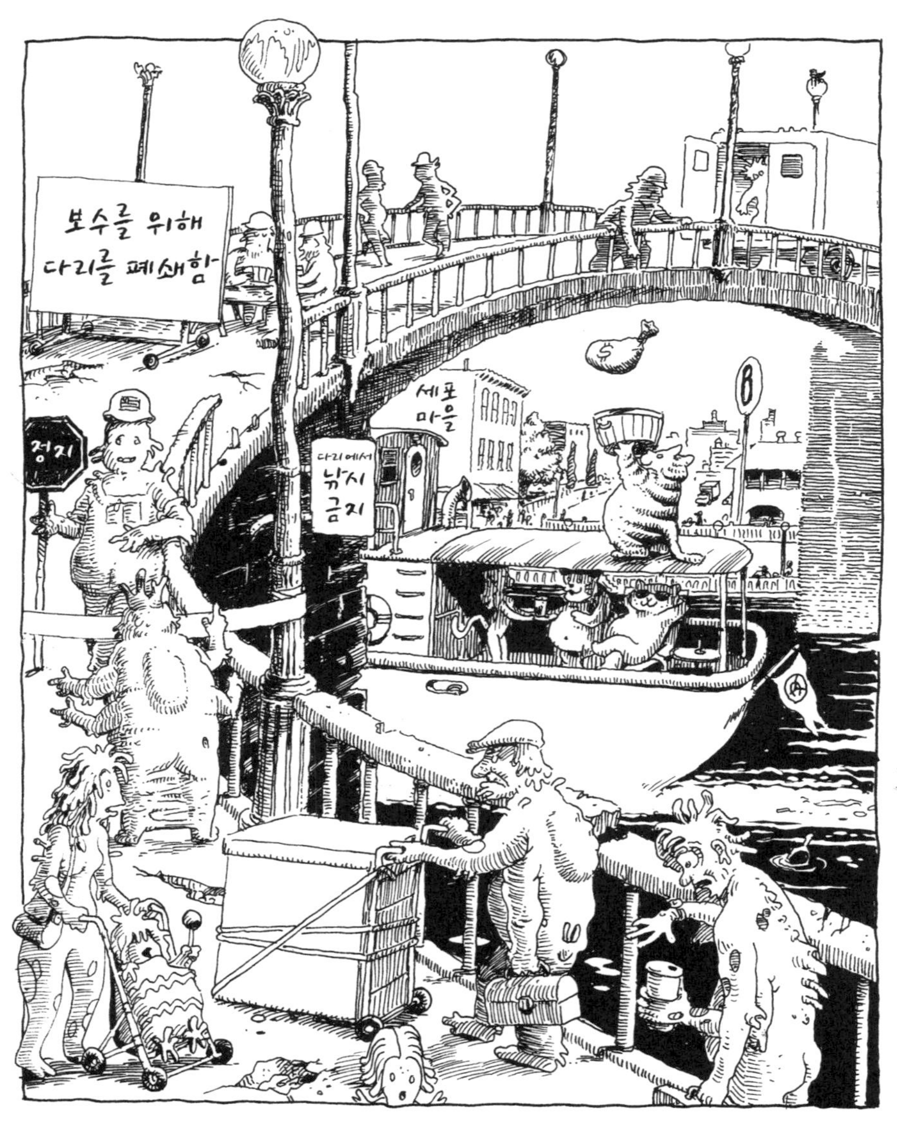

[**그림 L.1**] 정기 보수

도시에 정기적인 유지보수가 없으면 쇠락하듯이 내몸도 적정한 관심이 없으면 쇠퇴한다.

✻ 신체를 움직여라 ✻

활동을 통해 성장하는 것은 뼈만이 아니다. 사실 대부분의 신체기관은
사용할수록 더 강해진다. 다음은 신체를 최선의 상태로 작동하는 방법들
을 요약한 것이다.

신체	사용한다	사용하지 않으면 잃는다
심장	유산소운동은 혈류를 증가시키고, 심장이 스트레스를 견딜 수 있게 한다.	규칙적인 유산소운동을 하지 않는 사람은 심장질환과 발작 위험이 더 높고 스트레스에 대항하는 능력도 떨어진다.
뇌	낱말 맞히기, 새로운 기술 또는 단어 익히기, 읽기(아무 생각 없이 눈으로만 읽지 않고), 또는 연속 광고의 다음에 나올 이야기를 구상해본다.	정신적 활동 없이 나이가 들면 뇌의 능력과 기억력이 떨어진다.
남성 생식기	사정을 자주 하는 것으로 건강한 성 기능을 평가할 수 있다. 1년에 100회 정도를 목표로 한다.	자주 섹스를 하지 않으면 성기능부전의 위험이 커지기 때문에 섹스할 기회를 놓쳐서는 안 된다. 자위를 해도 좋다. 중년에 섹스의 기회를 갖지 않는 사람들은 노년에 섹스하기가 더 어려워진다.
여성 생식기	규칙적이고 즐거운 성생활을 하는 것으로 성 기능을 평가할 수 있다.	폐경이 된 여성이 섹스를 하지 않으면 질벽이 빠르게 얇아지고 나중에 섹스를 즐기지 못할 수도 있다.

신체	사용한다	사용하지 않으면 잃는다
호르몬	여러 가지 호르몬이 일상기능에 필요한 화학물질들을 자연적으로 생산한다.	정상 스테로이드호르몬 기능을 알약이나 주사제 또는 흡입제 형태로 섭취하면, 내몸은 분비선에 꼭 필요한 호르몬을 만들지 말라는 명령을 내린다. 스테로이드 약제를 투여할 필요가 있는 사람들도 호르몬을 투여하지 않는 날을 정하거나 주치의의 지시에 따라 이틀에 한 번 투여하는 것이 더 좋을 수 있다.
근육	저항을 받으며 하는 운동은 나이가 들면서 줄어드는 순수 근육양을 유지해준다.	근육을 만들어주지 않으면 체중이 더 쉽게 늘어나며 골다공증의 위험이 커진다.
관절	걷기를 비롯한 여러 가지 운동들은 관절 내 활액 형성을 촉진하고 관절의 윤활을 유지해준다.	관절 운동을 하지 않거나 줄이면 활액의 생산이 감소하고 따라서 관절염 등 여러 관절질환이 발생할 가능성이 커진다.
위장관	경증의 젖당불내증이 있는 사람은 약간의 젖당을 먹는 것이 도움이 된다.	젖당을 섭취하지 않으면, 그러한 식품 소화 처리에 필요한 소화효소의 생산이 중단되기 때문에 젖당불내증이 더 악화된다.

14

뼈와 근육

우리의 뼈는 자라고 있다

균형잡기

한쪽 발로 서서 팔을 옆으로 편다. 그리고 균형을 유지하면서 눈을 감는다. 균형을 잡기 위해 무엇인가를 잡기 전까지 설 수 있는 한 오랫동안 서 있는다. 보조자가 있거나, 벽 옆에서 하면 더 안전하다.

40세에 15초간 그리고 30세에 30초간 서 있을 수 있으면 정상이다. 이 시간만큼 견디지 못하면 균형잡기가 부족해 넘어질 확률과 골절의 위험성이 높아진다.

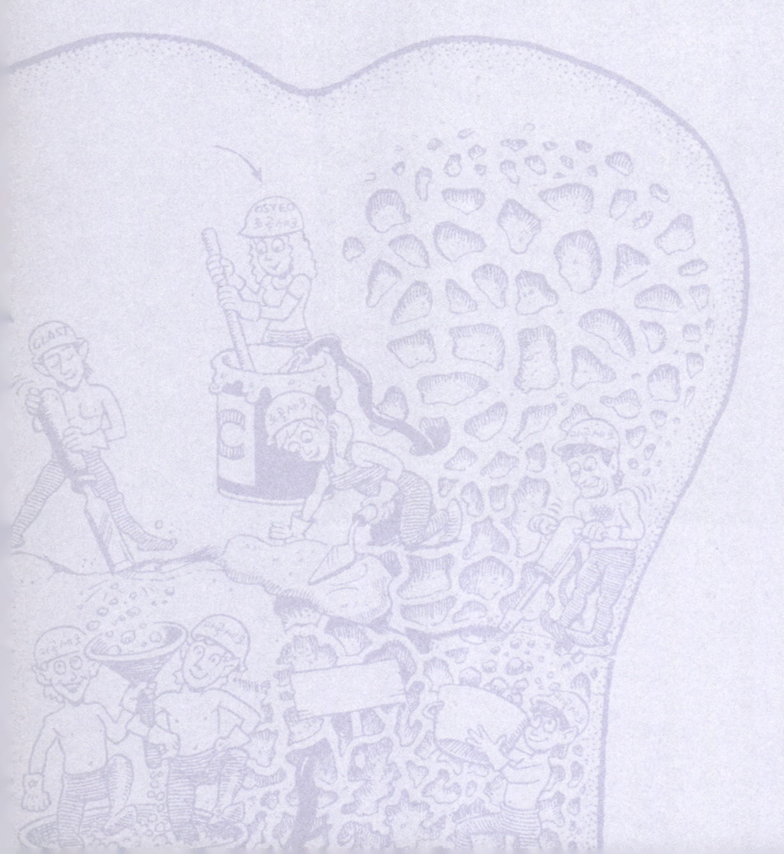

노화라는 큰 틀에서 내몸의 뼈들은 사실상 많은 관심을 받지 못하다가 넘어져서 골절이 생긴 다음에야 부랴부랴 그 중요성을 인정받는다. 평소에는 대부분의 사람이 뼈 소실과 골절은 나이든 여성들의 문제라 치부하며 그리 대수롭지 않게 생각하는 것이다.

인간의 뼈는 사실 어릴 때부터 돌봐야 한다. 왜냐하면 내몸의 뼈는 20대에 최대 골밀도에 도달하기 때문이다. 이후 나이가 들면서 뼈 소실이 발생하기 시작하는데 1차적인 원인은 불용위축에 있다. 또한 에스트로겐과 테스토스테론의 감소도 뼈 소실을 초래하며 유전적 요인도 무시할 수 없다. 그뿐 아니라 뼈를 강하게 만드는 데 중요한 역할을 하는 근육이 단단하지 않으면 뼈 소실을 동반한다. 사실 인간은 10년마다 뼈를 완전히 새롭게 만들어낸다. 따라서 뼈에게 영양을 공급하고 단련시키지 않으면 내몸은 나이가 들면서 뼈와 근육을 강하게 만들기 위해 에너지를 낭비한다. 뼈가 약하면 미끄러지거나 넘어져 골반 또는 척추가 부러졌을 때 내몸은 진열장의 찌그러진 통조림처럼 처박히기 십상이다.

뼈: 내몸의 기초 만들기

뼈는 내몸의 나머지 부위가 걸치는 단순한 옷걸이 이상의 기능을 한다. 한마디로 인간 존재의

토막 상식

❋❋❋ 우주비행사들은 침대에 누워 있는 사람들과 같은 속도로 뼈 소실이 일어나는데 한 달에 거의 1퍼센트에 달한다.

근원인 것이다. 뼈를 얇게 해서 현미경으로 보면 〈그림 14.1〉처럼 단단한 치밀골질이 표층을 형성하고 스펀지처럼 보이는 미세 뼈 구조인 해면골질이 그물눈처럼 연합되어 있다.

뼈는 흔히 생각하듯 완벽한 고체 구조가 아니다. 물론 치밀골질은 강직성과 구조적 완결성을 제공하지만 그 속에 있는 해면골질은 골격에 유연성과 압축 강도를 더해준다. 특히 뼈에는 콜라겐과 칼슘성분이 들어 있기 때문에 매우 유동적이며, 부러진 이후에 재결합할 때처럼 내몸의 요구에 따라 스스로 재설계할 수 있다. 설사 부러졌을지라도 일단 치유되면 심지어 엑스레이상에서도 그 흔적을 찾아볼 수 없을 정도이다.

내몸에서 골절이 일어나지 않더라도 뼈는 주기적으로 스스로를 재구성하기 때문에 단백질, 비타민, 호르몬, 그리고 칼슘을 지속적으로 공급해야 한다. 특히 내몸의 뼈는 콜라겐 단백질을 단단한 구조로 만들기 위한 칼슘을 필요로 한다. 만약 칼슘이 보강되면 혈관 속의 플라크가 안정화되어 혈관은 딱딱해지고 혈압은 상승해 심장에 부담을 준다. 그렇다고 칼슘보충제가 동맥 내의 석회화를 악화시키는 것은 아니다. 어쨌든 내몸은 혈액으로부터 뼈로 칼슘을 이동시키려 하며 이 과정에서 비타민 K_2가 작용한다. 비타민 K_2에 대해서는 〈내몸 젊게 만들기 작전〉에서 보다 자세히 설명한다.

골다공증은 단순히 칼슘이 부족한 질환이 아니라 칼슘을 지나치게 소실하는 질환이다. 아무리 필요량의 칼슘보충제를 먹을지라도 음료수나 단백질을 너무 많이 섭취하거나 근력운동을 전혀 하지 않으면 또는 비타민 D를 섭취하지 않거나 칼슘을 소실시키는 스테로이드 약물을 복용한다면 뼈에서 칼슘의 소실은 더욱 커진다.

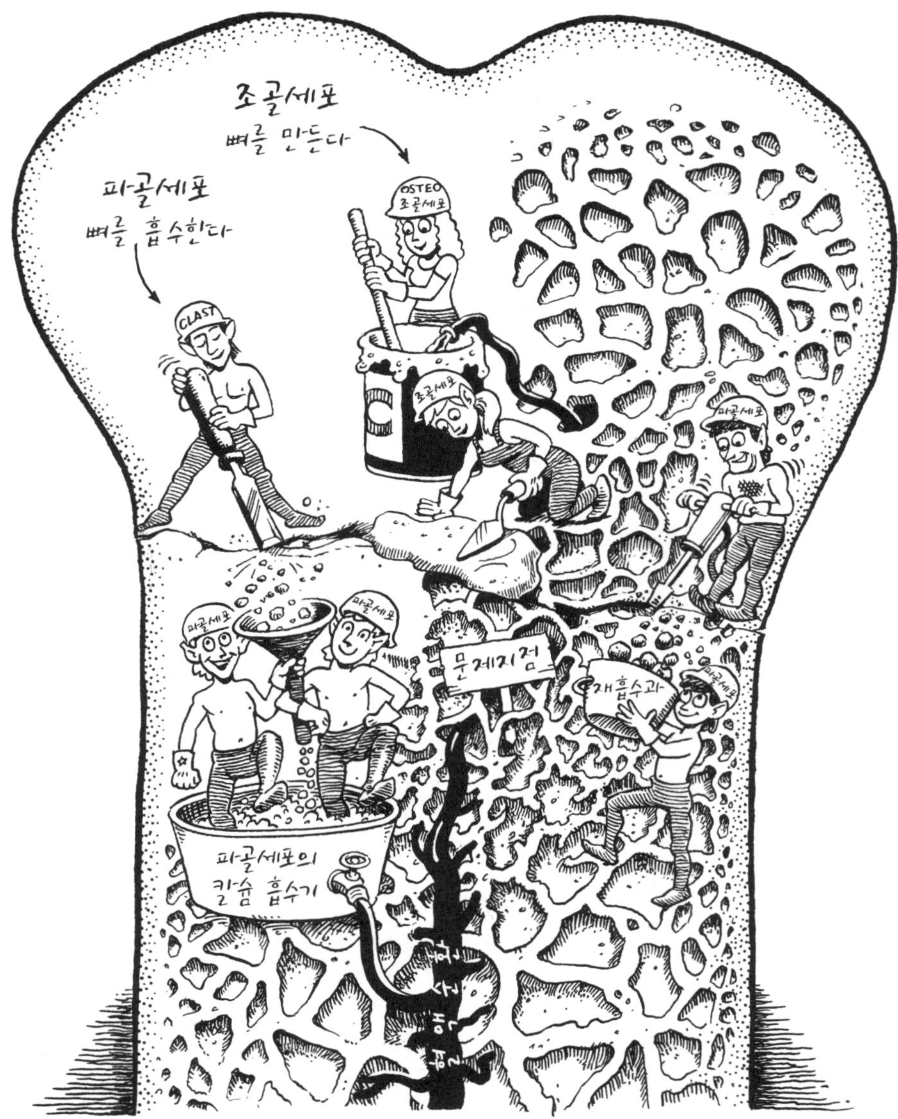

[그림 14.1] 뼈 만들기

뼈는 항상 자신을 뜯어고쳐 완전히 바꾸기도 한다. 조골세포는 새로운 뼈를 만들고 파골세포는 늙은 뼈를 흡수하는데 이때 콜라겐과 칼슘 매트릭스가 보강재가 된다.

내몸은 칼슘을 필요로 한다. 만약 칼슘을 적절히 섭취하지 않으면 혈액 내의 칼슘 농도를 정상으로 만들려는 여러 가지 연쇄반응이 시작된다. 근육과 신경의 작용을 위해 혈액 내에 칼슘이 필수적이기 때문이다. 여기서 말하는 연쇄반응이란 소변으로의 배출을 감소시키고 장에서 칼슘 흡수를 증가시키며 뼈에서 칼슘을 빼내오는 것 등을 말한다. 한편 피부가 햇빛에 노출되었을 때 생기는 활성 비타민 D는 칼슘이 장관을 떠나 혈액 내로 들어오게 만드는 열쇠이다. 또한 비타민 D는 신장에서 배설될 예정인 칼슘의 손실을 막아주기도 한다.

결국 뼈의 재형성을 위해서는 충분한 양의 비타민 D가 필수적이다. 하지만 나이가 들면 피부를 통해 비타민 D를 생성하는 능력이 떨어지고 실내에서 많은 시간을 보내기 때문에 태양에 노출되는 시간도 줄어든다.

뼈의 재형성은 두 가지 단계로 구성된다. 일단 뼈 흡수가 일어나는데 이것은 파골세포가 노쇠한 뼈를 흡수하면서 작은 구멍을 만드는 과정이다. 반면 뼈 형성 또는 재형성은 조골세포가 그 구멍들을 칼슘으로 채우면서 새로운 뼈를 만드는 것이다. 일반적으로 뼈 흡수와 형성은 동시에 이뤄지며 서로 균형을 이룬다. 만약 이 균형이 깨지면 뼈의 양은 감소한다.

그런데 뼈의 재형성은 낮은 에너지 파동형태의 자극이 뼈에 부담을 줌으로써 일어나기 때문에 뼈를 더 많이 만들려면 체중을 실은 운동과 뼈를 자극하는 근육강화운동을 해야 한다. 어떤 형태든 근력운동은 뼈에 더 많은 힘을 가해 뼈의 재형성을 돕고 평형감각을 높여 보다 적게 넘어지도록 한다. 특히 근력운동은 단백질을 만드는 유전자를 활성화하고 그 단백질은 다시 뼈를 만드는 조골세포를 활성화한다. 최근의 동물 연구에 따르면 이들 세포는 자극이 없을 경우 지방세포로 변하는 것으로 밝혀졌다.

내몸에서 뼈를 재형성하는 과정은 매우 중요하다. 그것은 스케이트보드 사고로 골절되는 것을 예방할 뿐 아니라 나이가 들었을 때 자연적으로 찾아오는 뼈의 소실에 대비하는 것이기 때문이다. 내몸은 최대 서른 살까지 최고의 골밀도에 이를 수 있고 저장 칼슘도 증가시킬 수 있다. 이후 남성과 여성은 모두 매년 0.5퍼센트씩 뼈를 소실한다. 폐경 이후 첫 5년간 여성의 해면골질은 매년 2~4퍼센트, 치밀골질은 매년 1~2퍼센트씩 소실된다. 그렇다고 심각하게 고민할 필요는 없으며 이것은 충분히 예방할 수 있다.

골다공증은 뼈의 양 또는 골밀도가 감소했음을 의미하는데 그 전 단계를 골감소증이라 부르기도 한다. 내몸의 골밀도가 스물다섯 살 여성 하위 5퍼센트의 골밀도보다 낮으면 골다공증이 있다고 진단한다. 그러면 골다공증의 원인은 무엇일까? 유전자의 영향을 받는 위험인자로는 비타민 D 대사 저하와 늦게 시작된 사춘기 등이 있는데, 이는 최고 골밀도에 이르기 전 호르몬의 자극을 받는 뼈의 성장기간이 짧다는 것을 의미한다. 물론 평소의 비타민 D 섭취와도 관계가 있고 다른 요인도 작용한다.

폐경 이후 여성에게 찾아오는 골다공증의 가장 흔한 원인은 에스트로겐 감소다. 다른 위험요인으로는 갑상선기능항진증과 갑상선호르몬을 과다 복용했을 경우 나타나는 신장질환 및 염증, 흡연, 특정 약물 복용, 류머티즘성 관절염 등이 있다. 또한 뼈를 재형성하도록 자극하는 체중 부하가 부족한 것도 큰 이유가 된다.

한편 골다공증 합병증은 허리통증과 키가 작아

지는 것 외에도 척추골절이 쉽게 일어나며 낙상에 매우 취약해지는 것으로, 이는 독립적인 삶을 영위하는 데 큰 위협이 된다. 사실 서 있다가 넘어질 때 생기는 물리적인 에너지는 정상적인 골반뼈를 부러뜨리는 데 필요한 양의 약 20분의 1에 지나지 않는다. 따라서 뼈의 양이 정상적으로 형성되었다면 일상적인 낙상을 쉽게 견뎌낼 수 있지만, 골다공증이나 골감소증이 있으면 뼈가 얇아져 쉽게 부러지고 만다. 그렇기 때문에 뼈의 재형성, 근육 키우기, 그리고 잠시 후 설명하게 될 넘어지는 방법 배우기는 매우 중요하다.

나이가 들수록 균형감각을 잃기 때문에 골절과 낙상에 취약해지는데 여기에는 귀도 한몫한다. 귀속의 세반고리관에는 림프액과 거기에 떠 있는 작은 돌耳石들로 채워져 있다. 내몸이 회전할 때 이 돌들은 천천히 움직이고 귀에 있는 신경은 이런 움직임을 감지한다. 그런데 만약 그 돌에 골다공증이 생기거나 신경전달에 문제가 발생하면 뇌는 움직임의 변화를 즉각 처리하지 못하고 내몸은 어지럼증을 느낀다〈그림 14.2〉.

내몸의 움직임을 느리게 하는 것 외에도 낙상으로 일어나는 골다공증성 골절은 심각하고 치명적인 합병증을 불러올 수도 있다. 골반골절 이후 6개월 이내에 사망할 가능성은 20~25퍼센트에 이르고, 특히 남성의 경우 여성보다 사망 가능성이 두 배나 높다. 비록 남성이 여성보다 자주 넘어지지는 않지만 전체 낙상의 15퍼센트에 불과 낙상사고를 겪고 골반이 부러진 남성의 40퍼센트는 첫 2년 이내에 사망하고 만다. 잘 넘어지고 뼈가 부러지기 쉽다는 것은 이미 내몸에 폐렴 같은 급성질환이 잘 걸리도록 하는 염증이 있다는 신호이기 때문이다. 궁극적으로 골다공증은 내몸의 활동을

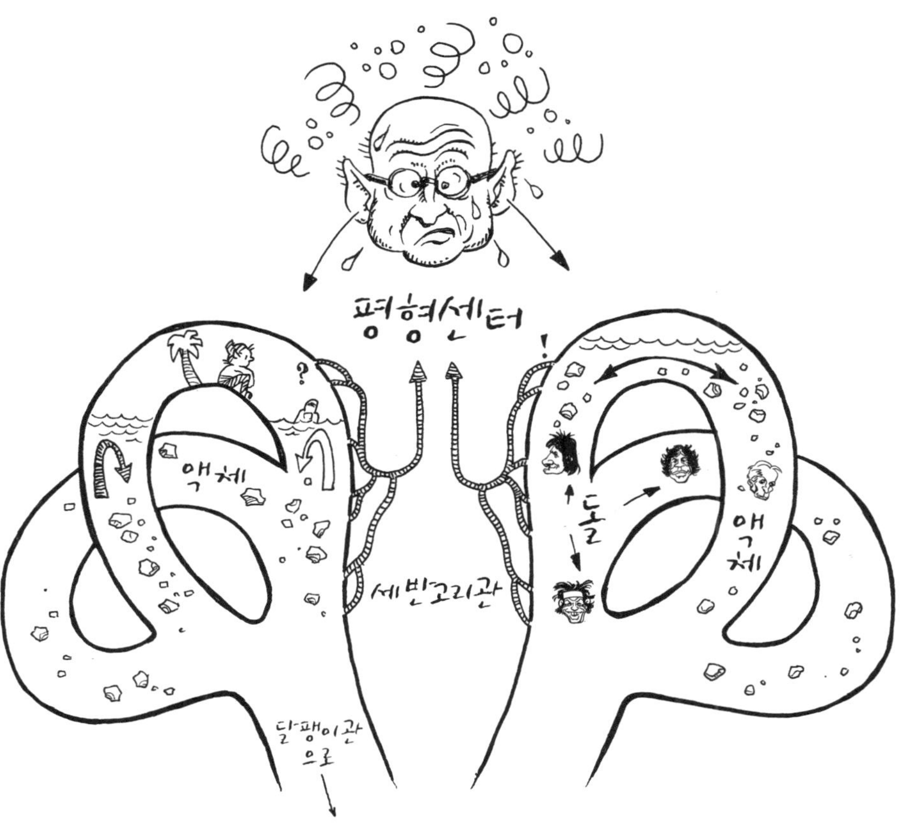

[그림 14.2] 중심잡기

세반고리관 내의 작은 돌이 젤리 같은 림프액 내에서 움직이며 내몸이 어디에 있는지 알려준다. 나이가
들면 이 돌에 골다공증이 오고 움직이지 않아 어지럼증, 평형감각 소실, 낙상 등이 일어난다.

제한할 뿐 아니라 늙었음을 느끼게 하고 실제로 늙게 만드는 연쇄반응을
일으킨다.

내몸 젊게 만들기 작전: 강력한 골격

나쁜 뼈를 좋은 뼈로 교환할 수 있다면 얼마나 멋질까? 가게로 가서 멋진 대퇴골, 입이 딱 벌어지는 견갑골, 숨 막힐 듯한 손가락뼈를 고르고 골다공증 없이 즐겁게 고속도로를 달리는 것은 상상만으로도 즐겁다. 물론 뼈를 만드는 일이 쉽지는 않지만 불가능한 일도 아니다. 몇 가지 운동을 하고 매일 약을 몇 개 복용하며 뼈가 내몸을 보호하는 데 필요한 것을 안다면 장기간 골격이 강하게 남도록 하기 위한 성분을 공급해줄 수 있다.

내몸 젊게 만들기 작전 1 **뼈에 근육을 붙인다**

뼈의 재형성을 촉진하는 가장 좋은 방법은 체중을 실어 뼈에 자극을 주는 근력운동을 하는 것이다. 이때 역기, 아령, 저항성밴드, 기타 운동기구, 그리고 다른 사람의 몸이나 자신의 체중을 이용할 수 있다. 혼자서 운동을 할 때는 윗몸일으키기나 의자 없이 앉는 자세를 취하는 것도 좋다. 전반적인 뼈 재생 운동법은 444쪽을 참고한다. 이것은 지방을 태우고 근육을 키우며 내몸의 뼈에 살을 붙이는 방법이다. 이미 골다공증이 있는 사람은 뼈에 부담이 덜한 기공운동을 고려해볼 만하다.

내몸 젊게 만들기 작전 2 **스트레칭을 한다**

스트레칭은 달리기 전이나 상사가 시킨 일을 13시간이나 하고 책상에서 일어날 때만 필요한 것이 아니다. 스트레칭을 통해 내몸 근육을 늘리고 다양한 상황에 적응하는 능력을 부여하는 유연성을 기르는 것은 뼈를 강하게 하는 데도 도움을 준다. 물론 스트레칭은 그 자체로는 뼈의 생리 기능에 큰 역할을 하지 않지만 넘어졌을 때 내몸을 보호하는 능력, 낙상 후 쉽게 일어설 수 있는 능력 등을 부여한다. 사실 낙상 후에 일어서는 능력은 있어도 의자 밑이나 좁은 화장실에서 몸을 비틀고 회전시키며 흔들 수 있는 유연성은 없는 경우가 많다. 특히 요양원에 있는 사람을 연상시키는 등 굽은 자세를 예방하려면, 18장에서 소개하는 기공운동을 하는 것이 좋다.

믿기 어렵겠지만 척추골절이 있는 사람들 중에서 자신에게 그런 증상이 있음을 아는 사람은 전체의 3분의 1밖에 안 된다. 그렇기 때문에 근육을 강화하고 스트레칭을 하는 것은 매우 중요하다. 적어도 다음의 세 가지 스트레칭을 매일 실천하는 것이 좋다.

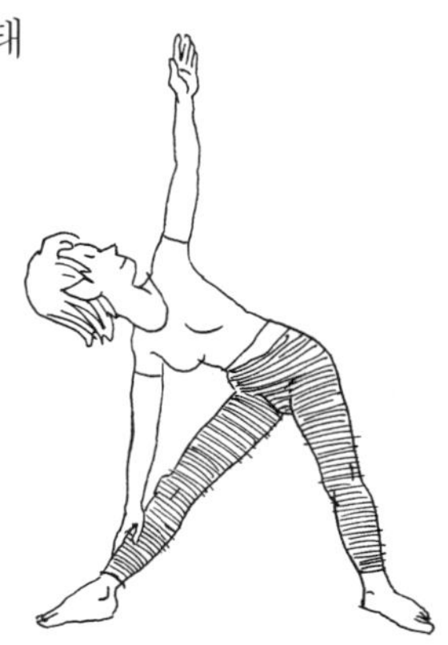

● **삼각형 자세** ● 다리를 반듯이 편 다음 두 발을 벌리고 선 상태에서 양팔을 바깥쪽으로 쭉 뻗어 바닥과 평행하게 한다. 오른발은 오른쪽을 가리키고 왼발은 앞을 가리키게 한 다음, 허리를 오른쪽으로 굽혀 오른손이 발목에 닿게 한다. 이때 왼팔은 천장을 향하게 하면 된다. 10초간 이 자세를 유지한 다음 정자세로 되돌린다. 이번에는 방향을 바꿔 반대쪽으로 시행한다. 무릎을 구부려야 한다면 무릎이 뒤꿈치를 지나치지 않도록 해야 부상을 방지할 수 있다.

● **히피**Hippie **스트레칭** ● 발을 곧게 모으고 허리를 앞으로 천천히 숙인다. 번갈아가면서 한쪽 무릎은 굽히고 반대쪽 다리는 곧게 편다. 이때 발은 들지 않고 평평하게 유지한다. 머리는 축 늘어뜨리고 긴장을 푼다. 각

각의 방향에 대해 15초씩 스트레칭을 한
다. 스트레칭을 극대화하려면 엉덩이를 무
릎을 구부린 쪽으로 내리면 된다.

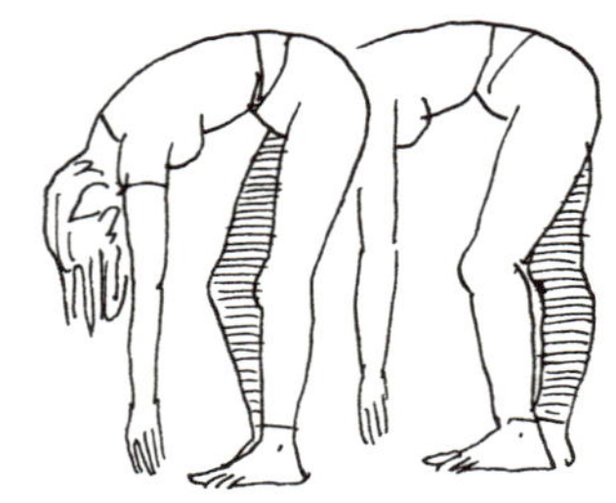

•나비 자세• 허리를 곧게 펴고 앉아 다리를 구부리고 발바닥이 내몸
앞에서 서로 마주보게 한다. 대퇴 안쪽 부위를 스트레칭하기 위해 무릎
을 바닥 쪽으로 내린다. 손으로 발바닥을 잡아 마
치 책을 펼치듯 연다. 그리고 숨을 내쉴 때마
다 무릎을 땅바닥 쪽으로 이완시킨다. 엉
덩이를 완전히 이완시키는 데는 30초가
필요하다.

내몸 젊게 만들기 작전 3 균형잡기를 생활화한다

빗길에 미끄러지거나 발을 헛디뎌 넘어지는 것은 흔히 일어나는 일이
다. 문제는 넘어지는 순간이 아니라 콘크리트 바닥에 얼굴을 부딪치기
바로 직전이다. 넘어지는 것을 피할 수 없을 때는 최소한 낙상이라도 막
아야 한다. 그러려면 내몸을 단련해 불안정한 자세에 대응하는 방법을
익혀야 한다.

★ 근력운동을 할 때 웨이트머신 weight machine 보다 아령과 역기를 사용한
다. 아령과 역기는 들어올리는 힘뿐 아니라 균형잡기까지 훈련시켜
준다. 대부분의 자세운동은 균형잡기를 도와준다.

★ 서서 하는 운동을 할 때 한 발로 서 있기를 연습한다. 한 발로 서 있

으면 공간상에서 자신의 위치를 파악하는 능력인 고유수용감각을 증
대시키고 균형잡기를 발달시킬 수 있다.

★ 일상운동에 평형볼을 사용하는 것도 좋다. 불안정한 표면에서 크런
치 crunches 동작을 하면 균형잡기가 늘어난다. 작은 서핑보드처럼 생
긴 평형판도 도움이 된다.

★ 이 장에서 했던 〈내몸 노화 테스트〉도 균형잡기 운동이 된다.

내몸 젊게 만들기 작전 4 **낙상을 방지할 수 있는 환경을 만든다**

애초부터 넘어지지 않을 환경을 만드는 것이 가장 좋다. 집안을 완벽
한 낙상 방지 환경으로 만들려면 조명을 밝게 하고 미끄러운 양탄자를
깔지 않으며 샤워매트를 사용하는 것이 좋다. 또한 눈부심은 백내장 환
자에게 문제를 일으키기 쉬우므로 바닥의 빛이 반사되지 않게 한다. 비
상시에 잡거나 의지할 만한 가구를 배치하는 것도 도움이 된다.

내몸 젊게 만들기 작전 5 **낙법을 배운다**

도로에서 넘어지는 것, 얼음판에서 미끄러지는 것, 장난감 때문에 발
을 헛디디는 것 등은 매년 30퍼센트의 노인이 경험하는 일이다. 그중 5퍼
센트 이상이 골절을 경험한다. 낙상은 예순다섯 살 이상 노인 사고사망
의 중요한 원인이며 특히 여성의 경우에는 유방암, 자궁암, 난소암을 합
친 것보다 고관절골절에 의한 합병증 사망이 더 많다. 낙상은 전혀 소소
한 문제가 아닌 것이다.

미끄러져 땅바닥으로 떨어지는 그 순간이 영원처럼 느껴질 수도 있다. 그때 지난 인생의 한 장면이 떠오르거나 사춘기 시절에 했던 욕이 튀어나올 수도 있지만, 가장 바람직한 것은 충격을 최소화하는 낙법을 시행하는 것이다.

낙법에는 좋은 방법과 나쁜 방법이 있는데 코로 넘어지는 것은 나쁜 방법의 대표적인 예이다. 충격을 최소화하려면 가능한 한 내몸의 넓은 면으로 넘어져야 한다. 그리고 일단 넘어지기 시작했을 때 넘어지지 않으려고 하는 것은 더욱 위험하다. 오히려 안전하게 넘어지는 것이 부상을 덜 일으킨다. 그렇기 때문에 낙법을 연습해야 하며 일단 낙법에 익숙해지면 넘어져도 척추나 골반이 부러지지 않는다.

낙법 연습은 넘어져도 안전한 바닥에서 하되 완전히 무릎을 구부린 낮은 위치에서부터 시작해야 한다. 특히 넘어질 때는 아무 생각 없이 몸으로만 반응하는 것이 좋다. 이것을 반복적으로 연습하면 머리가 아니라 근육과 뼈가 낙법을 기억하게 된다〈그림 14.3〉.

내몸 젊게 만들기 작전 6 **좋은 칼슘보충제를 섭취한다**

몇몇 칼슘보충제에는 납이 함유되어 있으므로 믿을 만한 브랜드제품을 선택하는 것이 산호에서 채취한 칼슘이나 의심스러운 제품을 사는 것보다 현명하다. 또한 구연산칼슘calcium citrate이 탄산칼슘calcium carbonate 보다 유리한데, 그 이유는 흡수가 좋고 마그네슘과 함께 변비를 개선하기

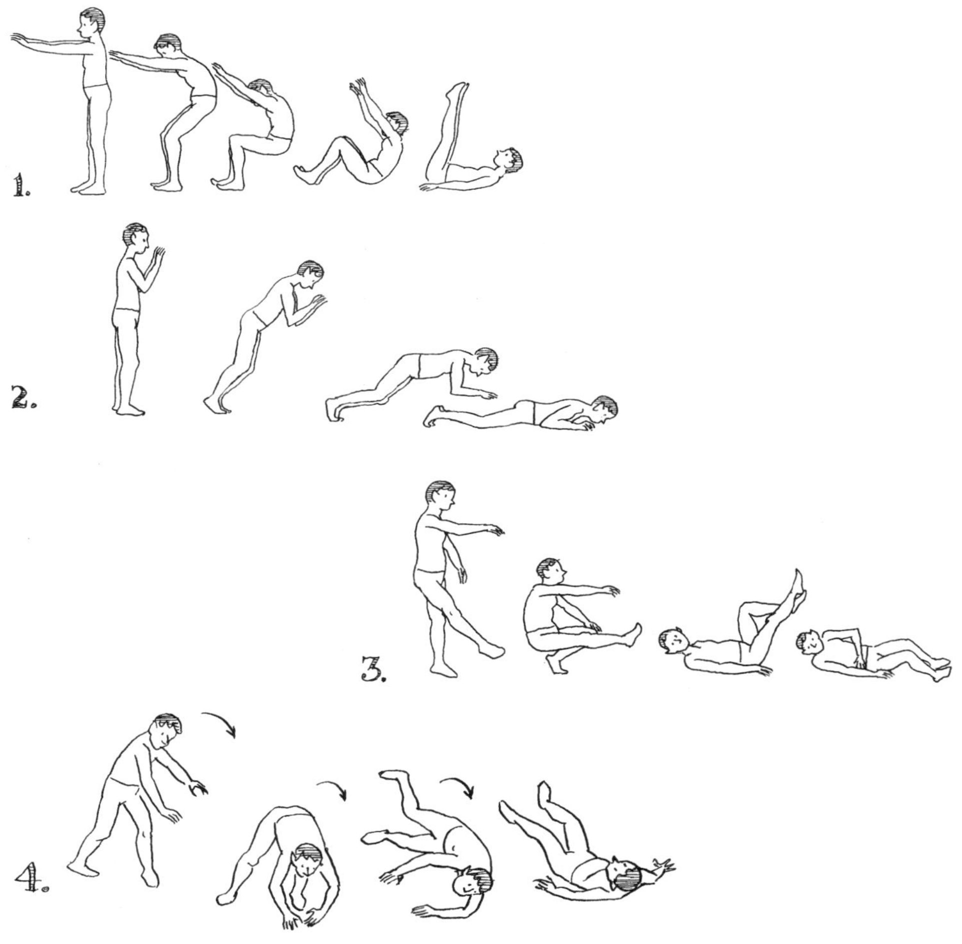

[**그림 14.3**] 낙법

어느 방향으로 넘어지든 다음의 과정을 따라하라.

★ 얼굴을 당겨 가슴에 파묻는다.

★ 넘어질 때는 넘어지는 방향으로 기운다. 무게 중심을 낮추기 위해 무릎을 굽힌다. 넘어지지 않으려고
  팔이나 손목을 내밀지 않는다.

★ 땅에 맨 처음 닿는 부분이 어깨나 윗등이 되도록 한다.

★ 굴러서 내몸의 작고 가는 부분이 아닌 큰 부분이 충격을 받도록 한다.

때문이다. 특히 칼슘 흡수를 도우려면 비타민 D와 위산이 필요하다. 따라서 위산 분비를 막거나 억제하는 제산제, H_2차단제, 양전자펌프억제제 등은 장기간 사용하지 않는 것이 좋다.

내몸 젊게 만들기 작전 7 운전할 때도 칼슘을 씹는다

칼슘은 식사와 보충제를 통해 하루 1,500밀리그램 섭취를 목표로 해야 하지만 아직도 대부분의 사람이 충분한 양을 섭취하지 못하고 있다. 그러므로 씹을 수 있는 구연산칼슘 알약을 준비해 차에 두고 시동을 걸 때마다 한 알씩 꺼내 먹는 것이 좋다. 내몸은 2시간에 600밀리그램의 칼슘만 흡수할 수 있는데 이렇게 하면 하루 종일 고르게 복용할 수 있다. 만약 탄산칼슘을 선택했다면 위장장애가 있을 수도 있으므로 식사 후에 섭취하는 것이 좋다.

비타민 D는 매일 1,000IU를 섭취해야 하며 예순다섯 살 이상의 여성은 1,200IU를 섭취한다. 또한 칼슘이 일으킬 수 있는 변비를 예방하려면 400밀리그램의 마그네슘을 더하는 것이 좋다. 특히 골다공증이 있는 여성의 경우 칼슘 부족보다 마그네슘 부족이 더 흔하기 때문에 이는 매우 중요하다. 주로 전곡, 녹색 야채, 견과류가 도움이 되며 아몬드에는 마그네슘과 칼슘이 모두 풍부하다. 그리고 오렌지주스처럼 신 음식을 같이 먹으면 칼슘의 흡수율을 높일 수 있다.

토막 상식

✼✼✼ 골다공증에는 지속적인 근력운동이 도움이 된다. 그러나 만약 무거운 역기를 들어올릴 생각이라면 그 전에 몸을 만들어야 한다. 설사 근육이 무거운 물건을 들 수 있을지라도 뼈는 그만큼 강하지 않을 수도 있다. 실제로 골다공증이 있는 남성이 무거운 역기를 들다 뼈를 부러뜨리는 경우가 종종 있다.

골밀도를 가장 크게 높일 수 있는 시기는 20대이므로 이때 내몸의 칼슘 저장고를 최대로 채워 놓아야 한다. 특히 유전이 골다공증 발생에 많은 영향을 미치므로 가족이 함께하는 것이 좋고 빨리 시작할수록 유리하다. 이상적인 고칼슘 섭취를 위해서는 칼슘이 강화된 저지방요구르트나 우유, 두유, 분홍색 연어 100그램당 215밀리그램의 칼슘, 케일, 시금치 한 컵당 180밀리그램, 두부 한 모에 155밀리그램 등을 먹는 것이 좋다. 여기에 저녁식사 시간에 마그네슘과 비타민 D가 든 보충제를 추가하면 금상첨화이다.

비타민 K_2는 내몸에서 비타민 K의 대사산물로 생성되며 칼슘이 부족할 때 혈액에서 뼈로 칼슘이 움직이도록 도와준다. 이런 비타민 K가 부족한 사람은 충분한 사람에 비해 고관절골절 가능성이 30퍼센트 이상 크다. 비타민 Q 코엔자임Q10의 친척인 비타민 K_2는 낫토에서도 발견되는데, 일본의 사무라이들은 힘을 키우고 반응속도를 빠르게 하기 위해 낫토를 먹었다고 한다. 특히 비타민 K_2는 네덜란드가 원산지인 저지방 코티지 cottage 치즈, 닭고기 요리 등에 많이 함유되어 있지만 우유나 요구르트에는 없다. 그 이유는 비타민 K_2가 우유를 치즈로 바꾸는 세균에서 나오는 일종의 노폐물이기 때문이다.

골다공증을 악화시키는 음식에는 식물성 단백질과 다이어트 탄산수가 있다. 두 음식에서 나오는 산이 뼈에서 칼슘을 빠져나가게 하고 뼈 소실을 촉진하는 것이다.

탄산화한 음료는 다른 음식에 들어 있는 산만큼 뼈 건강에 나쁘진 않지만, 소다수를 많이 마시는 어린이는 어른이 되었을 때 골밀도가 더 낮고 골절이 보다 잘 생기는 것으로 밝혀졌다. 이것은 소다수를 많이 마시는 어른도 마찬가지다. 그 원인은 이런 음료수로 인해 상대적으로 칼슘과 마그네슘이 들어 있는 건강음료를 덜 마시기 때문이다. 물론 다른 방법을 통해 칼슘을 충분히 섭취할 수 있다면 소다수를 마셔도 무방하다.

식물성 단백질 역시 뼈의 강도에 부정적인 영향을 미친다. 칠면조요리나 두부 같은 고단백 식사가 뼈에서 칼슘이 빠져나가는 양을 증가시키기 때문에 칼슘 보충이 필요한 것이다. 소금과 나트륨도 칼슘 분비를 증가시킴으로써 칼슘 균형에 영향을 미친다.

토막 상식

❋❋❋ 콜라와 소프트음료의 탄산화가 뼈에서 칼슘을 빼내 소변으로 빠져나가게 한다는 것은 매우 두려운 사실이다. 그러나 실제 주범은 카페인화한 음료수에서 발견되는 16인산이다. 그러므로 카페인화한 소프트음료 300cc와 커피 100cc마다 20밀리그램의 칼슘을 보충하는 것이 좋다. 더 좋은 방법은 뼈 건강에 좋은 과일과 야채를 많이 먹는 것이다.

지나친 음주, 흡연, 그리고 비타민 A 등도 골밀도를 감소시킨다. 특히 비타민 A를 하루 2,500밀리그램 이상 섭취하면 뼈 형성을 손상시킬 수 있다. 하지만 임신을 했거나 임신할 예정이라면 태아의 뇌 발달에 필요하므로 이 제한을 넘어서도 된다. 비타민 A가 많이 들어 있는 당근, 고추, 고구마 등의 음식은 아무리 많이 먹어도 이 제한량을 넘기지 않지만 비타민과 보충제로는 넘길 수 있으므로 주의가 필요하다.

내몸 젊게 만들기 작전 12 골밀도를 측정한다

골밀도를 측정할 때 주로 권장되는 검사는 DEXA라는 것으로 대부분의 병원에서 이것을 실시한다. 일반적으로 DEXA는 골반과 척추에서 골밀도를 측정하지만 손목에서도 측정이 가능하다. 또 다른 초음파 골밀도 검사는 안전하고 저렴하며 발뒤꿈치에서만 측정이 가능하다. CT스캔의 경우에는 방사선 피폭양이 많은 것이 단점이지만 골다공증 결과를 판정하는 데 유리하다. 그런데 초음파와 CT스캔은 골절 위험을 잘 예측하지 못하는 반면 DEXA검사는 예측을 잘한다. 그러므로 모든 여성과 골다공증 위험요인이 있는 남성은 DEXA검사를 받는 것이 좋다.

내몸 젊게 만들기 작전 13 골다공증 치료약을 알아본다

골다공증을 치료하는 가장 좋은 방법은 20대에 뼈의 양을 최대로 만들고 체중 부하 운동을 통해 처음부터 뼈 소실을 예방하는 것이다. 하지만 이미 골다공증이 있거나 그럴 위험이 있다면 증상 치료를 겸해 뼈 소실을 늦추는 약물을 고려해야 한다. 여성호르몬 치료에 더해 비스포스포네이트bisphosphonate 계 치료제 알렌드로네이트alendronate, 이반드로네이트ibandronate, 리세드로네이트risedronate, 칼시토닌calcitonin, 그리고 랄록시펜 같은 약과 성분은 뼈의 재형성 과정에서 뼈의 재흡수를 억제한다. 이런 약물을 통해 뼈 형성이 흡수보다 빨라지면 골밀도는 골절 위험이 감소할 정도로 상승한다.

골다공증의 결과인 골절은 서서히 발생하지 않는다. 척추골절이 일어난 여성 다섯 명 중 한 명은 1년 내에 추가적인 척추골절이 발생하며, 척추골절이 연속되면 꼽추 할머니가 된다. 특히 척추골절은 내몸을 늙어보이게 할뿐 아니라 폐렴 등의 질병을 일으킨다.

✳ 우호적인 지방 ✳

비만은 심장과 다른 기관은 물론 관절에도 나쁘지만 반대로 저체중인 사람은 다른 사람보다 골다공증에 걸릴 확률이 높다. 지방은 골밀도를 유지시키는 에스트로겐을 저장하는데 결과적으로 이것은 이롭게 작용한다. 그러나 그런 이유로 비만이 될 필요는 없다.

심신의 마모
효율성과 생산성이 둔화되는 것의 위험

어떤 도시를 가보아도 여기저기에서 마모되는 징후를 볼 수 있다. 주택의 페인트는 벗겨져 있고 보도블록은 깨져 있으며 사무실 창문엔 먼지가 잔뜩 앉아 있다. 그리고 10대들의 여드름보다 더 많은 구멍이 도로에 나 있다. 이는 사람들이 도시에 살고 도시를 이용하며 즐기기 위해서는 당연히 치러야 할 대가이다. 그러면 누가 이것을 수리할 것인가?

도시는 사용하면 할수록 손상 및 충격에 대한 내구성이 감소하기 시작한다〈그림 M.1〉. 도시가 마모되어 없어진다면 그것은 마모의 힘이 유지의 능력을 능가하는 것이다. 또한 그것은 도시가 수리공들에게 충분한 돈을 지불하지 않았거나 마모가 커 현재의 수리공으로는 감당할 수 없거나 아니면 질 나쁜 재료로 수리했다는 것을 의미한다. 내몸도 같은 원리로 작동한다. 관절이든 귀든 삶의 활동으로 내몸이 닳기 시작하면 내몸은 손상을 경험한다. 실제로 노화 관련 질환의 가장 흔한 원인은 내몸의 효율성과 생산성 둔화이다.

문제는 마모가 내몸의 일부에만 해당되는 것이 아니라 증폭효과가 있다는 점이다. 만약 마모로 도로가 하나 폐쇄된다면 그 교통량을 흡수하기 위해 다른 길이나 버스, 지하철 등은 추가부담을 떠안는다. 그러면 전

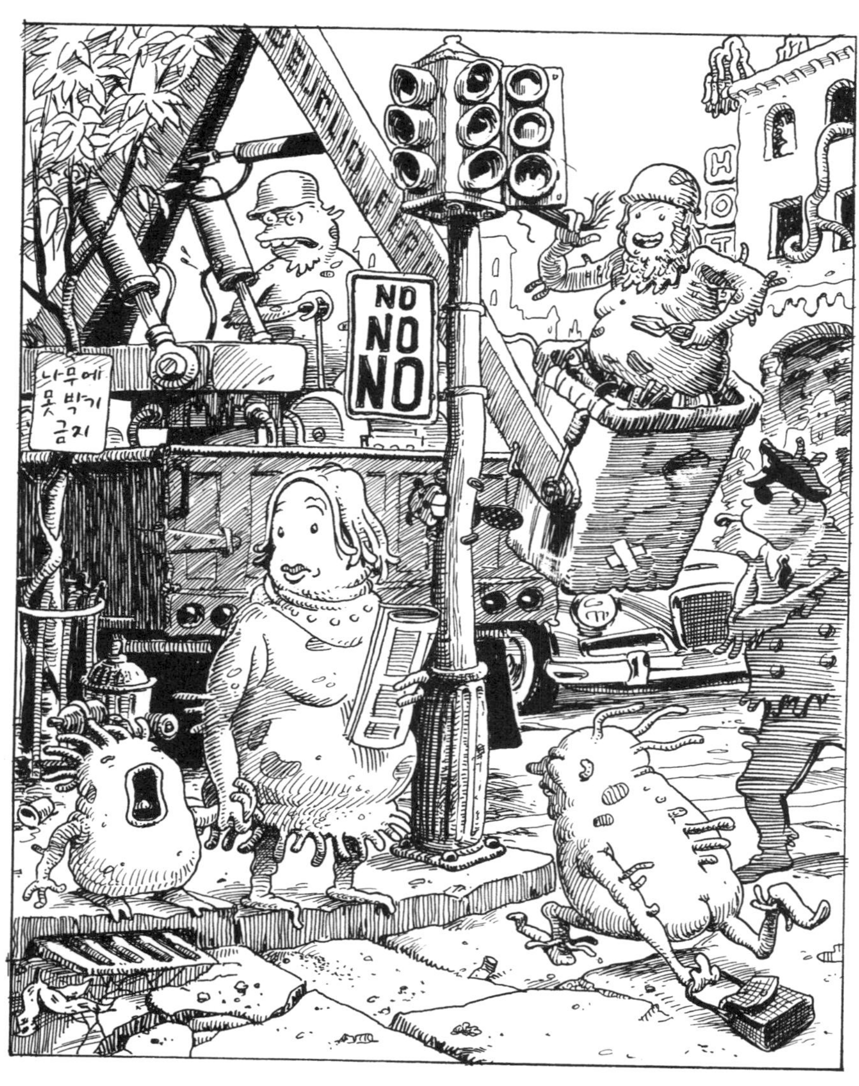

[**그림 M.1**] 잘 사용하는 일의 중요성

닳아 없어지는 것은 도로, 건물, 공원에서도 나타나고 내몸의 모든 부분에서도 나타난다.

체시스템에서 마모가 촉진된다. 그 증폭효과로 도시 전체가 망가지고 마찬가지로 내몸 전체도 망가진다. 시스템의 다른 부분에 부담을 주지 않고 고칠 수 있다면 모를까!

나이가 들면서 내몸이 약해지는 이유는 마모에 있다. 마모는 치아부터 관절까지 닳게 하고 과다한 소음은 청력을 잃게 한다. 또한 수년간 혈액을 통과시키던 심장의 판막은 마모로 석회화해 녹슨 경첩이 걸린 문처럼 작동한다. 그렇다고 내몸이 마모만으로 망가지는 것은 아니다. 더 큰 문제는 내몸이 필요로 하는 만큼 빨리 수리하지 못하는 데 있다. 간이 마모되어 상처가 남으면 간경화가 되고 식도역류로 마모된 것이 충분히 복구되지 않으면 식도나 후두에 암이 생긴다.

'나이가 들면 마모되는 것은 당연하다'는 생각은 잘못된 것이다. 내몸은 필요한 수리를 할 수 있는 능력이 있기 때문이다. 노화는 만성질환이나 DNA 손상으로 필요한 수리를 할 수 없을 때만 일어나며 특히 심각한 노화는 대부분 세포 수준에서 발생한다. 예를 들어 단순히 무릎을 구부리는 동작도 무릎 연골세포를 물리적 손상이나 파괴적 화학물질에 노출시킬 수 있다.

한편 세포가 손상으로 직접 살해당하는 것을 괴사라고 하고, 시간이 흐르면서 쌓인 손상으로 은퇴하는 것을 노쇠라고 한다. 세포가 노쇠할수록 조직은 서서히 완벽한 수리능력과 재생능력을 잃고 만다. 만약 세포가 불완전하게 수리되면 이는 손상을 가속화하고 더 많은 세포를 노쇠하게 만들며 또다시 손상이 더욱 커지는 악순환을 반복하게 된다. 다시 말해 불

*** 세포의 노쇠는 1960년대 초반에 두 명의 연구자가 실험실에서 인간의 세포를 배양하던 중 놀라운 현상을 관찰하면서 세상에 알려졌다. 50번의 세포분열 후에 세포가 분열을 멈추고 이전 세포와는 전혀 다른 모습으로 바뀌었던 것이다. 이는 세포의 복제에 근본적인 한계가 있다는 것을 의미한다. 일단 그 한계에 도달하면 세포의 자가소생능력은 없어지는 것으로 보인다. 그렇다고 이것 때문에 잘못되는 경우는 없다. 내몸은 세포가 이 한계에 이르기 전에 없애버리기 때문이다.

✽✽✽ 식도의 속쓰림이 지속되는 것은 피부를 지속적으로 태우는 것과 같다. 이는 세포 손상을 유발해 결국 암의 위험성을 높인다. 뚱뚱할수록 식도와 위 사이의 각도가 반듯해져 위산이 쉽게 식도 속으로 쏘아 올려진다. 반면 정상적인 식도는 위와 예각을 이룬다. 체중감량을 하면 위-식도의 각도는 정상을 되찾는데, 그 손상된 조직을 회복시키는 데 도움이 되는 약물로는 프릴로섹(Prilosec), 잔탁(Zantac), 또는 펩시드(Pepcid) 등이 있다.

완전하게 수리되고 대체되어 은퇴하는 세포가 점점 더 늘어나는 것이다. 이 과정을 멈추거나 애초에 막는 방법을 모른다면 이런 노화과정은 악순환을 거듭한다.

15

알겠어? 알겠어!

사회적 인간으로 살기 위한 최소한의 청력

속삭임 청력검사

50센티미터 앞에 누군가를 서 있게 한 후, 2분 내에 아무 때나 하나의 문장을 속삭여달라고 요청한 다음 눈을 감는다. 물론 그 소리는 언제 들려올지 알 수 없다. 예를 들면 "점심 먹을래요?", "더 건강하게 보여요!", "침대에서 볼까?" 등 어떤 말이든 상관없다. 2분 뒤에 눈을 뜨고 상대방이 속삭인 내용이 들렸는지 말한다.

만약 듣지 못했다면 초기 청력 소실의 증상이다. 따라서 더 이상의 손상을 막기 위한 조치를 취해야 한다. 만약 들었다면 청력이 정상이다.

이 테스트는 남성이 피실험자일 때 더 잘 되는데, 그 이유는 남성의 목소리가 더 낮기 때문이다.

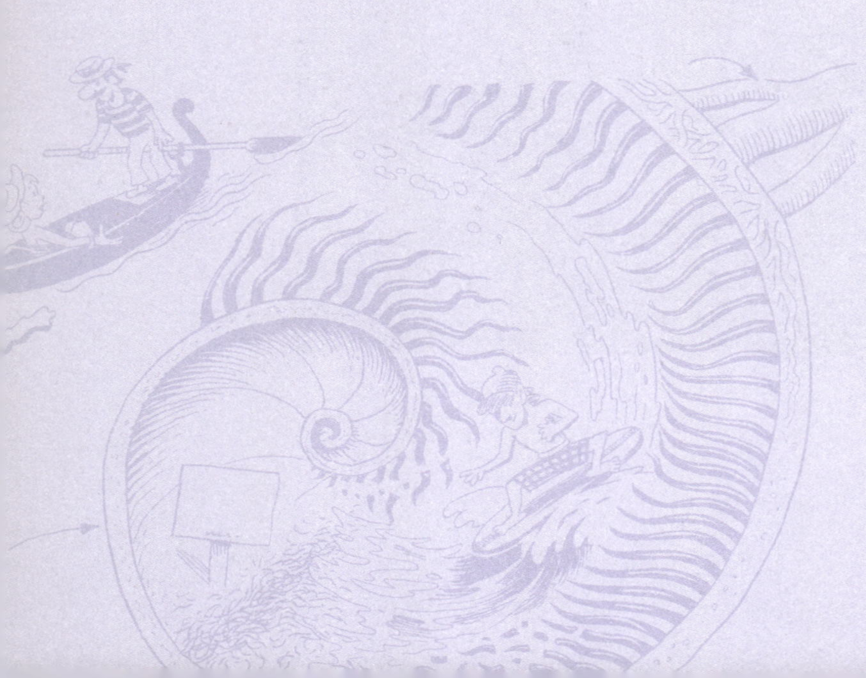

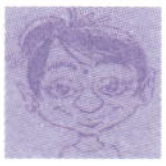

최근에 대화를 하다가 습관적으로 "네?", "뭐라고요?", "지금 나한테 얘기한 건가요?"라는 말을 자주 하게 된 사람이 있을 것이다. 만약 그렇다면 그것이 주의력을 집중하지 않아서 오는 현상인지, 아니면 다른 이유에서 비롯된 것인지를 먼저 파악해야 한다. 물론 딴생각을 하거나 스트레스를 받아서 아니면 텔레비전 드라마 또는 인터넷에 푹 빠져 이야기를 뇌에 등록시키지 못할 수도 있다. 하지만 "뭐라고?" 하는 반응을 모두 그 탓으로만 돌릴 수는 없다. 노화 중 가장 먼저 일어나는 청력감퇴 증상일 수도 있기 때문이다.

청력감퇴 또는 노인성 난청은 예순다섯 살 이상 인구의 3분의 1, 일흔다섯 살 이상 인구의 절반이 넘게 증상을 보이고 있으며, 손실속도는 내 몸이 나이듦에 따라 마치 개조한 차처럼 빨라진다. 물론 청력 소실이 죽거나 앰뷸런스에 탈 만한 질병은 아니지만 삶의 질과 건강상태에 큰 영향을 미치는 것 중 하나다.

아예 듣지 못하면 이야기에 낄 수 없고 심지어 사회관계가 끊어질 수도 있다. 그리고 사회적 네트워크가 사라지면 수명이 짧아지는 것은 물론 삶의 질이 떨어진다. 특히 청력감퇴는 실제 나이보다 최소한 4년 더 나이 들게 하며 이는 사회적 고립을 동반한다. 반대로 청력을 보존하면 느낌으로만 젊어지는 것이 아니라 실제로도 젊어진다.

토막 상식

❖❖❖ 의사들이 바늘시계를 쓰는 이유는 디지털 세대를 따라잡지 못해서가 아니다. 단지 바늘시계가 진찰에 필요하기 때문이다. 의사들은 바늘시계를 청력문제가 의심되는 환자들의 귀 뒤에 댄다. 이때 시계의 째깍거리는 소리를 듣지 못한다면 청력이 감퇴했을 수도 있다.

옆에서 톱질하는 녀석에게 조용히 하라고 소리를 지르면 그것은 약 60데
시벨에 해당된다. 여기에 6데시벨이 더해지면 소리는 두 배로, 20데시벨
이 더해지면 열 배로 커진다. 물론 40데시벨이 더해지면 백 배로 커진다.
MP3 헤드폰을 켜서 70퍼센트 수준으로 소리를 올릴 경우 이는 90데시벨
에 이르고, 귀 속에 직접 이어폰을 넣어 사용하면 10데시벨이 더 증가한
다. 소음의 크기를 안다고 생각하는가? 아래의 큰소리를 그 데시벨 수준
에 맞춰보라.

A. 80데시벨	1. 록 콘서트의 앞줄
B. 100데시벨	2. 고막의 즉각적인 파열
C. 110데시벨	3. 군용 전투기의 이륙
D. 140데시벨	4. 진공청소기
E. 160데시벨	5. 대형 오케스트라

정답 A-4, B-5, C-1, D-3, E-2

귀: 크게 말씀해주세요!

재즈음악, 로맨틱한 속삭임, 휴양지의 파도소리는 아름답게 들린다.
그렇다면 이런 소리는 어떻게 귀에 들어오고 최종적으로 뇌에 등록되어
소리를 느끼는 것일까? 여기 그 작용법이 있다〈그림 15.1〉. 새들이 짹짹거
리거나 스포츠팬들이 열광하는 소리는 내몸의 외이도로 들어오고 그 소

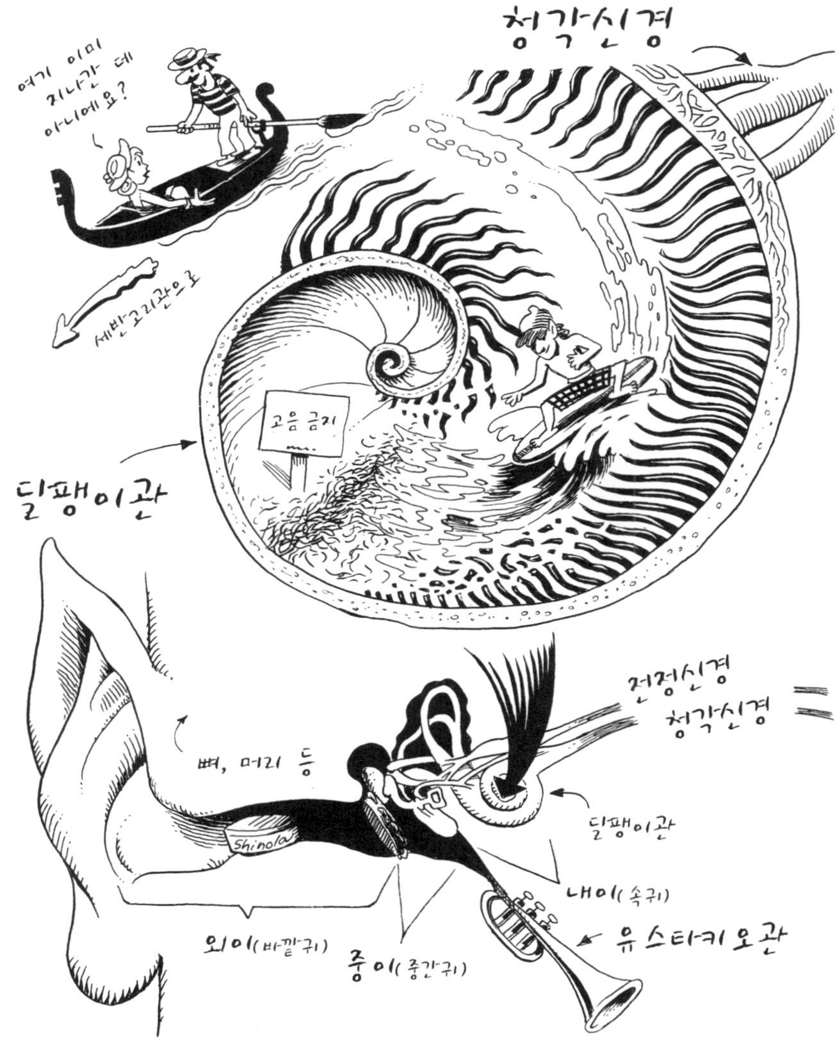

[그림 15.1] 음파

음파는 고막과 귓속의 작은 뼈청소골를 진동시키고 이들은 달팽이관이 떨리게 한다. 이 떨림은 다시 유모세포청각세포를 자극해 청각신경에 이르고, 청각신경은 그 메시지를 뇌로 보내 내몸이 듣게 한다. 청각을 잃는 흔한 원인 중 하나는 직업적인 소음 노출로 달팽이관의 털이 닳는 것이다.

리파동은 북의 막과 같은 것을 진동시키는데 이것이 바로 고막이다.

고막은 건강할 경우 빛이 나고 또한 빛을 반사하지만 감염되면 주변을
용액이 둘러싸 빨갛게 변한다. 북의 막이 진동하듯 내몸의 고막도 진동
하는데 이때 내몸에 있는 가장 작은 뼈도 진동한다. 모래알보다 크고 큰
쌀알보다는 작은 이 뼈는 그 다음에 있는 달팽이관이 떨리게 한다. 그리
고 달팽이관 속에 있는 용액을 통해 진동이 이동하면서 관 내의 유모세
포를 자극한다. 이 유모세포는 서로 다른 주파수에 반응하며 몇몇은 높
은 주파수에, 몇몇은 낮은 주파수에 반응한다. 여기서 메시지의 전송이
시작되는데 이때 신경을 통해 뇌로 보내져 소리를 듣고 깨달을 수 있다.

청력 소실의 가장 큰 원인은 소음 노출에 있다. 갑작스런 것이든 일
정기간 누적된 것이든 큰소리는 달팽이관 안쪽으로 용액을 강하게 밀
어붙여 유모세포에 점점 영구적인 손상을 입힌다. 85데시벨 이상의 소

리에 8시간 이상, 100데시벨의 소리에 1시간 이상 노출되면 달팽이관이 손상되고 그 달팽이관 끝에 있는 유모세포가 죽으면 높은 주파수의 소리를 잘 듣지 못한다. 특히 고주파를 담당하는 유모세포가 좀 더 손상에 취약하며 이런 유모세포가 없으면 소리 진동은 청력신경으로 전달될 수 없다.

일단 고주파를 담당하는 유모세포가 손상되면 저음은 잘 듣지만 고음은 잘 듣지 못하거나, 자음을 잘 구별하지 못하는 증상을 겪는다. 'ㅂ'과 'ㅍ', 'ㅌ'과 'ㄷ'이 잘 구별되지 않는 것이다. 또한 선술집에서 떠드는 남자들의 목소리는 문제가 없어도 집에서 얘기하는 높은 음조의 아내의 목소리는 잘 듣지 못한다. 여성, 어린이, 그리고 다수가 내는 소리도 잘 해득하지 못하는데 이는 그 소리가 섞여서 들리기 때문이다.

노화와 관련된 청력 소실의 또 다른 이유는 귓속에 잔뜩 끼인 귀지에 있다. 고막을 보호하기 위해 생성된 귀지는 더러운 물질, 먼지, 벌레 등이 고막에 닿기 전에 잡아주며 감염을 막기도 한다. 그런데 나이가 들면서 귀지는 건조되고 두꺼워지며 이것이 귓속에 많이 차 있으면 소리의 파동을 막아 고막에 도달하지 못하게 한다.

청력을 떨어뜨리는 또 다른 요인으로는 바이러스 감염에 의한 손상, 유모세포를 공격하는 몇몇 약물 등이 있다. 유전적 영향일 수도 있는데 최근에 약 80개의 유전자가 청력 감소와 관계가 있다는 사실이 밝혀졌지만, 구체적인 발현 기전 등은 아직 확실하지 않다.

내몸 젊게 만들기 작전: 청력관리법

귀마개 또는 소음제거장치를 사용하거나 소음 자체를 피해 도처에 산재한 소음으로부터 귀를 보호하면 청력 소실을 막을 수 있다. 그 외에도 다음의 청력관리법으로 늘 인생의 달콤한 소리를 들을 수 있다. 좋아하는 소리가 엔진소음이든 갈매기울음이든 요요마Yo-Yo Ma, 타이완계 프랑스의 첼리스트의 첼로 소리든 말이다.

내몸 젊게 만들기 작전 1 배우자를 신뢰한다

청력이 감퇴해도 그 사실을 스스로 깨닫기는 쉽지 않다. 그렇기 때문에 배우자가 중요하다. 혹시 잘 들리지 않는 것 아니냐는 지적을 받으면 기분 나빠하지 말고 청력검사를 받아보아야 할 시기라고 판단하면 된다.

내몸 젊게 만들기 작전 2 귀지를 제거한다

면봉이나 귀이개는 외이도와 고막을 다치게 할 수 있다. 약국에서 쉽게 구입할 수 있는 글리세린을 이용하는 것이 첫 번째 방법이다. 두 번째 방법은 귀에 미네랄오일을 넣고 60분간 놓아둔 다음, 체온 정도로 데운 식염수를 붓거나 면봉으로 빼내면 된다. 이것도 저것도 어려우면 병원을 방문한다. 병원에서 사용하는 귀지 제거 기구 중 하나는 진공을 이용하는 것으로 다른 방법에 비해 안전하다. 물은 적당한 온도가 아니면 어지럼증을 일으키고 고압으로 물을 흘리면 고막에 손상을 줄 수도 있다.

800마이크로그램의 엽산이나 녹색 채소는 고주파의 청력 소실을 늦춰주는 것으로 알려져 있다. 식물성화합물 역시 청력에 도움을 주는데 과일의 색깔이 진할수록 식물성화합물이 많이 함유되어 있다. 특히 엽산과 비타민 B_{12} 부족은 청력과 관계된 신경조직 및 혈관조직에 영향을 주므로 주의해야 한다.

내몸 젊게 만들기 작전 4 **귀를 막는다**

잔디 깎는 기계를 쓰거나 대중식당에서 식사하는 것처럼 시끄러운 환경에 놓일 때는 소음차단 헤드폰을 이용하는 것도 좋다. 이 헤드폰은 사람이 들을 수 없는 주파수의 에너지를 발산하는데, 원래의 소리와 반대 극성을 갖는다. 이 에너지가 외부 파형과 융합해 소음을 효과적으로 제거하고 아무 소리도 나지 않게 만드는 것이다.

현재 시판되는 헤드폰은 대체로 낮은 주파수의 소음을 제거해주며, 귀를 덮는 덮개 자체가 고주파 소음을 차단해주기도 한다. 사이렌, 트럭소리, 교통소음 등 지속적으로 큰 소음에 노출된다면 귀마개를 이용하는 것이 좋다.

> ### 토막 상식
>
> ✽✽✽ 늘 큰 목소리로 말해야 할 만큼 소음에 만성적으로 노출될 경우, 특히 직장과 가정에서 모두 그럴 경우 심장병 발병률이 50퍼센트 증가한다. 만약 일을 시끄러운 장소에서 한다면 집은 조용한 곳에 있어야 한다. 높은 층에 있는 아파트를 고르든 시골지역에 살든 말이다. 도저히 안 되면 좀 더 조용한 부서로 옮겨달라고 청원해야 한다.

의도하지 않은 사고
내몸이 인생의 사건사고를 잘 견디지 못하는 이유

노화는 만성질환과 장기간에 걸친 마모로 삶의 질이 감소하는 것을 의미한다. 심지어 그것은 사람을 즉각 죽음에 이르도록 하는 것일 수도 있다. 살아가면서 내몸이 마주치는 사건과 사고 역시 삶의 질을 떨어뜨린다. 예를 들면 교통사고, 절벽에서의 추락 또는 날뛰는 영양과의 이상한 만남 등이 있다. 사고를 운명의 장난으로 치부하는 사람도 있지만 그러려면 모든 것이 맞아떨어져야 한다. 날아오는 야구공이 내 눈을 맞히려면 정확한 높이로 날아와야 하고, 두터운 빙판을 놔두고 하필 얇게 언 빙판 위로 발을 내디뎌야 한다. 이런 사고를 경험하면 왜 하필 그 시간, 그 장소에서 행성과 달과 별이 나란히 늘어서서 나를 희생자로 만들었는지 모르겠다고 말도 안 되는 핑계를 대며 투덜대게 마련이다〈그림 N.1〉.

사실 대부분의 사고는 간발의 차이로 발생한다. 어떤 것은 전혀 제어할 수 없지만 대부분의 위험은 얼마든지 최소화할 수 있다. 개중에는 어딜 가든 사고가 자신을 따라다닌다고 생각하는 사람도 있는데, 잘 살펴보면 그 사고의 상당부분이 자신의 사고방식이나 행동과 연관되어 있음을 알 수 있다. 그렇다면 사고를 최소화할 수 있는 방법이라도 있단 말인가? 물론이다. 그러나 그 방법들을 논하기 전에 먼저 자연은 왜 이상한

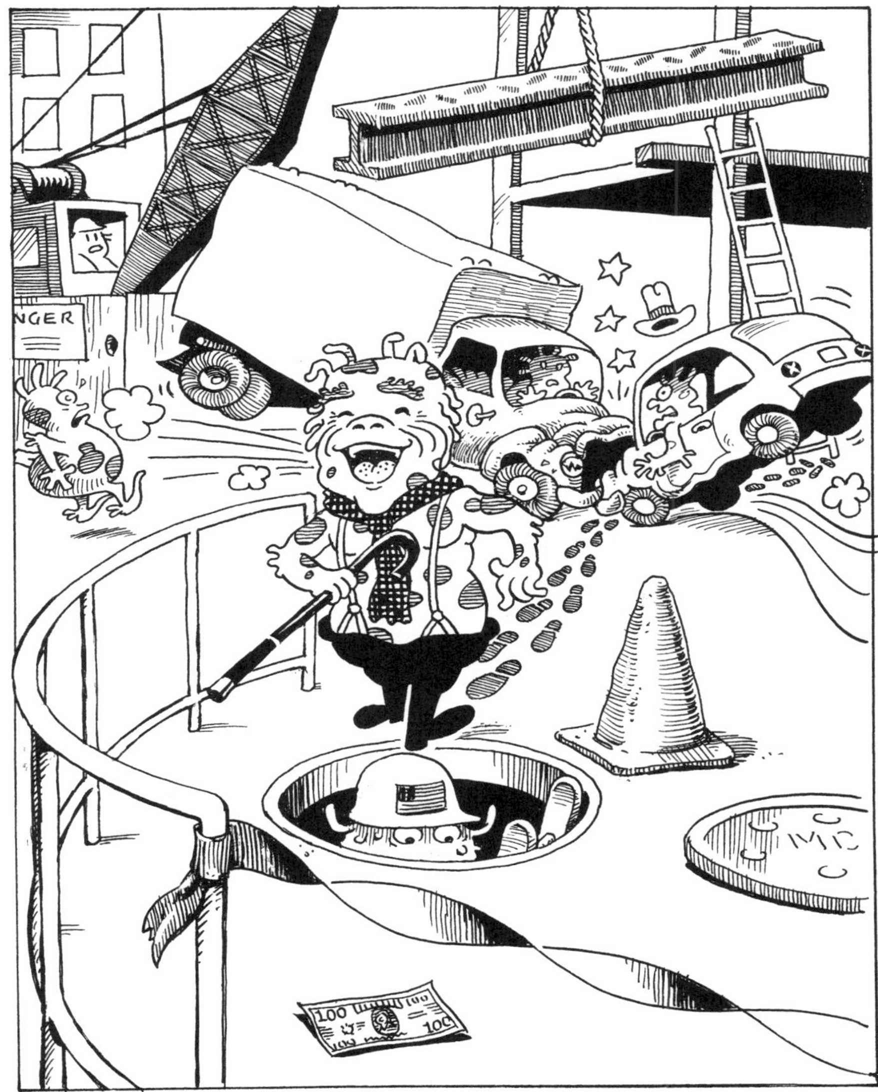

[**그림 N.1**] 충돌과 추락

생명력 있는 도시에도 사고는 있게 마련이다. 그렇지만 늙어가는 도시에 비해 그것을 훨씬 잘 다룬다.

사건이나 충돌, 아이러니한 손실을 당하게 하는지 파악할 필요가 있다.

사람의 몸은 매우 유연하다. 마치 도시가 화재, 교통사고, 그리고 화학 물질 유출 등의 사고를 잘 흡수하듯 내몸도 어떤 충격들을 잘 견뎌낸다. 그러나 충격에 견디는 힘이 완벽하지 않기 때문에 어떤 때는 즉사하고 또 어떤 때는 뇌진탕, 골절, 출혈 등으로 삶의 질이 떨어지기도 한다. 모든 것이 생물적 거래의 결과이기 때문이다. 사람의 몸은 분명 더 잘 견딜 수 있도록 만들어질 수도 있었다. 예를 들어 몸을 보존하는 것이 필수적이었다면 진화는 내몸의 뼈가 절벽에서 떨어져도 멀쩡할 수 있도록 단단하게 만들 수도, 내몸의 장기들이 피를 흘리지 않을 만큼 더 질기게 할 수도 있었을 것이다.

하지만 그렇게 만들어졌다면 내몸은 그만큼 비효율적일 수밖에 없다. 만약 사람의 뼈가 낙상과 충격을 견딜 만큼 강했다면 사람은 걸을 수 없었을 것이다. 만약 사람의 두개골이 매우 두꺼워 하키의 퍽에 맞아도 견딜 수 있었다면, 그 머리는 너무 무거워 등에 지고 다녀야 했을지도 모른다. 진화는 한 부분을 발달시키고자 다른 부분을 희생하는 방향으로 무리하게 진행될 이유가 없었다. 만약 내몸이 모든 충격에 잘 견디도록 만들어졌다면 내몸은 넉넉한 유연성도 없고 현재의 삶의 방식도 누리지 못했을 것이다.

사고나 예기치 못했던 실수에는 지렛대의 원리를 이용할 수 있다. 내 삶에서 발생한 예기치 못했던 것에 대해 이미 내몸이 해결하도록 준비해놓은 것을 이용함으로써 나에게 유리한 방향으로 되돌리라는 얘기다. 〈그림 N.2〉에서 보듯 천칭이 기우는 방향을 내 마음대로 바꿀 수 있다. 그중 일부는 이미 맞닥뜨리고 있고 설사 그렇지 않더라도 언젠가는 만나게 된다. 그렇다고 사고를 겁내며 꼼짝하지 않고 집에서 냉동음식과 텔레비전으로만 살아가라는 의미는 아니다. 그러면 노화의 또 다른 주요요인인 불용위축이 작용하게 된다.

그러므로 샤워실의 미끄럼방지 매트, 자전거 탈 때 쓰는 헬멧 등 생활 속의 건전한 선택으로 확률을 내몸에 유리하게 만들어야 한다. 위험지역을 파악하고 있으면 피할 수도 있고 만약 그럴 수 없다고 하더라도 대응할 수는 있다. 이것이 삶을 안전하게 사는 것을 넘어 승리하는 삶을 사는 방법이다.

• 보도에서 • 밤에 조깅 등의 운동을 하려면 야광조끼를 사용한다. 만약 우범지역이라면 호신용 스프레이도 필수적이다.

• 집과 사무실에서 • 종이칼이나 스테이플러 외에도 사무실에서는 줄에 걸려 넘어지거나 열린 서랍에 부딪혀 생기는 사고가 흔하다. 움직일 때는 종이를 보지 말고 걷는 방향을 쳐다본다.

• 신발장에서 • 바닥이 딱딱한 남성의 신발이나 여성의 하이힐은 젖거나 매끄러운 타일, 대리석, 리놀륨 바닥에서 쉽게 미끄러지게 만든다.

• 침실에서 • 가정 내 화재사고의 주요 원인으로는 다리미나 전기담요를 켠 채로 두는 것, 담뱃재를 떨어뜨리는 것, 또는 전기히터를 타기 쉬운 물체 가까이에 두는 것 등이 있다. 모든 전기기구는 사용 후 반드시 전원을 끄고 플러그를 뽑아야 한다. 특히 오래된 집에서는 전선이 합선돼 화재가 발생하는 경우도 있으므로 주의한다.

• 주방에서 • 주방에서 발생하는 화재의 가장 큰 원인은 난로나 오븐을 제대로 끄지 않는 데 있다. 또한 성냥이나 라이터는 캐비닛 위쪽에 보

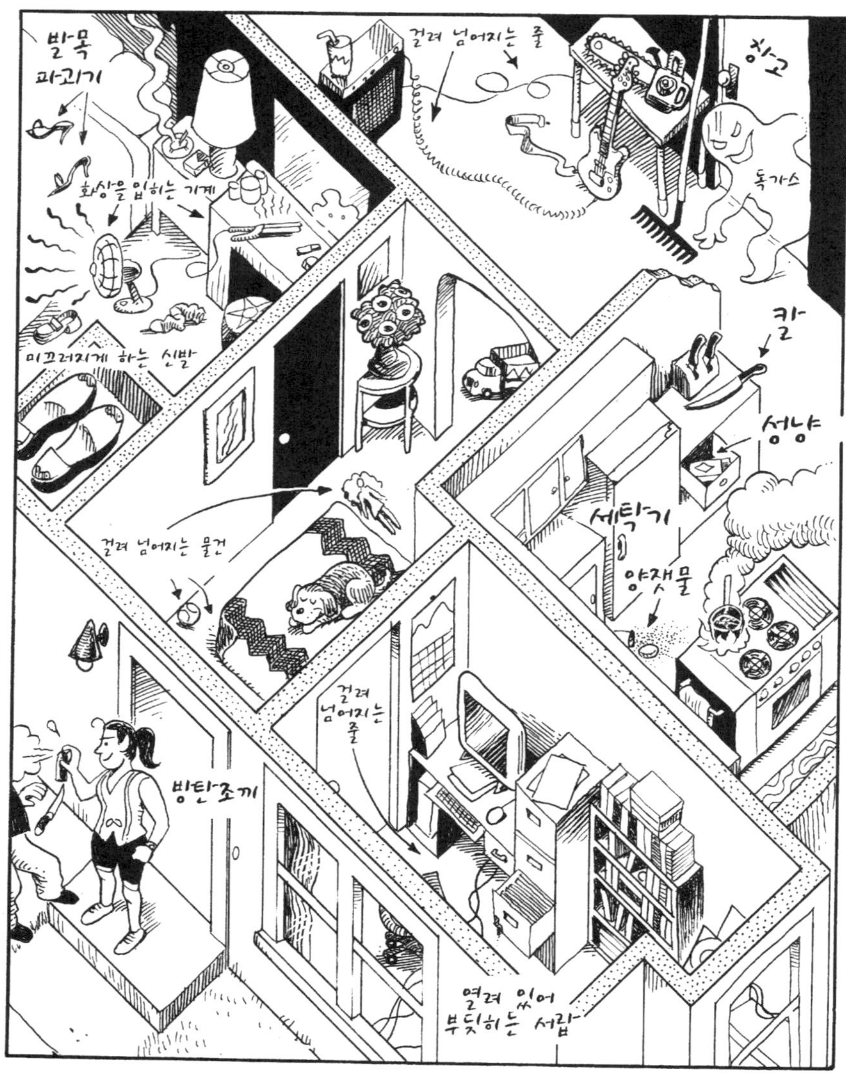

[그림 N.2] 무사고의 삶

돌이 산에서 떨어져 들판을 굴러 가드레일을 넘어 길 위에 서 있는 내 자동차로 달려들 수도 있다. 운명은 운명이다. 그렇지만 모든 사고가 운명이고 업보인 것은 아니다. 의도적으로 대비하면 비의도적인 사고의 대부분을 예방할 수 있다.

관하고 허리높이의 서랍에 놓아서는 안 된다. 성냥을 갖고 노는 것은 두 살 이하 어린이 사망사고의 가장 중요한 원인이며, 열여덟 살 이하 사망과 손상의 세 번째 주요요인이다.

16

14일간의 내몸
건강수명 늘리기 계획

은행은 적절한 운영계획이 없으면 파산하고 디자이너 역시 새로운 구성안을 갖고 있지 않으면 창피를 당한다. 여성에게 구혼할 때 멋진 계획이 없다면 뺨을 맞거나 찬물 세례를 받는다.

이것은 내몸에도 똑같이 적용된다. 그렇다고 먹고 재채기하고 마시고 닦고 일하고 자고 사기 치는 매순간에 대해 시시콜콜 자세한 계획을 세워 살라는 것은 아니다. 현명한 계획 없이 사는 것은, 특히 중년에 들어선 경우에는 노화로 내몸이 파산하고 창피당하고 바람에 떠밀려 머리를 꽝하고 부딪치도록 내모는 것이나 다름없다. 그런 이유에서 삶을 더 풍요롭고 활기 넘치고 건강하게 꾸려갈 수 있도록 '내몸 건강수명 늘리기 계획'을 구성한 것이다. 이 지침대로 당장 실행하라. 그러면 노화를 멈추고 더욱 젊어질 수 있는 연료를 내몸에 충전할 수 있다.

이 책의 목적은 내몸이 백 살까지 살게 할뿐 아니라 보다 우수한 삶의 질을 누리게 하는 데 있다. 그러면 시작하기 전에 먼저 생각을 정리해보자.

내몸은 각각 다른 방법으로 작동하는 온갖 노화요인으로 인해 늙어간다. 예를 들어 자외선과 각종 독소는 내몸을 마모시키는 외부 스트레스

요인이고, 약해진 면역체계나 기력이 쇠한 줄기세포는 내몸을 고장 나게 만들어 내몸을 방어하거나 손상을 수리할 수 없게 만든다. 이런 이유로 노화관리의 목표를 외부 요인으로부터 몸을 지키고 보호하는 것은 물론 손상에서 회복하는 능력을 유지하는 데 두는 것은 당연하다.

그렇다고 단순히 생물학적 스위치를 올리는 것만으로 그동안 쌓아온 모든 손상을 즉각 복구할 수 있는 것은 아니다. 내몸의 회복능력은 약간의 에너지를 필요로 하며 동시에 그 자체가 손상을 불러오기도 하기 때문이다. 면역체계 자체가 또 다른 병을 불러오기도 하는 자가면역질환이 여기에 딱 들어맞는 예이다. 어쨌든 내몸의 최종목표는 노화속도를 늦추는 것이다. 여기서 한 가지 기억해야 할 것은 가중된 손상을 예방하고 누그러뜨릴수록 노화속도는 느려지며 내몸은 더욱 젊은 상태를 유지할 수 있다는 점이다〈그림 16.1〉.

고맙게도 과학은 내몸의 손상을 최소화하고 회복시스템이 적절하게 작동할 수 있도록 하는 해답을 갖고 있다. 이 책 전반에 그 해답의 개요가 서술되어 있긴 하지만 〈14일간의 내몸 건강수명 늘리기 계획〉에 좀 더 구체적인 방법을 모아보았다. '내몸 건강수명 늘리기 계획'은 내몸의 건강수명을 늘려주고 내몸이 최상의 컨디션에서 작동할 수 있도록 만들어 준다. 많은 사람이 자신의 몸을 일회용 물건처럼 다루곤 하지만 이건 정말 잘못된 자세다. 마땅히 오랜 시간이 흘러도 성능이 변치 않는 최고급으로 생각해야 한다.

내몸의 건강수명을 늘릴 수 있다는 생각을 받아들이면 지금까지의 노화에 대한 고정관념과 인식도 바꿀 수 있다. 사실 노화란 인생에서 하고 싶은 것을 즐기기 위해 충분히 건강해지는 것에 관한 얘기다. 이미 알고 있듯 내몸이 성장해감에 따라 꿈도 변하고 발전한다. 어제의 나에 비해 오늘의 내가 나아진 게 없다면, 내일에 대한 계획이 왜 필요하겠는가? 또

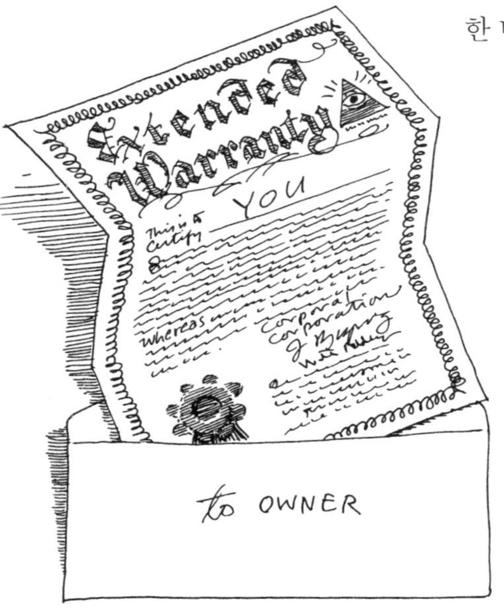

한 나 자신과 사회가 성장해서 세상에 공헌하는 바가 없다면 내일이 무슨 소용이 있겠는가?

〈14일간의 내몸 건강수명 늘리기 계획〉은 내 몸과 마음이 변화를 일으킬 준비가 되도록 내몸 할일 리스트와 질문, 쇼핑목록 등을 제시하고 있다. 2주일간 이런 변화를 실행해보라. 행동을 습관으로 만드는 데는 2주일이 필요하다. 2주일만 지나면 내몸을 영원히 젊게 만들어줄 음식과 행동, 마음자세에 익숙해질 것이다. 그 뒤에는 기운찬 삶의 여생을 내몸과 마음을 풍요롭게 하는 데 쓸 수 있도록 〈내몸 젊음유지 프로그램〉과 다른 프로그램이 소개되어 있다.

매일 반드시 해야 하는 기본사항

1. 30분씩 걷는다. 심장박동이 약간 올라가는 정도의 속도로 30분간 걸을 수 없다면 10분씩 하루 세 번 걷는다. 첫째 날, 만보계를 사서 매일 얼마나 걸었는지 기록한다. 30분간 걸은 숫자뿐 아니라 화장실에 간 걸음까지 하루의 총걸음수를 기록한다.

적절한 목표는 하루 1만 보를 걷는 것이다. 30분간 얼마나 멀리 걸었는지 계산할 필요는 없다. 보통은 약 3,000보를 걷는다. 하다보면 점점 하루에 1만 보에 도달할 것이다. 매일 걸어라. 걷기를 못하겠다고 변명하는 것은 정말로 궁색한 일이다.

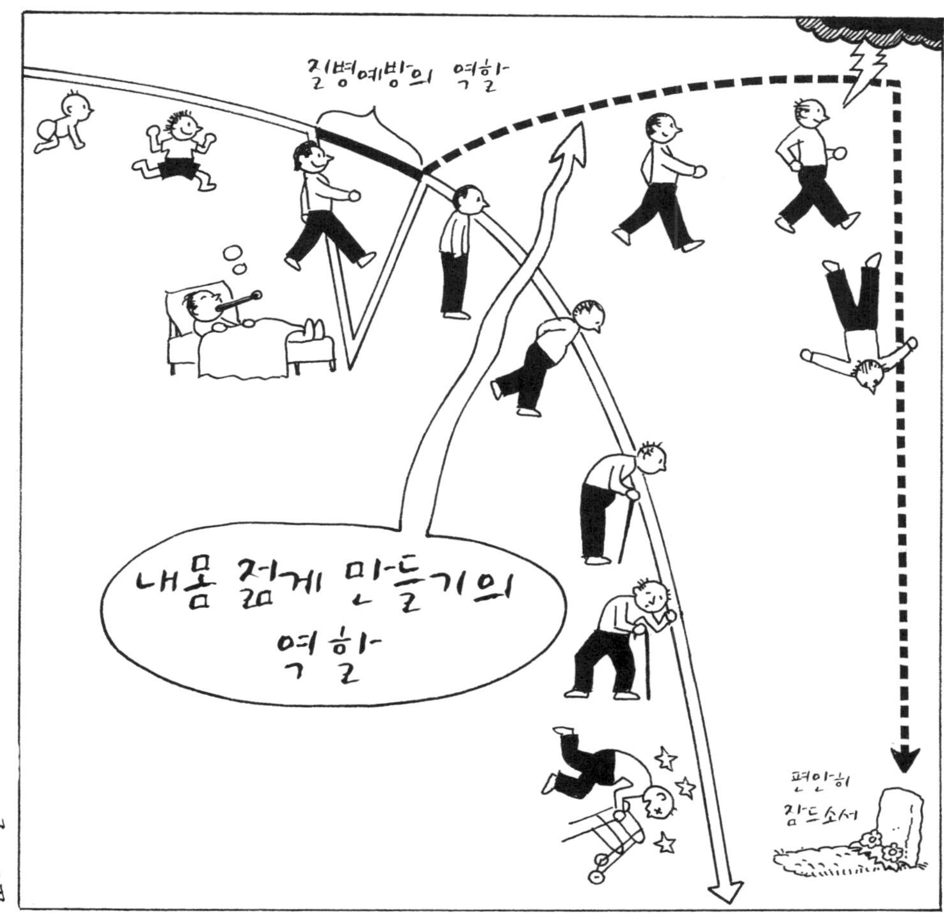

[**그림 16.1**] 늙을까?

달력나이와 삶의 질을 그래프로 표시하면 중년기부터 시작해 죽을 때까지 점차 쇠약해지는 것을 볼 수 있다. 내몸 젊게 만들기의 목표는 노화를 멈춰 늘 활기차게 살다가 죽을 때 갑자기 죽게 하는 데 있다. 다시 말해 나이가 얼마나 많든 젊게 죽는 것이다.

2. 치아를 건강하고 오래 유지하기 위해 칫솔과 치실을 사용한다. 이것은 심장에 영양분을 공급하고 주름을 예방하며 원하는 만큼의 성적 만족감과 발기를 위해서도 중요하다.

3. 하루 5~6잔의 충분한 물을 마신다.

4. 밤에 7~8시간의 수면을 취한다. 첫째 날 시작할 때 수면위생프로그램을 따라한다. 이것은 어릴 때 잠들던 것처럼 잠을 잘 잘 수 있게 도와준다. 잠자리에 들기 전에 꼭 해야 할 일이 남아 있다면 15분을 활용해 정리한다. 그것이 스트레스로 작용해 수면을 방해하지 않게 하기 위해서다. 잠들기 전에 간단한 세면과 양치질 후, 남은 몇 분간 호흡에 집중하고 명상을 한다. 잠들기 어렵다면 잠자리에 눕기 전에 텔레비전 시청이나 운동으로 내몸에 자극을 주지 않아야 한다. 섹스나 의욕을 북돋우는 생각 같은 것은 괜찮다.

5. 하루에 중간 중간 5분씩 명상을 한다. 몇 주일이 지나면 한 번에 15분까지도 가능해질 것이다. 기도의 형태로 해도 되며 중요한 것은 편안함을 주고 인생의 보다 깊은 의미를 찾을 수 있는 출구를 찾는 것이다. 특히 세상이 초등학교 교실보다 더 시끄럽기 때문에 내몸의 영혼과 뇌를 재충전하고 재집중하며 원기를 회복할 수 있는 침묵의 순간이 꼭 필요하다.

이제부터 첫 14일 프로그램을 통해 습관으로 삼아야 할 지침들을 다루겠다.

나쁜 습관을 깨는 방법

　좋은 것이든 나쁜 것이든 내몸이 원하는 것을 알려주고 그것을 얻으라고 뇌에 가르쳐주는 도파민은 어떤 행동을 습관으로 만드는 데 중요한 역할을 한다. 도파민은 기억, 욕구, 의사결정에 영향을 미치는 동시에 학습으로 자극을 받기 때문이다. 예를 들어 생각지도 않던 무언가가 일어났다는 것은 이 학습 고리가 작용했다는 것을 의미한다. 다음에 또다시 그 일이 일어날 경우 내몸은 자동적으로 무엇을 해야 할지 알게 된다. 만약 그것이 나쁜 습관이라면 학습 고리를 깨야 하므로 도파민 사이클을 재설정해야 한다. 그 방법 중 하나는 자신에게 멋진 보상을 하는 것이다. 물론 아이스크림이나 소시지를 선물로 주라는 것은 아니다. 일주일에 한 번 자신만을 위해 쇼핑을 하거나 마사지를 받는 것처럼 자신과 남에게 해를 끼치지 않는 것이면 된다. 특히 나쁜 습관을 근절하는 동시에 그 보상으로 좋은 습관을 늘려갈 필요가 있다. 이런 훈련을 하면 뇌는 향신경성 물질을 만들어내고 이것은 뇌의 적응력을 증가시켜 유익하고 건강한 습관을 구축한다.

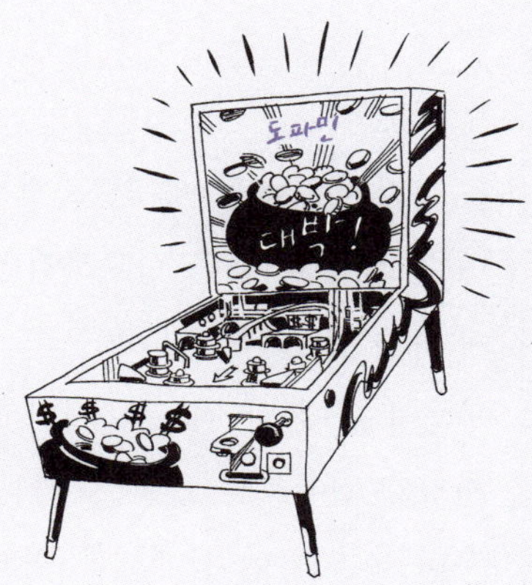

첫째 날 내몸을 뜯어보고 평가한다.
저울이 어느 쪽으로 기우는가

내몸 할일 리스트

1. 390쪽에 있는 매일 반드시 해야 하는 기본사항을
   실행한다. 다시 한 번 강조하지만 매일 해야 한다.

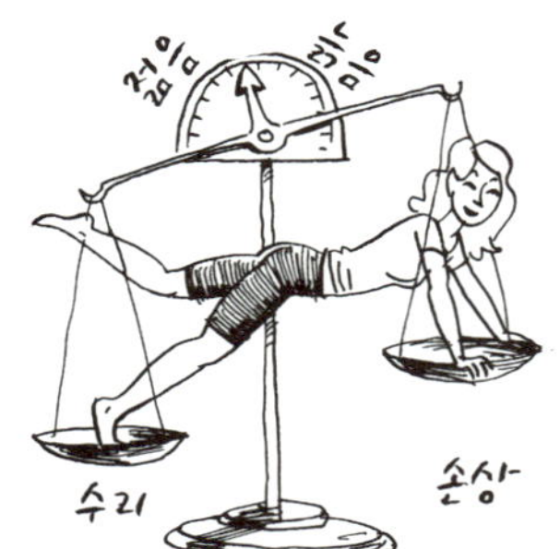

2. 나가서 쇼핑을 한다. 다음의 품목을 구비하는 데
   10만 원 이상은 들지 않을 것이다.

★ 신체측정용 줄자

★ 만보계. 남성은 보통 허리벨트에 찰 수 있는 제품을, 여성은 브래지
   어 끈에 부착할 수 있는 얇은 제품을 선호하지만 허리에 차는 것이
   좀 더 강한 몸을 갖게 하는 것 같다.

★ 자가혈압계. 많은 제품이 팔에 잘 맞도록 되어 있어 이용하기가 쉽
   다. 측정된 혈압을 저장해 컴퓨터로 옮길 수 있는 제품도 있다. 각종
   공공기관, 병원, 사우나, 헬스클럽 등에서도 쉽게 접할 수 있으므로
   정기적으로 측정할 수만 있다면 굳이 자가혈압계를 살 필요는 없다.

★ 조깅화 한 켤레

★ 손 완력기

★ 내몸의 결과를 기록해놓을 수 있는 공책이나
컴퓨터. 모든 내몸 노화 테스트 결과와 날짜
를 기록해둔다.

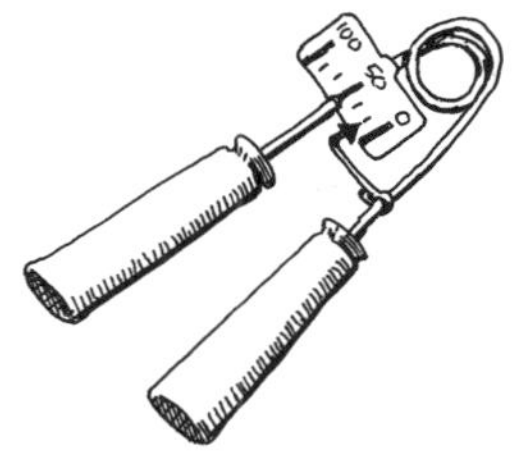

3. 혈압을 잰다. 집에 자가혈압계가 없다면 사우나, 헬스클럽에 비치되어
있는 것을 이용한다.

4. 저녁에 쉴 때의 심박수를 재서 기록한다. 또한 최대로 운동했을 때의
심박수도 기록한다.

5. 허리둘레를 잰다. 배꼽높이에서 줄자를 허리에 수평으로 두르고 숨을
편하게 내쉴 때 재면 된다. 키도 측정해야 한다. 허리둘레가 키의 절반
이하인 상태가 이상적이다.

7. 이번 주에 걸은 평균 걸음수를 적는다.

6. 앞으로 언급할 여러 가지 혈액검사를 위해 병원을 예약한다.

7. 다음의 질문에 답해본다.

★ 두려움을 안고 살고 있는가?(a)	★ 열정을 안고 살고 있는가?(b)
★ 실패를 피하기에 급급한가?(a)	★ 승리하며 살고 있는가?(b)
★ 현상유지가 목표인가?(a)	★ 발전하는 것이 목표인가?(b)

세 가지 질문 중 'a'가 하나라도 있다면 인생에서 앞으로 나아가고 있지 않다는 것을 의미한다. 내몸의 혈압, 맥박, 체온 등의 생명징후가 완벽히 안정적인 순간은 단 한 번, 즉 죽었을 때 뿐이다. 마치 전진만 하는 상어처럼 충만한 삶을 살기 위해서는 끊임없이 앞으로 나아가야 한다.

8. 정말로 인생을 즐기고 있는지 확인하기 위해 다음 질문에 대답해본다.

★ 하루하루가 행복한가?
★ 지금 5년 전만큼 행복한가?
★ 여전히 삶이 기대되는가?
★ 하루가 고속열차보다 빨리 지나가는 것 같은가?
★ 슬픔을 느끼는 시간이 하루 중 10퍼센트 미만인가?

긍정적인 대답이 나왔길 바란다. 그렇지 않다면 주위 사람들과 전문가 뿐 아니라 이 책도 도움을 줄 수 있을 것이다.

9. 처음 만나는 세 명에게 자신이 몇 살쯤 되어 보이느냐고 물어본다. 친구나 가족에게 묻는 것은 도움이 되지 않는다. 내 감정이 상하지 않도록 대답할 것이 뻔하기 때문이다. 식당 종업원이든 커피숍 직원이든 지하철 옆자리에 앉은 사람이든 상관없다. 묻기가 바쁘게 불쑥 "여든다섯 살이오"라고 대답하는 사람만 아니면 된다. 그 대답은 외모와 태도를 기초로 다른 사람이 나를 어떻게 인식하는지에 대해 일종의 토대를 제공할 것이다. 내몸이 얼마나 건강해 보이는지에 대한 강력한 척도가 될 수도 있다. 친구에게 다른 사람에 비해 자신이 얼마나 나이 들어 보이는지 솔직히 얘기해달라고 부탁할 수도 있다.

10. 친구들에게 나의 세 가지 큰 장점이 무엇인지 물어본다. 장점은 자신
    에게는 잘 보이지 않는 법이다. 늘 갖고 있어서 자신은 당연한 것으
    로 받아들이기 때문이다. 이런 장점을 어떻게 최고로 이용하고 있는
    지 확인한다.

11. 종이에 작은 상자를 그린 다음 70퍼센트는 상자 안에, 나머지는 밖으
    로 삐져나와 있는 아메바를 그려본다. 이때 상자는 내가 하는 일이고
    아메바는 나 자신이다. 사람들이 대개 상자의 빈 부분에 초점을 맞추
    는 반면, 나는 상자 밖으로 나온 아메바에 집중한다면 그게 바로 내
    장점이다.

12. 스스로 이 간단한 질문에 답해본다. 지난 5년간 얼마나 늙었는가? 그
    때 모습과 현재 모습을 비교해보라. 첫 번째로 드는 생각은 다음 중
    어떤 것인가?

    A. 이럴 수가, 더 젊어 보이네!
    B. 그때나 지금이나 비슷하군.
    C. 약간 더 통통해지고 주름이 조금 늘고 좀 더 피곤해 보이는 게 추
       측한 대로군.
    D. 나무껍질처럼 볼품이 없군.

13. 이렇게 자문해본다. 5년 전에는 했는데 지금은 할 수 없는
    활동이 있는가?

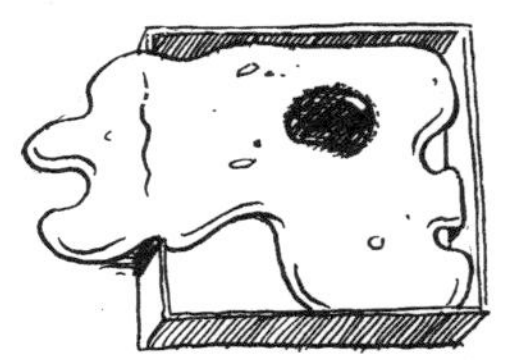

14. 스트레스 인지도와 관련한 다음의 질문에 스스로 답해본다.

★ 즐길 수 있는 수준의 스트레스보다 더 많은 스트레스를 받고 있는가?

★ 인생에서 대부분의 스트레스를 스스로 조절하는 편인가, 아니면 누 군가의 실험실 쥐 같은 신세인가?

둘째 날 집과 마음을 재정비한다

내몸 할일 리스트

1. 다음의 내몸 노화 테스트를 해보고 결과를 기록한다.

   팔굽혀펴기 ________________

   윗몸일으키기 ________________

   주먹쥐기 ________________

   심폐지구력 테스트 ________________

   다리 들어올리기 ________________

   시력검사 ________________

   균형잡기 ________________

2. 냉장고, 식품저장고, 그밖에 몰래 숨겨 놓은 내몸을 노화시키는 질 나 쁜 음식을 버린다. 성분에 다음과 같은 것이 포함되어 있다면 주저 말 고 쓰레기통에 버리는 편이 낫다.

★ 포화지방산 돼지기름·쇠기름·닭 껍질 등의 동물성지방, 팜유, 코코넛오일

★ 트랜스지방

★ 오메가-6 지방산 옥수수기름, 콩기름

★ 설탕 맥아당, 포도당 같은 단순당이나 그 유도체인 당알코올

★ 단순당으로 만든 시럽

★ 표백한 밀가루처럼 정백한 곡물

★ 한 개에 4그램 이상의 설탕을 함유한 것

3. 건강에 좋은 식품을 구입한다.

4. 비타민과 칼슘제를 구비한다. 특히 칼슘제는 적어도 칼슘 500밀리그램, 비타민 D 200IU, 마그네슘 150밀리그램을 함유하고 있는 것을 선택한다.

5. 집안의 환경위험을 없애고 무독성 물건을 구매한다.

6. 내몸 기공체조를 한다. 심신이 서로 소통하고 조화를 이루도록 도와줄 것이다.

7. 만약 무언가에 중독되어 있다면 177쪽의 금연처럼 중단 프로그램을 시작한다.

✴ 정상치 ✴

시력, 균형잡기, 폐 기능 테스트의 정상치는 각각 설명한 곳에서 찾아볼 수 있다.
다른 테스트에 대한 연령에 따른 정상치는 다음과 같다.

팔굽혀펴기

달력나이	남성(448쪽의 숙련자)	여성(448쪽의 초보자)
20–29	35회 이상	18회 이상
30–39	25–29	13–19
40–49	20–24	11–14
50–59	15–19	7–10
60–69	10–14	5–10
70–79	6–9	4–10
80–89	3–5	2–6
90–99	1–3	1–4

윗몸일으키기 (1분간)

달력나이	남성	여성
20–29	45회 이상	35회 이상
30–39	30–34	25–29
40–49	25–29	20–24
50–59	20–24	15–19
60–69	15–19	10–14
70–79	10–14	7–9
80–89	6–9	4–6
90–99	2–5	1–3

셋째 날 3일간 내몸 다이어트를 시작한다

내몸 할일 리스트

1. 3일간 칼로리 제한 식사를 해본다. 이 다이어트의 목적은 더 좋은 음식을 좀 더 현명한 양으로 섭취하는 것에 내몸이 익숙해지도록 하는 데 있다.

   방법을 소개하자면 매일 섭취하는 양의 4분의 3을 먹는 것이다. 눈대중으로 어림잡거나 평소처럼 그릇에 담은 후 4분의 1을 덜어내면 된다. 4분의 3식이 어려우면 15퍼센트만 칼로리 섭취를 줄이는 것도 좋다. 그것마저도 어려우면 그냥 평소 먹는 만큼 먹되 음식을 건강에 좋은 것으로 바꾼다.

   이것은 내몸으로부터 먹는 즐거움을 빼앗으려는 것도 아니고 젖은 양말보다 더 불편하게 만들려고 하는 것도 아니다. 단지 유일하게 증명된 노화 방지책인 칼로리 제한이 어떤 것인지 스스로 느끼게 하려는 것이다. 약간 불편할 수도 있지만 단 3일만 하면 된다. 이때 물은 얼마든지 마셔도 좋다. 물은 내몸의 독소를 제거하고 탈수를 방지하도록 도와준다.

   단 3일만 다이어트를 해도 이후에는 내몸의 위가 습관적으로 먹던 것보다 더 적은 양의 음식만 필요로 한다는 것을 알 수 있다. 대부분의 사람은 실제로 음식을 탐닉한다. 배가 고프지 않아도 지루하거나 몹시 화가 나거나 슬프거나 외롭거나 우울하기 때문에 먹는다. 하지만 내몸 다이어트는 올바른 길을 갈 수 있도록 도와주며 진짜 배고픔이 어떤 것인지 일깨워준다. 또한 이것은 집중효과도 있다. 명상과 관련한 수많은 방법이 단식과정을 포함하는 것은 결코 우연이 아니다. 내몸 다이어트를 하는 3일 동안 앞에서 열거한 몸에 좋은 음식을 먹는다. 이때 가급적 술은 피한다.

2. 친구들과 가족에게 자신의 목표를 말한다. 2주일간 프로그램을 지켜야 한다는 압력과 동시에 성취에 따른 자긍심을 느낄 수 있을 것이다.

3. 444쪽에 있는 〈내몸 운동〉을 한다. 그러면 마음이 내몸의 새로운 면을 볼 수 있다.

■넷째 날 습관 점검하기

내몸 할일 리스트

1. 칼로리 제한 내몸 다이어트를 계속한다. 좀 더 특별한 경험을 하거나 내몸의 미각을 자극하기 위해 하루 정도는 채식만 하는 것도 좋다. 실행 가능한 대안을 세우고 그에 따른 보상으로 낡은 습관들을 바꾸거나 없애버려라. 도파민 대박을 기억하라.

2. 자신의 생활과 집안을 꼼꼼히 살펴 환경위험 요소가 있는지 점검한다. 예를 들면 집에 석면 통풍관과 상·하수도관 주위 등과 납 성분의 페인트 가장 흔한 곳은 창틀, 라돈이 있지 않은지 점검한다. 413쪽의 〈내몸 젊음유지 프로그램〉 도입부를 보면 이런 위험을 제거하는 것에 대해 보다 많은 설명을 볼 수 있다. 살펴보는 동안 창문을 열고 집안에 갇혀 있던 오염물질이 집 밖으로 빠져나갈 수 있도록 환기시킨다.

3. 오늘만이라도 텔레비전과 신문을 보지 않는다. 컴퓨터는 꼭 필요한 업무를 처리할 때만 사용한다. 웹 서핑도 금지다. 그렇게 해서 얻은 시간으로 116쪽에 나와 있는 스트레스 해소 훈련을 따라 해본다. 텔레비전을 끄고 머리가 맑아지도록 휴식을 취한다.

4. 삶에서 가장 스트레스를 주는 것 두 가지를 적어보고, 각각을 해소하기 위한 방법을 구체적으로 최소 두 가지 이상 적는다. 가까운 시일 내에 기록한 것 중에서 적어도 네 가지를 해야 한다. 물론 상사에게 대들기는 목록에 포함시키지 않는 것이 좋다. 일주일마다 달성 가능한 방법을 찾아보고 실제로 해본다.

다섯째 날 몸과 마음 조율하기

내몸 할일 리스트

1. 오늘까지 칼로리 제한 내몸 다이어트를 한다.

2. 444쪽의 〈내몸 운동〉을 한다.

3. 예전에 한 번도 해보지 않았던 것을 해본다. 예를 들면 게임을 하거나 각종 문화행사에 참석한다. 상상력을 발휘해보는 것도 좋다.

4. 시 한 구절을 암송한다.

5. 평소에 고마움을 느끼는 것에 대해 적어본다. 떠오르는 대로 열 가지를 적으면 된다. 기록상으로 직장에서 가장 큰 경쟁자와 화해를 해도 전혀 해로울 것은 없다. 말로만 하는 것보다 행동이 낫다.

여섯째 날 인간관계 강화하기

내몸 할일 리스트

1. 최소한 1시간 정도를 따로 내 가족의 일원으로서 무언가를 한다.

2. 사는 곳, 일하는 곳에 대해 적어도 하루 동안은 판단하지 않는 것을 연습한다. 판단하지 말고 그저 관찰만 한다. 나 자신을 포함해서!

3. 칼로리 제한 내몸 다이어트를 중지하고 영양소가 풍부하고 칼로리는 낮은 건강에 좋은 식품을 계속 섭취한다. 중요한 것은 건강한 음식과 간식을 준비한 뒤 별다른 의식 없이 그것을 섭취할 수 있게 하는 것이다. 선택의 중압감 없이 자동적으로 건강한 음식을 섭취하는 습관을 기르라는 얘기다. 자동적이라는 것은 아침식사, 점심식사, 간식을 먹을 때 좋아하는 음식을 3~4개 정해 매일 그중 한 가지를 먹는 것을 의미한다. 원한다면 저녁식사를 그렇게 해도 된다. 좋은 식습관을 기르면 오래, 건강하게 살 수 있는 연료를 내몸에 넣어주는 결정적인 단계 중 하나를 마스터한 셈이다.

일곱째 날 마음 정화하기

내몸 할일 리스트

1. 평소대로라면 해주지 않았을 것을 누군가를 위해 한다.

2. 418쪽에 권장하는 검사를 받아 세포 안의 비타민 수치나 내몸의 연대를 측정해본다. 또한 추가로 받아야 하는 검사가 있는지 주치의와 상의한다.

3. 455쪽의 〈내몸 기공체조〉를 한다.

4. 자기계발서는 그만 읽고 지금부터는 그 책에 쓰여 있는 것을 실천하기 시작한다.

둘째 주: 반복

390쪽에 있는 매일 반드시 해야 하는 기본사항을 계속한다. 그것은 건강한 인생의 토대를 제공하는 필수적인 것이다. 또한 건강한 음식을 먹는 식습관과 집안으로 나쁜 음식을 들여놓지 않는 것도 계속한다. 적어도 하루두 끼와 간식은 자동적으로 좋은 음식을 선택하도록 식습관을 유지한다.

여덟째 날

1. 혈압과 맥박, 허리둘레를 측정한다.

2. 이 책에서 말한 내몸 노화 테스트의 결과를 기록한다.

팔굽혀펴기 _______________________

윗몸일으키기 _______________________

주먹쥐기 _______________________

심폐지구력 테스트 _______________________

다리 들어올리기 _______________________

시력 검사 _______________________

균형감각 검사 _______________________

3. 건강에 좋은 식품들로 주방을 채운다.

아홉째 날

1. 내몸 기공체조를 한다.

2. 몇 년간 연락하지 못했던 고등학교 친구에게 전화한다.

열 번째 날

1. 내몸 운동을 한다.

2. 부모님이나 소중한 사람들에게 감사편지를 쓴다. 설사 사소한 도움이
   었을지라도 그것에 얼마나 감사하고 있는지 이야기한다.

열한 번째 날

1. 텔레비전, 신문, 인터넷으로부터 벗어나 휴식을 취하고 스트레스 감소
   훈련을 한다.

2. 삶에 대해 신경 쓰는 이유를 생각해보고 기록한다.

3. 정기적으로 연락하지 않았던 여든 살 넘은 누군가를 방문한다.

열두 번째 날

1. 내몸 운동을 한다.

2. 전에 경험해보지 않았던 것을 해본다.

3. 시 한 구절을 암송한다. 모임에서 사람들에게 감명을 줄 수 있도록 그 구절을 인용한다.

4. 감사하게 여기는 것 세 가지를 적는다.

열세 번째 날

1. 가족의 일원으로서 할 수 있는 무언가를 한다.

2. 얼마나 많은 적이 있느냐에 따라 다를 수 있지만, 만약 적이 있다면 용서한다.

3. 도와준 사람들에게 감사편지를 쓴다. 이를테면 병원이나 자동차수리 센터 같은 곳이어도 좋다.

1. 내몸 기공체조를 한다.

2. 알고 지내는 여든 살 넘은 누군가가 건강해지는 것에 왜 관심을 쏟는
   지 생각해본다.

3. 내몸 건강수명 늘리기 계획이 단순히 질병을 예방하는 것과 어떤 점이
   다른지 남에게 설명해본다.

죽을 때까지

　14일간 건강하게 먹고 몸과 마음을 단련시키며 환경을 재정비하는 등
의 계획을 실천하고 나면, 이후에는 그 건강습관을 유지하기만 하면 된
다. 어떤 행동이든 습관이 되는 데는 적어도 2주일이 걸린다. 이 계획의
목적은 건강을 유지하고 내몸을 젊게 만드는 데 있으며, 실제로 앞서 제
시한 단계들을 삶의 일부로 만든다면 정말로 그렇게 될 것이다. 그것과
더불어 이제 다음의 단계를 실천한다.

일주일에 한 번씩은
★ 시장에 가서 건강에 좋은 음식 재료를 구입해 찬장과 냉장고를 채운
　다. 심장마비 위험성을 높이는 피자를 배달해 먹거나 충동적으로 먹
　는 것을 줄일 수 있다.
★ 혈압과 허리둘레, 휴식을 취할 때의 심박수, 운동할 때의 최대심박수

를 측정하고 결과를 기록한다.

★ 일주일 동안의 평균 걸음수를 기록한다.

★ 다음의 테스트를 반복하고 결과를 기록한다.

팔굽혀펴기 _______________

윗몸일으키기 _______________

주먹쥐기 _______________

심폐지구력 테스트 _______________

다리 들어올리기 _______________

시력 검사 _______________

균형감각 검사 _______________

일주일에 두세 번은

내몸 운동을 한다. 특히 근력강화운동은 내몸을 단련시키고 근육량을 유지할 수 있도록 도와준다. 또한 적정체중을 유지하고 유연성과 근력을 강화해 젊고 활동적으로 살도록 해준다.

일주일에 세 번은

내몸 기공체조나 명상-이완 훈련을 한다. 둘 다 몸과 마음의 균형을 이루는 데 도움이 된다. 취향에 따라 원하는 대로 재구성해도 된다. 내몸 기공체조는 일주일에 이틀 이상, 명상-이완 훈련은 적어도 일주일에 하루 이상은 시행해야 한다.

한 달에 한 번은

395~398쪽에 나와 있는 첫째 날의 자기평가질문을 해본다. 이것은 자신의 행복과 스트레스 정도를 측정하는 질문이다.

그래도 어떻게 해야 할지 모르겠다면

내몸 건강수명 늘리기 계획의 첫째 날을 다시 실행한 다음 관심 있는 부분만 하면 된다. 힘이 다 빠지고 의욕을 잃었다면 칼로리 제한 내몸 다이어트와 자기평가만 해도 된다.

17

내몸 젊음유지 프로그램

잡역부든 수리공이든 무언가 일을 처리하는 사람은 모두 도구를 사용한다. 심지어 컴퓨터 프로그램도 맞춤법검사기 같은 도구를 갖고 있다. 어떤 이유에서든 도구는 모두 같은 목적, 즉 내몸이 최종 목표를 성취할 수 있도록 돕기 위해 만들어진 것이다.

물론 내몸 젊음유지 프로그램에는 포장용 테이프나 반창고 같은 것은 없지만, 풍요롭고 활기 넘치는 백 살의 삶에 도달하기 위해 언제든 꺼내 쓸 수 있는 정보가 들어 있다. 그런 의미에서 이 책의 곳곳에 소개한 여러 가지 방법은 물론, 지금부터 설명할 내몸 젊음유지 프로그램은 건강수명 늘리기 계획에서 매우 중요한 요소이다. 이것을 따라 해보고 애용할수록 내몸은 더 오래 살 수 있다.

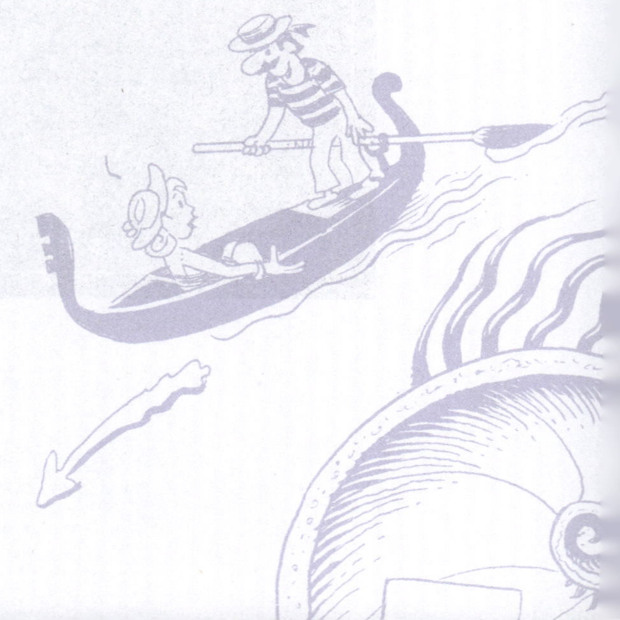

건강검진

이 책의 목적은 자신을 돌보는 방법을 결정할 때 필요한 정보를 제공하고 교육하는 데 있다. 그렇다고 슈퍼모델에게 케이크를 피하라고 하거나 흔히 하는 것처럼 '의사와 상의하세요'라는 말을 할 생각은 없다.

내몸 젊음유지 프로그램 1은 예방접종과 신체 및 세포의 변화를 파악하기 위해 정기적으로 해야 할 건강검진에 대한 것이다. 검사 자체가 내 몸을 건강하게 해주는 것은 아니지만, 검사를 하면 건강하게 살기 위한 선택을 할 수 있다. 먼 옛날 어부들이 별을 보고 목적지를 찾아갔듯 검사가 건강한 삶으로 인도하는 별의 역할을 하기 때문이다.

예방접종

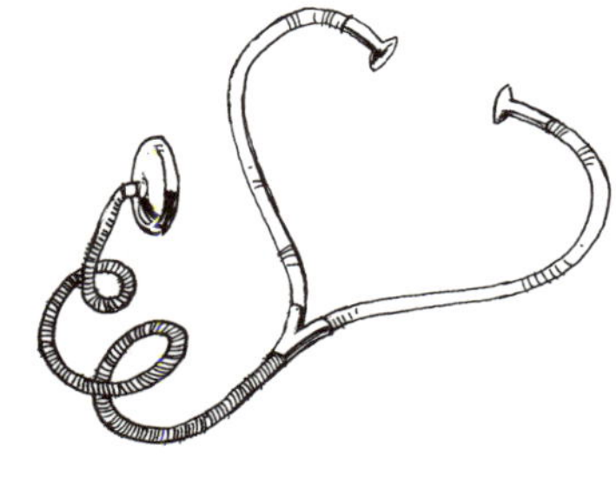

1. **파상풍 백신** | 10년마다 한 번씩 맞는다. 노인이나 만성질환이 있는 사람, 위생이 취약한 지역으로 여행하는 사람에게 특히 필요하다.

2. **폐구균, 폐렴 예방접종** | 예순다섯 살 이상의 노인, 만성 질환이 있는 사람, 면역이 약해진 사람에게 권장된다. 필요에 따라 5년 후 재접종할 수도 있다. 폐구균, 폐렴 예방접종의 목적은

성인에게서 가장 흔한 세균성 폐렴의 원인을 예방하는 데 있다

3. **인플루엔자(독감 예방접종)** │ 어린이와 노인, 임산부, 만성질환자, 또는 이들과 함께 사는 사람들에게 매년 접종하는 것이 권장된다.

4. **인유두종 바이러스 예방접종(지궁경부암 백신)** │ 스물여섯 살까지의 여성은 결혼 유무와 관계없이 3차 접종까지 받는 것이 좋다.

5. **B형 간염 예방접종** │ 혈액검사상 항체가 없으면 나이에 관계없이 접종한다.

기본적으로 해야 할 건강검진 항목

1. **키와 허리둘레, 몸무게, 체질량지수** │ 매년. 내몸 건강수명 늘리기 계획에서 매주 허리둘레를 재라고 했지만, 주치의도 이 기록을 갖고 있어야 한다.

2. **혈압** │ 매년.

3. **콜레스테롤과 중성지방** │ 적어도 5년에 한 번씩은 해야 하며 나이가 많은 남성은 더 자주 받아야 한다.

4. **갑상선자극호르몬** │ 서른다섯 살부터 2년마다 검사를 받는다.

5. **의사의 진찰** │ 매년.

6. **골밀도검사** │ 폐경이 찾아왔을 때 시행한다. 정상이면 5년마다 한다.

7. **눈검사** │ 안과의사에게 2년마다 진찰을 받는다.

8. **청력검사** │ 예순다섯 살부터 매년.

9. **구강검사** │ 치과의사에게 적어도 매년.

암 검진

1. **위** | 서른다섯 살 이상에서는 매년 위투시 또는 위내시경을 통해 조기 위암검사를 받는다. 위투시 2회에 위내시경 1회를 반복하는 것이 두 가지 검사를 상호 보완하는 좋은 방법이다.

2. **간** | 남성은 서른 살, 여성은 마흔 살 이상에서 B형 또는 C형 간염 바이러스 보균자이거나 어떤 원인에서든 만성간질환을 앓고 있는 사람은 6개월마다 혈액 알파태아단백AFP 검사와 복부초음파검사를 받는다.

3. **대장** | 마흔 살부터 5~10년마다 S결장경, 대장촬영, 대장내시경, 대장 CT 등을 통해 대장암검사를 받는다.

4. **자궁경부** | 스물한 살부터 또는 성관계 시작 3년 후부터 매년 자궁경부 도말검사를 받는다. 자궁이 없는 여성의 경우에도 난소암이나 질암이 생길 수 있으므로 골반 진찰을 받아야 한다.

5. **유방** | 매달 자가검진을 하고 1년에 한 번은 의사에게 진찰을 받는다. 서른 살 이상은 1~2년마다 받는다. 유방조직이 치밀한 한국 여성의 경우에는 유방초음파검사가 함께 시행된다.

6. **갑상선** | 스무 살 이상부터 2년마다 갑상선초음파검사를 받는다. 크기가 크거나 형태상 의심이 되는 결절이 있으면 세포검사를 받게 된다.

7. **전립선** | 쉰 살부터 매년 직장수지검사를 받는다. 또한 매년 전립선특이항원PSA 을 검사해 변화를 관찰한다. 시간에 따른 전립선특이항원 수치 변화가 절대적인 수치보다 더 중요하다.

노화검사

　이 책에 나와 있는 대부분의 자가테스트는 집에서 편하게, 몰래 숨어서 해볼 수 있다는 장점이 있다. 하지만 내몸이 어떻게 늙어가고 있는지 알고 싶다면 혈액검사를 해보는 것이 좋다. 그렇다고 내몸을 방사선탄소연대측정으로 얼마나 노화되었는지 알아보는 것은 아니고, 단지 내몸이 어떻게 작동하고 있는지 평가하는 기초적인 검사일 뿐이다. 혈액검사는 단 한 번 적은 양의 피를 뽑는 것으로 수십 가지 검사를 할 수 있으며, 내몸이 얼마나 건강하게 늙어가고 있는지를 가르쳐준다.

　검사 결과 몇 가지가 정상범위에서 벗어난다고 놀랄 일은 아니며 주치의로부터 전체 결과에 대한 내용을 구체적으로 듣는 것이 좋다. 이런 검사는 내몸의 내분비기능, 대사관련 검사, 심혈관상태, 비타민 및 미네랄 수치, 염증상태, 텔로미어 길이 등을 살펴보는 것이다.

✳ **검사 항목** ✳

내분비기능 및 대사	
아디포넥틴	인슐린유사성장인자-1
생체이용가능 테스토스테론	황체호르몬
코르티솔	부갑상선호르몬
디히드로에피안드로스테론(DHEA)	프로게스테론
에스트라디올(estradiol)	성호르몬결합글로불린

난포자극호르몬	총 테스토스테론
성장호르몬	갑상선자극호르몬
심혈관계	
전체 콜레스테롤	저밀도지질단백질(LDL)
고밀도지질단백질(HDL)	중성지방
간과 신장, 근육의 기능	
알라닌아미노전이효소(ALT)	크레아티닌
알부민	감마글루타밀전이효소
알칼리성인산분해효소(ALP)	글로불린
아스파라긴산아미노전이효소(AST)	젖산탈수소화효소(LDH)
전체 빌리루빈	총 단백질
혈액요소질소(BUN)	요산
전체 크레아틴키나제(CK)	
영양과 비타민, 무기질	
칼슘	인
이산화탄소	칼륨
염화물(chloride)	셀렌
페리틴	비타민 B_{12}
엽산	비타민 D
포도당	아연
호모시스테인	
마그네슘	
염증	
C-반응성단백질(CRP)	인터루킨-8
인터루킨-6	종양괴사인자-알파
전혈구검사	
호염구	평균적혈구용적
호산구	단핵구
적혈구용적률	중성구
혈색소	혈소판수
림프구	적혈구수
평균적혈구혈색소량	적혈구분포폭
평균적혈구혈색소농도	백혈구수
텔로미어 길이	
형광접합검사	

내분비기능 및 대사

내분비계는 몸의 각 기관에서 혈액으로 분비되어 내몸을 여행하는 물질인 호르몬을 생산한다. 호르몬은 적절한 양이 분비되면 젊음을 유지하는 데 도움을 주는 내몸의 비료와 같은 존재다. 적정량의 호르몬은 머리카락과 피부, 에너지시스템이 일을 잘하도록 도와주는 것이다. 이런 호르몬의 수치는 나이가 들면서 증가 또는 감소하기도 하고 변화 없이 유지되기도 한다.

감소하는 호르몬에는 성장호르몬과 인슐린유사성장인자-1, 에스트라디올, 테스토스테론 전체 또는 생체이용 가능, 코르티솔, DHEA, 프로게스테론, 렙틴 등이 있다. 증가하는 호르몬은 난포자극호르몬과 황체호르몬, 성호르몬결합글로불린, 그리고 아디포넥틴 등이다. 변화가 없거나 약간 감소하는 것으로 생각되는 호르몬에는 갑상선자극호르몬, 부갑상선호르몬, 부신피질자극호르몬 등이 있다.

- **아디포넥틴** 대사활동에 영향을 주는 지방세포에서 생산된다. 일반적으로 지방조직이 증가하면 이 호르몬 수치는 감소한다. 따라서 비만환자는 수치가 낮고 마른 환자는 수치가 정상이거나 높다. 아디포넥틴은 혈관세포에서 항염증작용을 한다.
- **생체이용가능 테스토스테론** 내몸이 즉시 이용할 수 있는 남성호르몬을 말한다. 매년 2~3퍼센트씩 감소한다.
- **코르티솔** 부신에서 만들어지는 호르몬으로 스트레스로 인해 증가한다. 코르티솔은 감염과 염증, 지방분포 등 수많은 생체계를 조절한다.
- **DHEA-S** 남성과 여성의 부신에서 생성되며 에스트로겐과 성호르몬인 안드로겐으로 변환된다. 나이가 들수록 감소하기 때문에 보

충이 필요하다.

- **에스트라디올** • 에스트로겐 호르몬으로 여성의 폐경 후나 남성이 나이가 들면서 감소한다.

- **난포자극호르몬** • 뇌하수체에서 생산돼 남성과 여성의 생식기능을 조절하는 호르몬이다. 여성에게서는 난포의 성장과 월경주기 전반기 동안 에스트라디올 생산을 자극하며 폐경 후에 그 수치가 증가한다. 남성에게서는 정자와 정액의 생산을 자극한다.

- **성장호르몬** • 소아의 성장을 촉진하며 성인의 경우 몸의 조직과 기관을 유지하는 역할을 한다. 성장호르몬 수치의 상승은 뼈 두께를 증가시킨다. 쉰 살 무렵부터 수치가 감소하기 시작한다.

- **인슐린유사성장인자-1** • 성장호르몬은 이 호르몬을 통해 내몸에 작용하며 근육, 뼈, 연골 등 다양한 세포의 성장을 자극한다. IGF-1의 수치는 마치 시력과 액션 영화에 대한 흥미가 감소하듯 나이가 들수록 지속적으로 줄어든다.

- **황체호르몬** • 뇌하수체에서 분비된다. 여성에게서는 배란을 유도하며 난소가 에스트로겐과 프로게스테론을 생산하도록 자극하고, 남성에게서는 고환에서 테스토스테론을 생산하도록 자극한다. 폐경 후에 증가한다.

- **부갑상선호르몬** • 부갑상선에서 만들어져 칼슘 수치를 조절한다. 나이가 들어도 호르몬 수치는 안정적으로 유지된다.

- **프로게스테론** • 자궁과 유방의 적절한 발달과 기능을 위한 필수 호르몬이다. 여성의 가임기 동안에는 증가하며 폐경 후에는 감소한다.

- **성호르몬결합글로불린** • 성호르몬과 결합해 혈액을 타고 이동시키는 역할을 한다. 마흔 살 후에는 매년 약 1.6퍼센트의 비율로 증가하기 시작해 내몸에 실제로 작용하는 성호르몬의 양을 감소시킨다.

- **전체 테스토스테론** ● 혈중에 있는 모든 테스토스테론을 말한다. 일부는 다른 것에 단단히 달라붙어 기능할 수 없으며, 일부는 다른 것에 달라붙지 않고 즉각 이용할 수 있는 상태로 존재한다. 테스토스테론은 일차적인 남성호르몬으로 서른 살 경부터 남성의 전체 테스토스테론은 감소하기 시작한다. 여성은 남성의 5~10퍼센트만 갖고 있다.
- **갑상선자극호르몬** ● 뇌하수체에서 분비되어 갑상선에서 갑상선호르몬을 생산하도록 자극한다. 이 수치가 상승해 있다면 갑상선이 제대로 작동하지 않는 것이므로 조치가 필요하다.

심혈관계

- **전체 콜레스테롤** ● 신체와 음식에서 생겨나는 지방 유사물질로 일부 호르몬과 비타민 D 생성 과정에서 중요한 역할을 하며 세포막의 일부를 구성한다. 전체라는 의미는 좋은 콜레스테롤HDL과 나쁜 콜레스테롤LDL, 그밖에 다른 콜레스테롤VLDL 등을 포함한다는 뜻이다.
- **고밀도지질단백질** ● 콜레스테롤을 조직에서 간으로 운반하는 단백질로 콜레스테롤이 간에서 분해되어 몸 밖으로 배출되도록 한다. 높은 활성 HDL 수치는 내몸을 보호하는 기능을 한다.
- **저밀도지질단백질** ● 콜레스테롤을 조직으로 운반하는 단백질로, 높은 LDL 수치는 심혈관계질환의 위험인자이다.
- **중성지방** ● 간에서 만들어지는 지방의 일종으로 대개 당분으로 만들어져 내몸의 지방조직에 축적된다. 높은 수치는 동맥경화와 심혈관질환의 위험인자이다.

간과 신장, 근육의 기능

- **알라닌아미노전이효소** • 간 기능을 반영하며 대개 다른 검사와 함께 시행한다.

- **알부민** • 간에서 생성되는 단백질로 간의 합성기능을 반영한다. 소변으로 알부민이 빠져나가는 신장질환이나 영양실조, 저단백 식이, 또는 간질환의 경우에 감소한다.

- **알칼리성인산분해효소** • 간, 담관, 태반, 뼈 등의 조직에서 혈중으로 분비된다. 따라서 간이나 담관, 뼈가 손상되면 수치가 상승한다.

- **아스파라긴산아미노전이효소** • 간, 근육, 심장조직에서 합성되는 효소로 심장마비 이후 간, 근육질환이 있는 경우 수치가 상승한다.

- **전체 빌리루빈** • 적혈구 내의 산소를 운반하는 물질인 혈색소의 분해산물로 노란색을 띤다. 간질환이나 담석 등에 의한 담관 폐쇄의 경우에 수치가 상승한다.

- **혈액요소질소** • 질소 함유 물질인 단백질 분해를 반영하며 신장을 통해 제거된다. 신장질환이나 심부전, 탈수 같은 신장으로의 혈류 감소 또는 위장관 출혈 등의 경우에 상승한다. 간부전이나 영양실조, 단백동화스테로이드 복용의 경우에는 감소한다.

- **전체 크레아틴키나제** • 골격근이나 심장근육이 손상되었을 때 상당량 증가하는 효소이다.

- **크레아티닌** • 근육대사를 통해 생성되는 단백질 부산물로써 신장으로 배설된다. 근육량에 따라 일정 비율로 분비되기 때문에 이것의 혈중 농도는 신장 기능의 좋은 지표이다. 나이가 들수록 점점 증가하며 근육이 손상되면 일시적으로 증가할 수 있다.

- **감마글루타밀전이효소** • 간 손상의 경우에 상승하는 간 효소이다.

- **글로불린** ● 간이나 면역계에 의해 생성되는 단백질이다. 항체들을 끌어 모아 감염과 싸우는 데 중요한 역할을 한다. 신장이나 간질환, 자가면역성질환, 감염, 암, 만성염증 등에서 상승할 수 있으며 면역계 기능 이상이나 영양실조, 간이나 신장질환, 혈액질환 등에서는 감소한다.

- **젖산탈수소화효소** ● 세포에서 에너지를 생산하는 데 중요한 기능을 하며 심장마비나 간질환 등에서 비정상적으로 상승할 수 있다.

- **전체 단백질** ● 영양상태, 간 합성기능, 신증후군, 흡수장애, 암 등을 평가하는 데 이용되며 탈수, 구토, 설사를 할 때 상승한다. 신증후군이나 염분저류증후군 salt retention syndrome, 심한 화상, 심한 출혈, 임신, 위장관 흡수장애, 심각한 단백질 섭취장애의 경우에 감소한다.

- **요산** ● 요산은 혈중에서 매우 강한 항산화작용을 하며 세포의 과다 분해나 신장의 요산 배출에 문제가 있을 때 과잉생산 된다. 통풍이나 신장질환, 탈수, 이뇨제 사용, 알코올 중독, 납 중독, 림프종, 백혈병, 감염성 단핵구증, 급성 염증기, 산증, 부갑상선 기능항진증, 갑상선 기능저하증, 유육종증, 화학요법, 방사선 요법 등에서 수치가 상승할 수 있다.

영양과 비타민, 무기질

- **칼슘** ● 뼈, 근육수축, 심장활동, 신경계 유지, 혈액응고에 중요한 구성물이다.

- **이산화탄소** ● 혈액의 산도와 전해질 또는 산-염기 불균형을 측정하는 데 이용된다.

- **염화물** • 수분 분포와 전반적인 세포 기능에 중요한 무기질이다.

- **페리틴** • 신체의 철분 저장을 반영하는 민감한 지표이다.

- **엽산** • 비타민 B_9으로 불리는 엽산은 DNA 복제를 위한 타이미딘 thymidine을 생산하는 데 관여한다. 엽산 결핍은 호모시스테인 수치를 상승시키고 심장질환이나 뇌졸중의 위험성을 높인다.

- **포도당** • 혈중 당분.

- **호모시스테인** • 심혈관질환과 뇌졸중에서 상승하는 아미노산이다. 식이요법이나 유전적 요인의 영향을 받을 수 있으며 엽산과 비타민 B_6, 비타민 B_{12}는 호모시스테인 수치에 큰 영향을 준다.

- **마그네슘** • 칼슘이 변비를 일으키는 것을 막아주고 심장리듬을 안정화시키는 역할을 한다. 또한 몸에 동력을 공급하는 에너지원인 아데노신3인산 ATP 인산화에 관여하며 거의 모든 대사과정에서 핵심적인 역할을 한다.

- **인** • 내몸 전반에 퍼져 있는 무기질로 대부분 뼈 안의 칼슘과 결합되어 있다. 인은 대사과정에서 매우 중요하다.

- **칼륨** • 내몸에서 엄격하게 수치를 조절하는 전해질로 특히 이뇨제를 복용할 때 주의해야 한다. 신경, 근육, 심장조직의 전기전도에 중요한 역할을 한다. 부신종양이나 당뇨, 신부전, 심부전, 위장관 출혈이 발생하면 수치가 올라갈 수 있다. 잦은 구토나 설사가 발생하면 수치가 낮아진다.

- **셀렌** • 미량원소로 글루타티온페록시다제 GPx, 타이오레독신 환원효소 같은 활성 항산화효소의 생산에 관여한다. 낮은 셀렌 수치와 암과의 관계도 보고되고 있다.

- **비타민 B_{12}** • 신체대사, 적혈구 형성, 중추신경계 유지에 중요하다. 흡수능력이 떨어지거나 육식을 하지 않는 엄격한 채식주의자에게서

비타민 B$_{12}$ 부족이 일어날 수 있다.

- **비타민 D 복합체** • 햇볕을 쬐면 피부에서 활성 비타민 D가 생산되는데 이는 칼슘, 뼈, 관절에 중요한 역할을 한다. 또한 면역체계의 항암능력을 증진시켜 암을 예방한다.
- **아연** • 뼈와 치아, 머리카락, 고환, 간, 근육에 존재하는 미량원소이다. 특정 효소들의 활성체이며 DNA와 RNA, 단백질 합성을 촉진한다.

염증

내몸에 면역체계와 염증반응이 없으면 태어나자마자 무수한 감염원에 둘러싸여 바로 죽을 것이다. 사이토카인은 감염물질이 내몸에 침투해 충돌이 일어날 때 연락책 역할을 하는 단백질이다. 이들은 면역시스템에게 특정 물질을 격퇴할 수 있는 면역세포를 더 많이 생산하라고 전하기도 하며, 문제가 해결됐으니 면역반응을 중지해도 된다고 신호를 보내기도 한다. 또한 사이토카인은 염증 부위에서 분비되어 상처 치유과정에 참여하는 세포들의 모집을 촉진한다. 이런 사이토카인 수치는 노화에 영향을 주는데, 어떤 종류는 염증 전 단계에 작용하고 또 어떤 종류는 염증단계에 작용한다. 건강을 오래 유지하는 것은 이들 사이토카인이 얼마나 균형적으로 유지되느냐에 달려 있다.

- **C-반응성단백질** • 간에서 만들어지는 단백질로 염증이 있거나 급성 또는 만성감염이 있으면 현저하게 상승한다. 또한 C-반응성단백질은 염증의 지표로써 심혈관계 위험도의 중요한 예견인자이기도 하다.

수치가 3~10μg/ml이면 동맥경화에 의한 염증반응을 의미하고 10μg/ml 이상이면 관절염이나 다른 감염상태에서 일어날 수 있는 염증반응을 의미한다. 흔한 원인은 잇몸염증, 질염, 전립선염이다.

- **인터루킨-6** • 외상에 대한 면역반응을 자극하는 역할을 하며 심혈관질환과 높은 연관성이 있다. 노화는 IL-6 경도의 상승과 관련이 있다.
- **인터루킨-8** • 다양한 염증반응에 관여하며 특히 건선과 류머티즘성 관절염에서 중요한 역할을 한다. 나이가 들어감에 따라 IL-8 수치도 증가한다.
- **종양괴사인자-알파** • 여러 백혈구에서 만들어지며 나이가 들수록 증가한다.

전혈구검사

- **호염구** • 백혈구의 일종으로 전체 백혈구의 0~2퍼센트를 차지한다. 알레르기나 점액부종, 기생충 감염, 그리고 백혈병이나 호지킨병 같은 골수기능의 변화가 있을 때 수치가 상승한다. 스테로이드 복용과 알레르기반응, 급성감염이 있을 때는 수치가 감소한다.
- **호산구** • 백혈구의 일종으로 알레르기나 기생충 감염이 있을 때 가장 흔히 상승하며 습진, 백혈병, 그리고 류머티즘성 관절염 같은 자가면역질환에서도 상승한다. 반대로 스테로이드를 복용하고 있거나 고름이 있는 감염, 알코올중독이 있을 때 수치가 감소한다. 호산구는 세균감염 및 바이러스감염에는 반응하지 않는다.
- **적혈구용적률** • 전체 혈액에서 차지하는 적혈구의 비율을 의미한다. 적혈구의 수치뿐 아니라 크기도 반영하며 부피의 백분율로 표현한

다. 빈혈이나 실혈失血, 골수부전, 적혈구 파괴, 영양실조, 특정 영양소 부족이 있으면 수치가 낮아지고 탈수와 그 외에 몇몇 상태에서 수치가 높게 나타난다.

- **혈색소** • 철분을 함유하는 단백질로 적혈구가 폐에서 다른 신체조직으로 산소를 운반할 수 있도록 한다.

- **림프구** • 백혈구의 일종으로 몸속에 이물질과 세균, 바이러스 침투를 인식해 이에 맞서 싸울 항체를 만들어낸다. 림프구는 골수에서 생산돼 T림프세포와 B림프세포로 나뉘는데, 다양한 질병상태와 복용약이 림프구 수치를 올리거나 낮출 수 있다.

- **평균적혈구혈색소량** • 각각의 적혈구가 운반하는 혈색소의 양을 계산한 것이다. 혈색소는 산소를 옮기는 철분결합형 단백질이며, 평균적혈구혈색소량 수치는 출혈이 있거나 빈혈이 있으면 낮아질 수 있다.

- **평균적혈구혈색소농도** • 주어진 적혈구 수치에 포함된 혈색소 농도를 의미한다.

- **평균적혈구용적** • 각각의 적혈구가 차지하는 평균 용적을 의미하며 간질환과 알코올 남용, 갑상선기능 저하증, 망상적혈구 증가증, 골수형성 부전, 비타민 B_{12}나 엽산 부족, 골수섬유증 등이 있으면 수치가 증가한다. 평균적혈구용적 수치가 낮은 경우는 납중독이나 만성신부전증, 혈색소병증, 특정 빈혈에서 나타날 수 있다.

- **단핵구** • 백혈구의 일종으로 이물질에 대한 면역반응에 관여한다. 만성감염이나 염증성 장질환, 백혈병 및 특정 암에서 종종 증가하며 스테로이드를 복용하는 사람에게서는 감소하기도 한다. 단핵구는 괴사조직을 제거하는 역할을 하며 전체 백혈구의 3~11퍼센트를 차지한다.

- **중성구** • 백혈구의 일종으로 세균이나 다른 감염, 조직손상, 염증,

암처럼 골수에서 혈구를 과잉생산하는 질환에서 증가한다.

- **혈소판수 ·** 혈액 속에 존재하는 혈소판수를 나타낸다.
- **적혈구수 ·** 혈액 속에 존재하는 적혈구수를 의미한다.
- **적혈구분포폭 ·** 적혈구 크기의 분포도를 의미한다.
- **백혈구수 ·** 백혈구는 주로 감염이 되었을 때 대항하는 역할을 하는 세포지만 알레르기 원인물질 같은 외부물질과 악성종양 같은 조직에 반응하는 면역시스템에도 관여한다. 백혈구수는 혈액 속에 존재하는 전체 백혈구를 나타내며 감염이나 외상, 염증이 있을 때 전형적으로 증가한다. 항암 방사선 치료나 화학요법 후 생길 수 있는 골수부전, 매우 심한 감염, 세포파괴를 일으키는 물질약, 금속, 독 등이 있으면 감소할 수 있다.

텔로미어 길이

염색체를 구성하는 DNA의 긴 가닥의 끝은 운동화 끈 끝부분을 싸고 있는 플라스틱처럼, 가닥이 풀리지 않도록 반복되는 DNA의 단편들로 이루어져 있다. 이런 단편은 세포가 분열될 때마다 점차 짧아져 각 세포의 수명을 조절한다. 이 DNA 가닥은 내몸이 나이 들거나 주요 스트레스인자의 자극을 받을수록 더 짧아지는 경향이 있다. 흡연 역시 텔로미어의 길이를 짧게 만든다. 하지만 명상과 운동은 스트레스에 대한 반응을 바꿔 이런 손실을 복구하는 것으로 알려져 있다.

심호흡과 명상

심호흡과 명상은 미주신경을 통해 위장과 내몸에서 뇌로 가는 메시지를 변화시킬 수 있다. 미주신경을 제어하면 기억력을 높이고 면역력을 증가시키는 등 내몸에 많은 도움을 줄 수 있는 것이다. 시간을 쪼개 매일 심호흡과 명상을 해보라. 취침하기 전이나 스트레스를 조절하고자 할 때가 적기다.

● **심호흡** ● 바닥에 편안하게 누워 한 손은 배에, 다른 한 손은 가슴에 얹는다. 5초 이상 걸리게 천천히 숨을 들이쉬며 폐에 공기가 차는 것을 상상한다〈그림 17.1〉. 이때 횡격막이 가슴을 아래로 당기고 배꼽은 등뼈로부터 멀어지면서 폐가 부풀게 된다. 가슴이 넓어지면서 올라가기도 한다. 폐가 꽉 차게 느껴지고 명치가 약간 불편해지면 7초 이상에 걸쳐 천천히 내쉰다. 공기를 다 내보내기 위해 배꼽을 등뼈에 붙인다.

● **명상** ● 명상의 목적은 모든 생각을 지우는 것으로 그 첫 단계는 침묵이다. 하루에 5분씩 침묵 시간을 가져도 두통은 해결될 수 있다. '생각 중지', '주여' 또

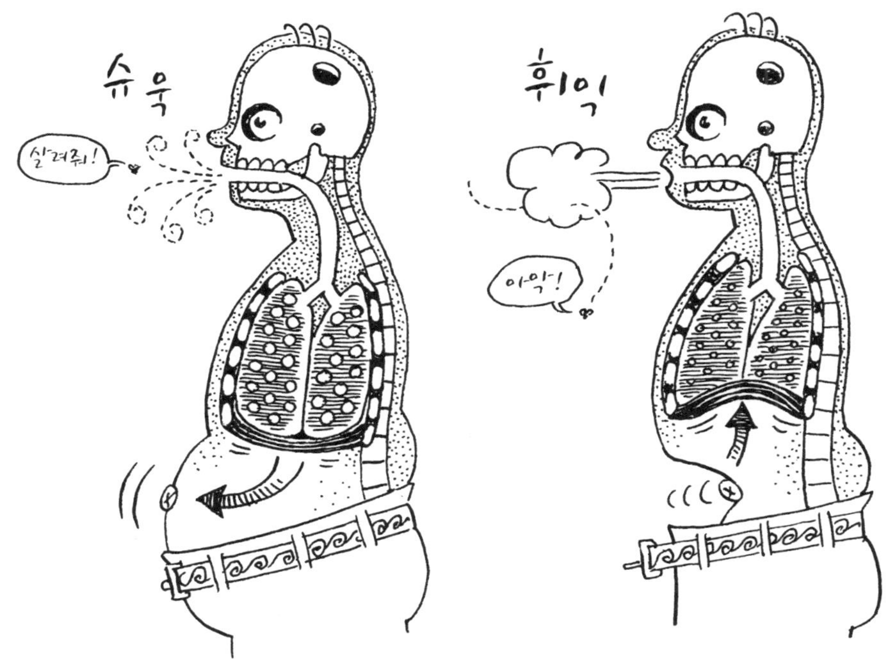

[그림 17.1] 요가 호흡

심호흡은 폐 밑에 있는 횡격막을 이용해 공기를 빨아들인다. 숨을 들이쉴 때는 배가 나오고 숨을 내쉴
때는 횡격막이 피스톤처럼 공기를 밀어올리기 때문에 배꼽이 등뼈에 붙는다.

는 ‘나무아미타불’ 등 짧은 단어를 반복적으로 외우는 것도 생각을
지우고 명상을 돕는 좋은 방법이다. 한 단어에 집중하면 머리에서 끊
임없이 일어나는 생각을 분산시키는 데 도움이 된다.

스트레스 조절

스트레스에 대한 생각은 두 가지로 나타난다. 하나는 거품목욕 등으로 쉽게 제거할 수 있다는 것이고, 다른 하나는 어깨에 무거운 짐을 진 것처럼 스트레스와 평생 함께 살아야 한다는 것이다. 사실 '스트레스 조절'이란 스트레스를 제거하는 것이 아니다. 스트레스는 내몸에 좋은 것일 수도 있기 때문이다. 스트레스 조절은 삶이 내몸에 던진 것에 가장 잘 대처하도록 내몸과 감정을 제어하는 것을 의미한다. 물론 스트레스는 감정, 신체, 행동의 복합체이긴 하지만 정상적인 삶에서 벗어나거나 아이스크림 속으로 빠져들 필요는 없다. 여기서 걱정과 근심이 내몸에 부담을 주지 않게 하는 몇 가지 방법을 소개한다.

★ **스트레스의 원인을 파악한다** │ 몇 가지는 쉽게 드러나지만 대부분의 스트레스는 그 정체를 쉽게 밝히지 않는다. 아이들을 야단치는 것은 실제로는 아이들이 잘못해서가 아니라, 직장에서 부과된 추가 업무 때문일 수 있다. 스트레스를 조절하는 첫째 단계는 원인을 콕 집어내는 것이다.

★ **현재에 집중한다** │ 쉽진 않겠지만 과거와 미래는 버리고 현재에만 집중하는 것이 최선의 방법이다. 잘 살펴보면 걱정의 주요 원인은 과거와 미래이다. 이제부터 지금까지 무시했던 현재의 내몸과 마음에 집

중해 호흡, 내몸의 느낌, 감정 등을 느껴보라. 순간 집중력을 발휘하는 방법 중 하나가 내몸을 세밀하게 살피는 것이다. 내몸의 각 부분에 초점을 맞춰 이완하라는 얘기다.

- 편안하게 눕는다.
- 눈을 감고 내몸의 자세를 음미한다.
- 편안한 호흡을 생각하며 숨이 들어오고 나가는 것을 느껴본다.
- 발가락의 긴장, 저림, 차가움 등을 느껴본다.
- 발, 발뒤꿈치, 발목으로 옮겨가면서 느껴보고 다시 무릎, 허벅지, 골반으로 옮겨간다.
- 내몸의 각 부분을 아래에서 위로, 앞과 뒤를 모두 느껴 보고 인두, 턱, 혀, 얼굴, 눈썹에서 마무리한다.

★ **건강상태를 점검한다** │ 전반적인 건강상태, 수면, 식습관이 모두 적절하게 작동될 때 스트레스는 훨씬 조절하기가 쉽다. 예를 들어 잠을 잘 이루지 못하면 내몸은 더 많은 스트레스호르몬을 분비해 스트레스 손상효과를 더욱 크게 만든다. 그러므로 건강상태에 문제가 있는 것을 찾아 해결책을 모색해야 한다.

★ **내몸 운동, 매일 30분 걷기, 스트레칭, 요가를 하거나 아니면 그냥 일어나서 움직이기라도 한다** │ 활동과 운동은 최고의 스트레스 해소책 중 하나다.

★ **반대로 행동한다** │ 모든 감정에는 항상 그것에 동반되는 충동적인 행동이 있다. 두렵거나 불안감이 느껴지면 회피하고자 하는 마음이 생기고, 우울하거나 슬프면 침대에 누워 꼼짝하지 않게 된다. 또한 화가 나면 소리를 지르거나 야단을 친다. 불행히도 감정에 지배되는 이

런 행동은 그 감정을 더욱 증가시키고 만다. 그러
나 반대로 행동하면 감정은 오히려 감소된다.
누군가에게 화가 나면 야단을 치는 대신 그
의 편이 되어보라. 우울하면 자신을 꽁꽁 처
박아두는 대신 일부러 밖으로 나가보라. 분명
변화가 느껴질 것이다. 감정이 행동을 지배하는
것이 아니라 행동이 감정을 조절하도록 해야 한다.

★ **근육에 집중한다** │ 근육을 긴장시키고 이완함으로써 축적된 신체적
스트레스를 감소시킬 수 있다. 앉아서 또는 누워서 발 근육의 긴장
을 최대로 한 후에 이완한다. 한 번에 하나씩 신체의 다른 부분의 근
육도 순차적으로 긴장시키고 이완을 반복한다. 다리, 배, 목, 팔, 얼
굴, 머리 등의 순서로 하는 것이 좋다. 모두 마치면 몇 분간 안정을
취한다.

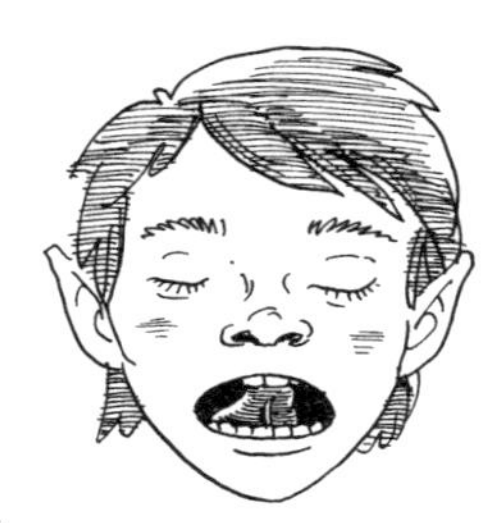

영양보충제

의사들이 많이 받는 질문 중 하나가 '어떤 영양제를 복용해야 하는가'
이다. 불행히 한 가지 제품으로는 필요한 모든 권장영양소를 보충할 수
없다. 가장 좋은 방법은 일상적인 식사를 통해 영양소를 섭취
하는 것이다. 그리고 어떤 이유로든 영양섭취가 불균형
을 이루는 사람은 보충제를 복용할 필요가 있
다. 영양보충제는 하루 두 번으로 나눠서
복용하는 것이 이상적이다.

비타민	일일 적정 권장량
A	2,500IU를 넘지 않는다.
B	B_1(티아민) 25mg B_2(리보플라빈) 25mg B_3(나이아신) 30mg 이상, 콜레스테롤 또는 중성지방이 높을 때는 증량 고려 B_5(판토텐산) 300mg B_6(피리독신) 4mg B_9(엽산) 400mcg B_{12}(시아노코발라민) 800mcg 비오틴 300mcg
C	800mg, 스타틴계 약물 복용 시 50mg 하루 2회
D	60세 이전 800IU, 60세 이후 1,000IU

영양 요소	일일 적정 권장량
비타민 E	혼합 토코페롤 400IU , 스타틴계 약물 복용 시 100IU
비타민 K	평상적인 식사로 충분히 섭취 가능
칼슘	총섭취량 여성 1,600mg, 남성 1,200mg
마그네슘	400mg
셀렌	200mcg
아연	15mg
칼륨	균형식과 과일이면 충분

동맥경화와 기억력이 걱정되면 항염·항산화 비타민인 비타민 E와 비타민 C, 호모시스테인을 낮추는 엽산과 비타민 B_{12}, 그리고 비타민 D, 마그네슘, 칼슘, 루테인, 라이코펜 등을 복용한다. 골다공증, 관절염, 면역계의 노화가 걱정이라면 칼슘, 마그네슘, 셀렌, 라이코펜, 비타민 B_6, 비타민 B_{12}, 비타민 D를 복용한다. 그 외에도 주치의와 상의해 다음을 고려해볼 수 있다.

영양 요소	일일 적정 권장량
코엔자임Q10	200mg 스타틴계 약물 복용 시나 60세 이후
아스피린	162mg을 따뜻한 물과 함께(주치의와 상의 후)
커피 / 녹차	각각 2컵 이상
알파-리포산	200mg
프로비오틱스	20억 마리의 유익한 장내세균

환경위험 없애기

환경위험이라고 하면 독극물 삼키기, 배기관 매연, 머리를 전자오븐에 넣기 등 극단적인 것만 생각하기 쉽지만 사실 평범한 상황에서도 환경위험은 충분히 발생할 수 있다. 이때 중요한 것은 얼마나 심각한 위험에 얼마나 오랫동안 노출이 되었는가 하는 것이다.

평생에 걸쳐 혹시라도 위험할 수 있는 많은 물질에 노출될 소지가 있다면 좀 더 주의를 기울여야 한다. 안전하다고 팔리는 물건이나 식품 중에서도 그 안전성이 확고하게 검증되지 않은 것도 있다. 다음과 같이 하나하나 챙겨보자.

★ **집에 돌아온 후** | 집에 들어오자마자 손을 씻는다.

★ **부엌** | 적은 양이라도 음식에 스며들 수 있으므로 플라스틱은 전자오븐에 넣지 않는다. 대신 도기, 유리, 종이 등을 사용한다.

★ **설거지를 할 때는 수세미가 아닌 행주를 사용한다** | 행주는 적어도 일주일에 한 번 소독세탁을 한다.

★ **깡통을 딴 후에는 음식을 깡통에 보관하지 않는다** | 에폭시수지와 알루미늄에 노출되어 음식 맛이 변하는 것은 물론, 환경호르몬인 비스페놀 A가 깡통 안 덧입힌 부분에서 스며 나올 수도 있다.

★ **모든 세제는 높은 선반에 보관한다** | 아이들이 삼키면 식도를 상하게

할 수 있다.

★ **물** | 마시는 물은 정수를 해서 먹는다.

★ **식기세척기** | 세척기의 세척액은 인산, 염산, 노닐페놀에톡실레이트
NPE가 없는 제품을 사용한다. NPE는 성전환물질로 하천 등으로 흘러
들어갔을 때 물고기를 암컷화한다. 세척액은 미생물이 분해할 수 있
어야 하고 아이들에게 무해해서 혹시라도 삼켰을 때 문제가 없어야
한다.

★ **침실** | 진드기 퇴치 베개커버와 매트리스를 사용한다. 진드기가 베개
에 배설하는 배설물은 2년에 1킬로그램 정도나 되고 이것은 천식을
일으키거나 질병을 악화시킬 수 있다. 1마이크로미터 구멍의 베개
커버나 요를 사용해 진드기가 묻을 수 있는 미세먼지를 걸러내게 하
는 것도 좋다.

카펫이나 얼룩을 지우는 세탁제는 글리콜에테르glycol ether가 주종인
데, 이것이 흡입되거나 피부로 흡수되면 간과 콩팥에 손상을 일으키
는 것은 물론 혈액질환을 일으킬 수 있다. 그러므로 가급적 천연기
름, 알코올, 산소 기반 세탁제를 섞어 쓰는 것이 좋다.

★ **옷장** | 드라이클리닝으로 세탁한 옷을 받으면 비닐을 벗겨 안에 있던
화학물질을 제거하고 베란다 등에 놓아 냄새가 빠지게 한다. 드라이
클리닝은 최소화할수록 좋다. 특히 트리클로에틸렌이나 퍼클로에틸
렌을 사용하는 세탁소는 이용하지 않는다. 이들 화학물질은 콩팥과
신경에 손상을 입힐 뿐 아니라 암 발생과도 관련이 있기 때문에 세탁
소 주인은 물론 세탁된 옷을 입은 사람도 위험성이 있다.

나프탈렌이나 디클로로벤젠을 사용하는 좀약은 벌레만 죽이기에
는 너무 독한 물질이다. 벌레가 생기지 않도록 하는 게 목적이라면
삼나무 조각만으로도 충분하다.

★ **세척제** | 가정용 표백제는 대체로 염소와 암모니아를 함유하는데, 이들은 휘발되어 내몸과 환경을 오염시킨다. 만약 필요할 때 희석해서 사용하는 농축 세탁제를 쓴다면 사용량을 줄일 수 있다.

가급적 알코올, 과산화수소, 중탄산나트륨 등의 비독소 제품을 사용한다. 싱크대와 목욕통을 청소할 때는 베이킹소다탄산수소나트륨면 충분하다. 창과 거울은 스프레이로 식초를 뿌려서 닦으면 쉽게 닦을 수 있다.

★ **목욕탕** | 방향제를 사용하지 않는다. 이들 제품에는 좀약처럼 휘발성 화학물질이 들어 있기 때문이다. 수조에 담겼을 때 변기의 물을 파란색으로 바꾸는 세척제품도 사용하지 않는다. 이 물질은 오존과 결합해 독소가 될 수 있다.

★ **실내공기** | 실내 공기정화기의 필터는 헤파HEPA 형을 택한다. 필터는 최소한 1년에 한 번, 공기관은 3년에 한 번은 청소해야 한다. 관 속에 물질이 끼어 있으면 공기가 더 오염되므로 완벽하게 제거한다. 가습기도 정기적으로 점검하고 청소한다.

★ **창** | 창을 자주 열어 놓아 집안을 환기시킨다. 집안은 밖보다 오염물질과 먼지가 보통 3~4배나 더 많다. 환기하지 않으면 이런 물질이 쌓일 위험성은 더욱 커진다. 주택이 점점 밀폐화하고 집안에서 방향제를 쓰거나 집안 소독, 천 세탁 등에 보다 많은 화학물질이 이용되면서 실내공기의 질은 매우 나빠졌다. 좋은 향기라는 것도 사실은 더 독한 냄새를 감추기 위한 또 다른 화학물질일 뿐이다. 더욱 나쁜 소식은 사람들이 실내에서 보내는 시간이 늘고 있다는 사실이다. 최선의 방법은 가급적 창문을 자주 열어 새로운 공기가 실내로 들어오게 하는 것이다. 무더운 여름이든 추운 겨울이든 적어도 일주일에 한 번은 환기를 해야 한다.

★ **차** | 새 차의 냄새는 새로 구운 파이처럼 향기로울 수도 있지만 그것은 모두 화학물질이다. 새집증후군의 냄새를 빼듯 새 차의 냄새도 빼내야 한다.

★ **화학품** | 톨루엔이 들어 있는 페인트처럼 오래된 화학물질을 집에 보관하지 않는다. 필요할 때 구입해서 작업이 끝나면 보관하지 않고 없애버리는 것이 좋다.

★ **외식** | 불에 직접 탄 고기는 가급적 피한다. 직화는 발암물질의 하나인 PAH poly-aromatic hydrocarbons 의 발생을 촉진한다.

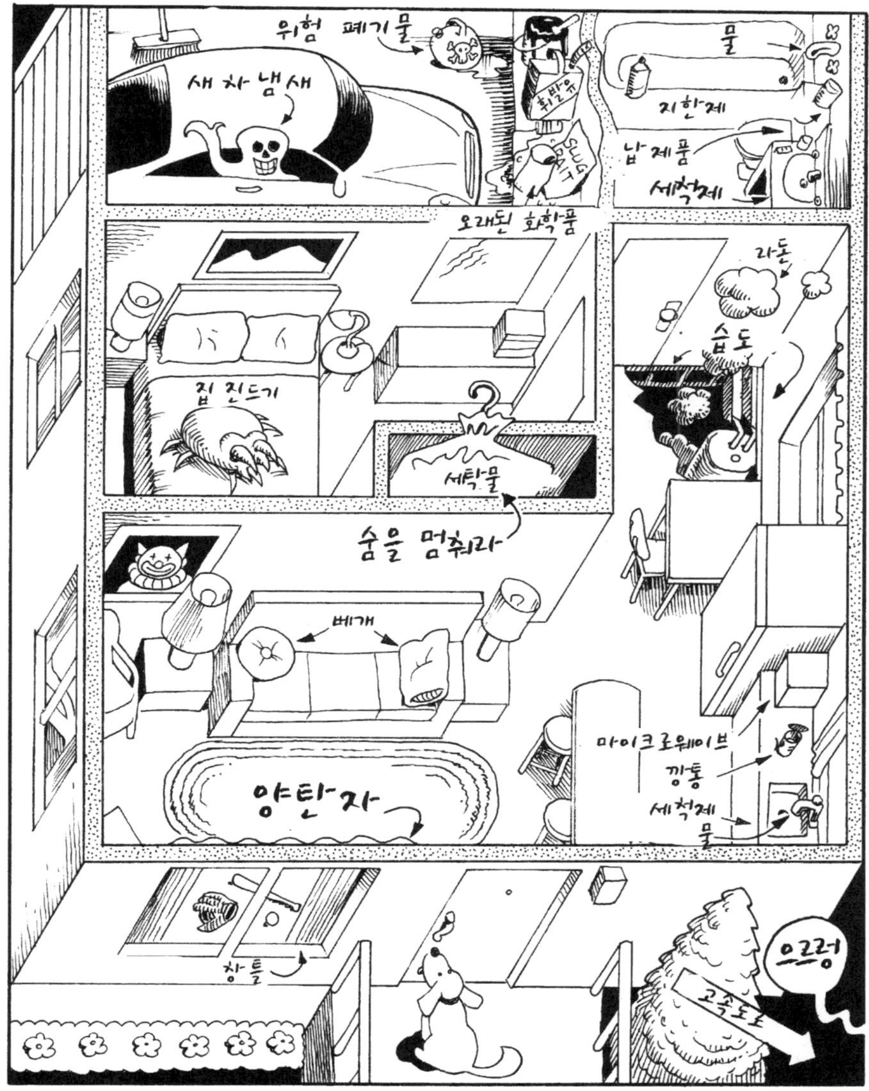

[**그림 17.2**] 환경위험 없애기 계획

물론 초보 누드모델처럼 당황하거나 현재 집을 부수고 초가집으로 이사하라는 것은 아니다. 하지만 모든 집에는 여러 가지 환경위험이 존재한다는 사실을 알아야 한다. 내몸이 잘못되는 것은 의사가 진단할 수 있지만, 내 집의 환경위험은 내가 진단해야 한다.

18

내몸
강하게 하기

사람들은 대개 남들에게 빨리 달린다거나 멋져 보인다는 말을 듣기 위해 운동을 한다. 그러나 운동의 더 큰 목적은 건강하게 오래 살기 위한 것이다. 여기서 제시하는 훈련방법은 바로 그 목적을 위해 만들어졌다.

첫 번째의 〈내몸 운동〉은 내몸의 근육을 단련하고 강하게 해주어 적정 체중을 유지하게 할 뿐 아니라 튼튼한 뼈를 갖게 한다. 두 번째 훈련인 〈내몸 기공체조〉는 몸을 건강하게 해주는 것은 물론 스트레스를 없애고 에너지를 높여준다. 이런 훈련은 〈14일간의 내몸 건강수명 늘리기 계획〉의 일환으로 할 때 가장 효과적이다. 이제 각각의 동작을 살펴보자.

내몸 운동

가장 좋은 헬스클럽은 바로 내가 지금 살고 있는 곳이다. 내 집에서 내 체중을 이용해 스트레칭과 근육강화운동을 하면 내몸을 강화하는 동시에 하지 않을 핑계를 대지 않고 꾸준히 할 수 있다. 다음의 18개 동작은 아무런 기구가 없어도 20분 이내에 실행할 수 있다. 이들 운동의 좋은 점은 근육을 강화해 내몸을 더 강하고 날씬하게 해준다는 데 있다. 또한 노화에 더욱 잘 대비할 수 있게 해주며 내몸을 보다 유연하고 활동적으로 만들어준다.

모든 신체활동의 기본이 되는 '하루 30분 걷기'와 함께 이 훈련을 일주일에 2~3회 시행하라. 운동하는 동안에는 올바른 동작을 취하고 호흡은 편안하게 하며 할 때마다 더욱 강한 자세를 보인다.

1. 요요(준비운동)

다리를 어깨넓이로 벌리고 무릎을 약간 굽힌다. 양손을 깍지 끼고 손과 팔꿈치를 어깨 높이로 올린다. 손등의 모든 관절을 눈으로 볼 수 있도록 손바닥을 몸의 바깥으로 향한다. 몸을 곧게 세우고 편안함을 느낄 정도로 천천히 각각 10번씩 좌우로 돌린다. 호흡은 한쪽으로 갈 때 들이마시고, 반대쪽으로 갈 때 내쉰다.

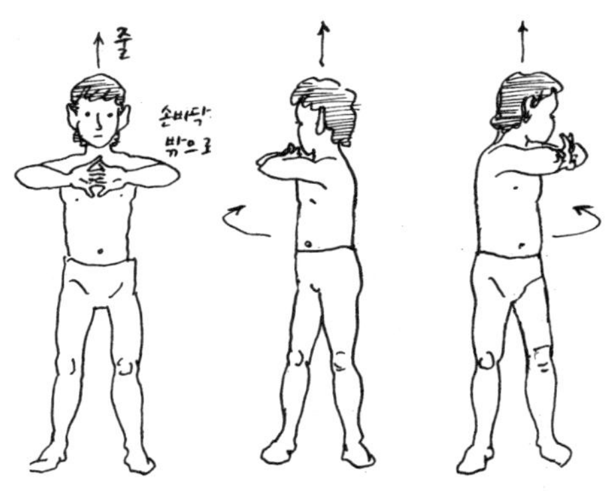

2. 백bag 두드리기(팔과 어깨 강화운동)

팔과 팔꿈치를 어깨높이로 올리고 주먹을 쥔 다음 손등의 관절을 몸 바깥쪽에 둔다. 손을 가슴에서 멀어지는 방향으로 원을 그리며 돌린다. 어깨는 편안하게 한다. 시계 방향으로 20번, 그 반대방향으로 20번 시행한다. 숙달되면 균형을 유지하며 두 배의 시간 동안 시행한다.

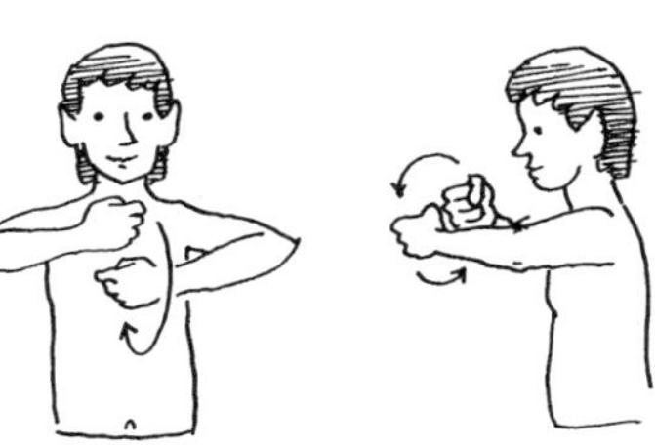

3. 사마귀(팔, 어깨, 가슴과 등 강화운동)

손을 기도하는 자세로 하고 팔꿈치는 어깨높이, 양팔은 서로 같은 높이로 몸 앞에 두는 자세를 취한다. 가운데손가락이 팔꿈치와 일직선상에 놓여 있어야 한다. 약 30초간 약간씩 위아래로 흔든다.
숙달되면 팔꿈치를 서로 붙이고 한쪽 다리로 균형을
유지하면서 20번 박수를 친다. 그 후 다리를 바꿔 반
복한다.

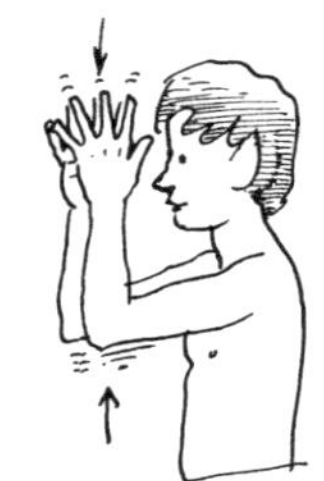

4. 타이태닉 (가슴, 어깨, 팔 스트레칭)

팔을 몸의 양 옆에 두고 손바닥은 정면을 보게 하면
서 어깨보다 약간 낮게 옆으로 벌린다. 몸을 곧게 유지
하며 손을 양 옆과 뒤로 쭉 편다. 숨을 들이마시며 20
초간 그 자세를 유지한다. 좀 더 큰 효과를 보기 위해
손목을 뒤로 젖히고 손이 서로 닿도록 최대한 스트레
칭한다.

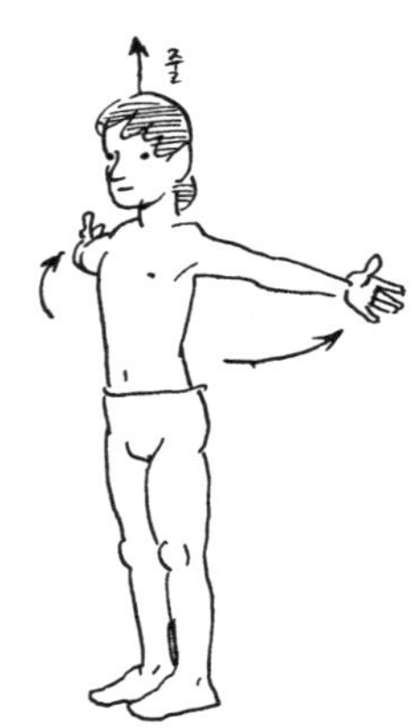

5. 새 날갯짓하기 (상부와 하부 등 근육강화운동)

무릎과 허리를 약간 구부리고 상체를 살짝
앞으로 숙인 자세를 취한다. 가능한 한 지면
과 평행할 정도로 상체를 구부리면서 등은
곧게 편다. 만약 허리가 좋지 않다면 곧은
자세를 유지해도 된다. 팔을 쭉 펴고 팔꿈치는 힘
을 빼서 자유롭게 한다. 팔을 양 옆으로 벌려 지면
과 평행이 되게 한다. 자세를 유지하고 천천히 내
린다. 40번 시행한다.

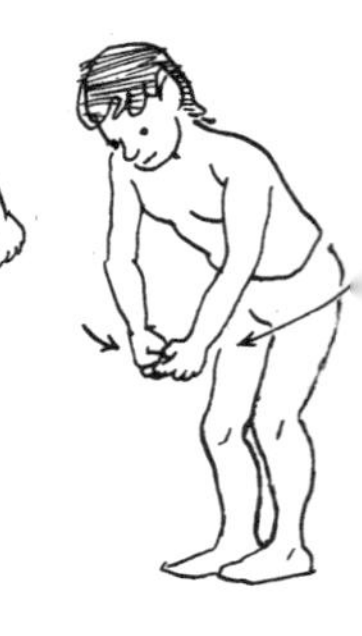

6. 훌라후프 (골반을 열어주고 허리의 균형감각 증대)

발을 모으고 선 채로 손은 허리에 둔다. 어깨를 이완시키고 엉덩이를

가능한 한 큰 원형으로 시계방향으로 다섯 번, 그 반대방향으로 다섯 번 돌린다.

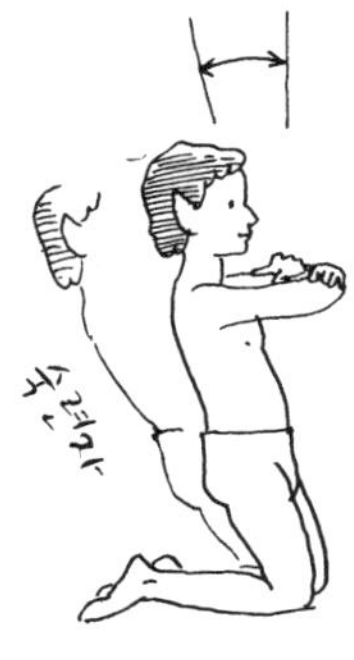

7. 지니의 꿈 (허벅지, 복부, 어깨 강화운동)

무릎을 꿇은 자세로 양팔은 팔짱을 끼고 팔꿈치를 들어 램프의 요정 지니처럼 자세를 취한다. 머리에서 무릎까지 일직선으로 곧게 폈다가 서서히 뒤로 젖힌다. 30초간 유지한다. 배꼽을 당기고 엉덩이에 힘을 주면서 깊게 호흡한다.

8. 귀 기울이기 (목과 승모근 스트레칭)

무릎을 꿇고 앉는다. 이때 양 손바닥은 엉덩이 아래에 두어 운동하는 동안 어깨가 기울어지는 것을 막는다. 한쪽 귀를 어깨 쪽으로 서서히 기울이고 턱은 정면을 향한다. 10초간 유지하고 반대방향으로 시행한다. 두 번 시행하고 가슴을 끌어올려 심호흡을 한다.

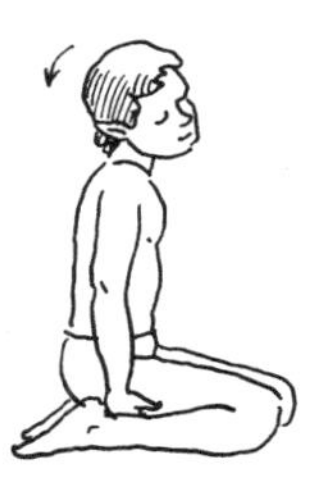

9. 소화전 (엉덩이와 복사근 스트레칭)

양손과 양다리를 지면에 대 네발로 기는 자세를 취하고 허리를 곧게 편다. 오른쪽 무릎을 엉덩이 높이까지 옆으로 벌리면서 올렸다가 반대편 무릎 방향으로 서서히 내린다. 발목이 아닌 무릎으로 동작을 이끌어야 한다. 각 다리에 20번씩 2세트 시행한다. 팔을 지면에 대고 손바닥을 붙인 다음 시행하면 좀 더 편안한 자세가 나온다. 숙달되면 엉덩이 높이에서 발을 차는 운동을 시행한다.

10. 엉덩이 흔들기(허리, 엉덩이, 어깨 이완운동)

양손과 양다리를 지면에 대고 네 발로 기는
자세를 취한 뒤 허리를 곧게 편다. 팔꿈치를
약간 구부리고 오른쪽 어깨를 오른쪽 엉덩이
를 향해 비튼다. 반대방향으로도 시행한다. 10
번씩 반복한다. 운동하는 동안 시선은 손가락 끝에서 3센티미터 떨어진
곳에 고정한다.

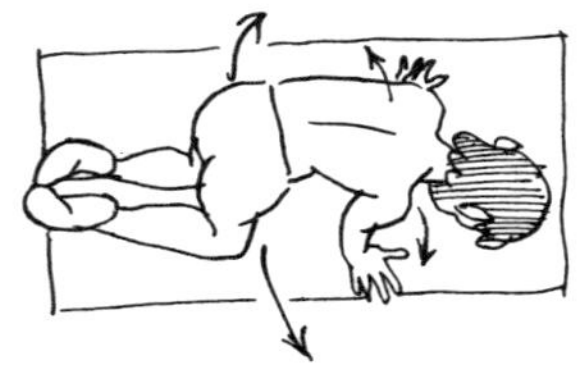

11. 달팽이 팔굽혀펴기(가슴 강화운동)

발가락 끝을 땅에 붙이거나 무릎을 땅에 붙
인 자세로 내몸에 적당한 팔굽혀펴기 자세
를 취한다. 가슴이 거의 땅에 닿을 만큼
가슴을 내리고 다시 올린다. 10을 세면
서 내리고 지면에서 약간만 떨어지게 자세를 취한 후 멈춘다. 그 후 다시
10을 세면서 가슴을 올린다. 일상적인 호흡을 하며 크게 숫자를 센다. 연
속해서 10번 시행한다. 팔꿈치가 점점 강화되면 척추를 들어올려 허리근
육도 강화되도록 자세를 바꾼다. 적응이 되면 발뒤꿈치를 어깨에서 멀어
지도록 당겨 길고 단단하게 몸을 유지한다. 상복부를 아래로 처지게 하
면 하부 요추 부분에 불필요한 근육 긴장이 생기므로 피한다. 대신 복부
근육을 강화하기 위해 복부에 충분한 긴장감을 준다. 만약 허리가 좋지
않다면 엉덩이 부분을 약간 올려 허리를 굽힌 자세를 취한다.

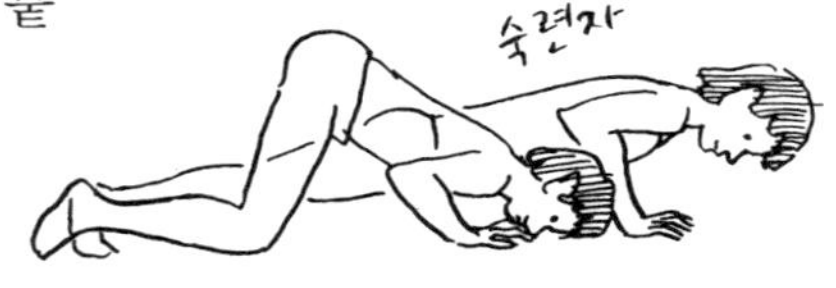

12. 슈퍼맨 발가락 치기(하부 요추와 엉덩이 강화운동)

머리를 옆으로 하고 팔에 편안하게 놓은 상태에서 배를 바닥에 대고 엎
드린다. 다리를 쭉 펴고 가능한 한 높게 들어올리며 발가락을 서로 40번

부딪힌다. 적응이 되면 양손도 동시에
시행한다. 머리를 들고 시선은 아래를
보며 일상적인 호흡을 한다.

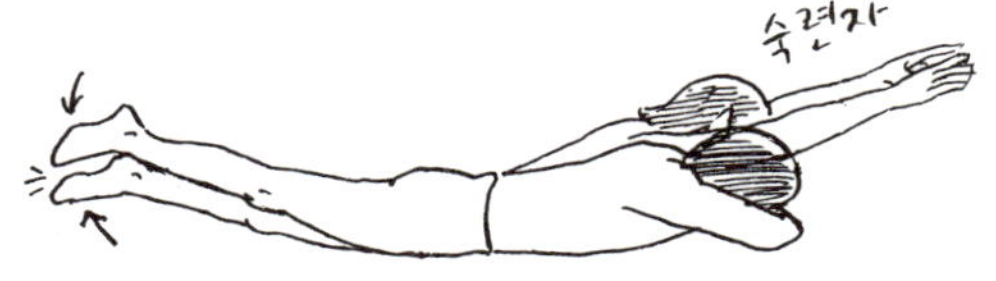

13. 해먹 뻗기 (엉덩이근육과 슬와근을 열어주는 운동)

양손을 뒤로 짚고 바닥에 앉는다. 손바닥은 바닥에 손가락은 바깥쪽을
향하게 하며, 팔꿈치는 약간 굽힌다. 양발은 골반에서
약 70센티미터 앞까지 당긴다. 발바닥이 지면에 닿
도록 하면서 오른쪽 다리를 들고 교차시켜 왼쪽 다리
무릎에 걸친다. 곧게 앉고 허리 하부를 종아리를
향해 누른다고 생각하며 집중한다. 좀 더 큰
효과를 보기 위해 오른쪽 무릎을 바깥쪽으로 서
서히 누른다. 15초간 유지하고 반대쪽을 시행한다.

14. 복부 나비 (서혜부와 복부 스트레칭)

등을 바닥에 대고 누워 양쪽 발바닥을 서로 마주보게 붙이고 양다리를
나비처럼 자세를 잡는다. 다리를 편안하게 하고 양손은 깍지를 끼어 머
리 뒤에 둔 다음, 엄지손가락은 목의 이완을 느낄 수 있게 목 뒤에 놓는
다. 오직 복부만 사용해 상체를 5센티미터 가량 들어올리고 내리는 것을
25번 시행한다. 그 후 상체를 고정하고 다리를 지면에서 5센티미터 정도
들고, 발의 바깥쪽을 지면에서 떼었다 붙였다
를 25번 반복한다. 좀 더 큰 효과를 보기 위해
서는 상체와 하체 운동을 병행한다.

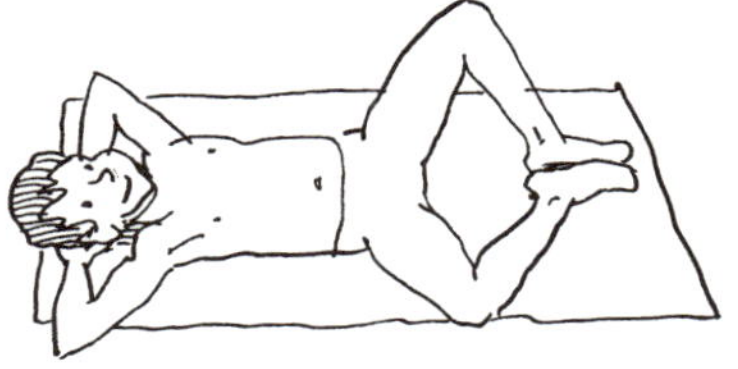

15. 다리로 가위질하기 (복부와 안쪽 허벅지 강화운동)

　등을 바닥에 대고 누운 자세로 양손을 깍지 껴서 머리 뒤에 받친다. 양 다리를 공중으로 쭉 펴고 발끝은 발레리나처럼 천장을 향하게 한다. 배꼽은 등 쪽으로 바짝 붙이고 허리를 매트에 지그시 누른 채 양다리를 공중에서 가위질 하듯 20번 엇가른다. 양쪽 무릎은 60센티미터 정도 간격을 유지한다. 좀 더 큰 효과를 보기 위해서는 다리는 곧게 펴고 팔과 복근을 이용해 머리를 땅에서 들어올린다. 이때 목의 힘을 빼야 하며 양쪽 무릎의 간격은 멀수록 좋다.

16. 고무줄 인간 (전신 늘리기 운동)

　등을 바닥에 대고 누운 자세로 양손은 깍지 끼고 손바닥이 서로 바깥쪽을 향하게 한다. 깊은 호흡을 하면서 머리 위로 양팔을 쭉 뻗는다. 손과 발끝이 최대한 멀어지도록 전신을 늘린다.

17. 엉덩이 들어올리기 (엉덩이와 슬와근 강화운동)

　등을 바닥에 대고 누운 자세로 양팔을 팔짱 껴서 가슴 위에 편안히 둔다. 양쪽 발바닥을 바닥에 대고 무릎을 구부려 발과 무릎을 일직선상에 둔다. 양발의 간격을 어깨넓이만큼 벌리고 엉덩이를 최대한 들어올린 후 2~3센티미터 가량만 바닥 쪽으로 내린다. 이 높이까지 들어올려야 한다. 엉덩이에 힘을 주면서 들어올리고 내리는 것을 20번 반복한다. 좀 더 효과를 내려면 한쪽 다리를 들어 무릎을 굽히지

말고 앞으로 뻗은 자세에서 하면 된다. 다리를 바꿔 반복한다. 호흡은 평
소대로 편하게 한다.

18. 열십자 만들기(등, 복부, 엉덩이 스트레칭)

양반다리를 하고 앉은 자세에서 머리끝과 꼬리뼈가
일직선이 되도록 상체를 바르게 편다. 오른손으로 왼
쪽 무릎을 잡고 왼손은 등 뒤에서 좀 떨어진 곳을
짚은 후 상체를 천천히 비튼다. 호흡을 깊게 하
면서 반대쪽도 반복한다. 네 번 반복한다. 좀
더 효과를 내려면 연꽃자세, 즉 곧게 앉은 상태에서
양다리를 접어 반대쪽 허벅지 위에 올린 자세에서 하면 된다.

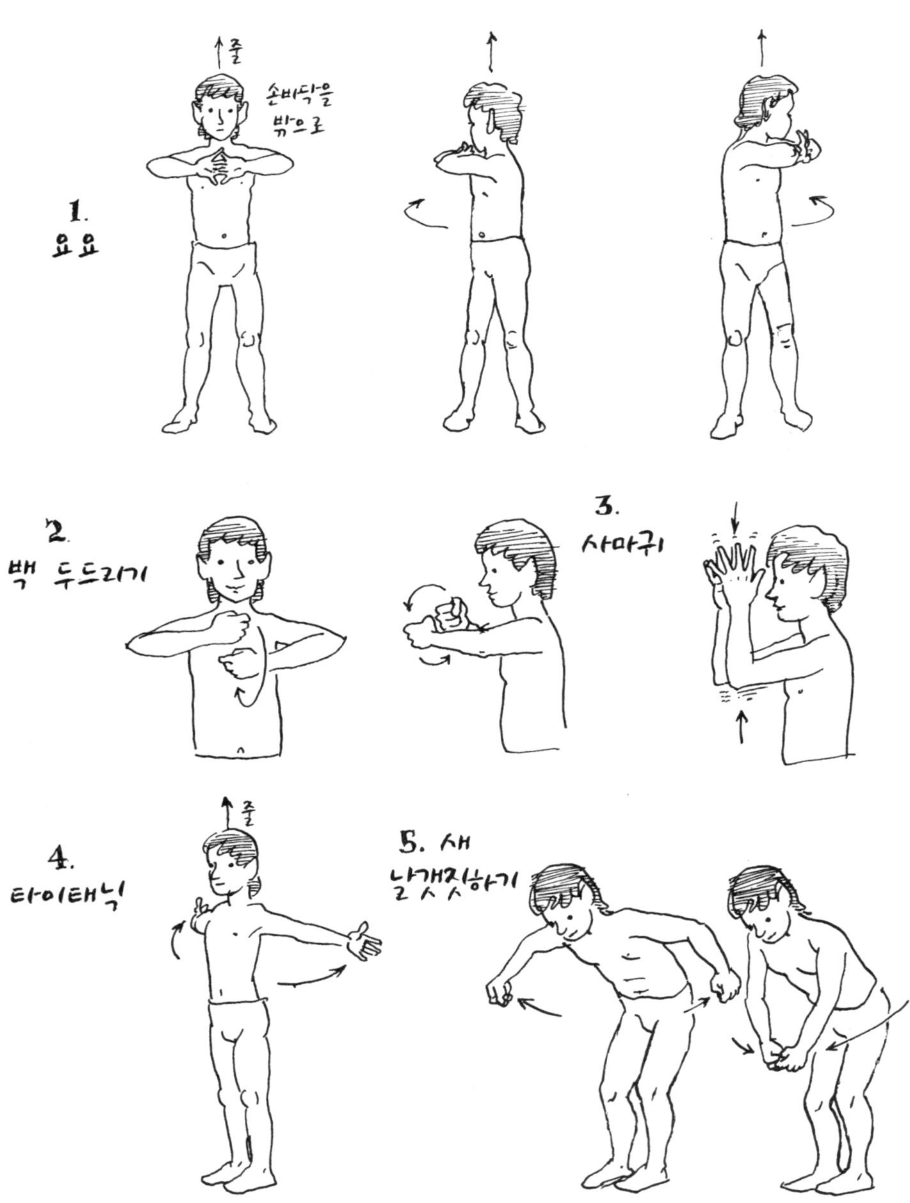
줄
손바닥을
밖으로
1.
요요
2.
백 두드리기
3. 사마귀
4.
타이태닉
줄
5. 새
날갯짓하기

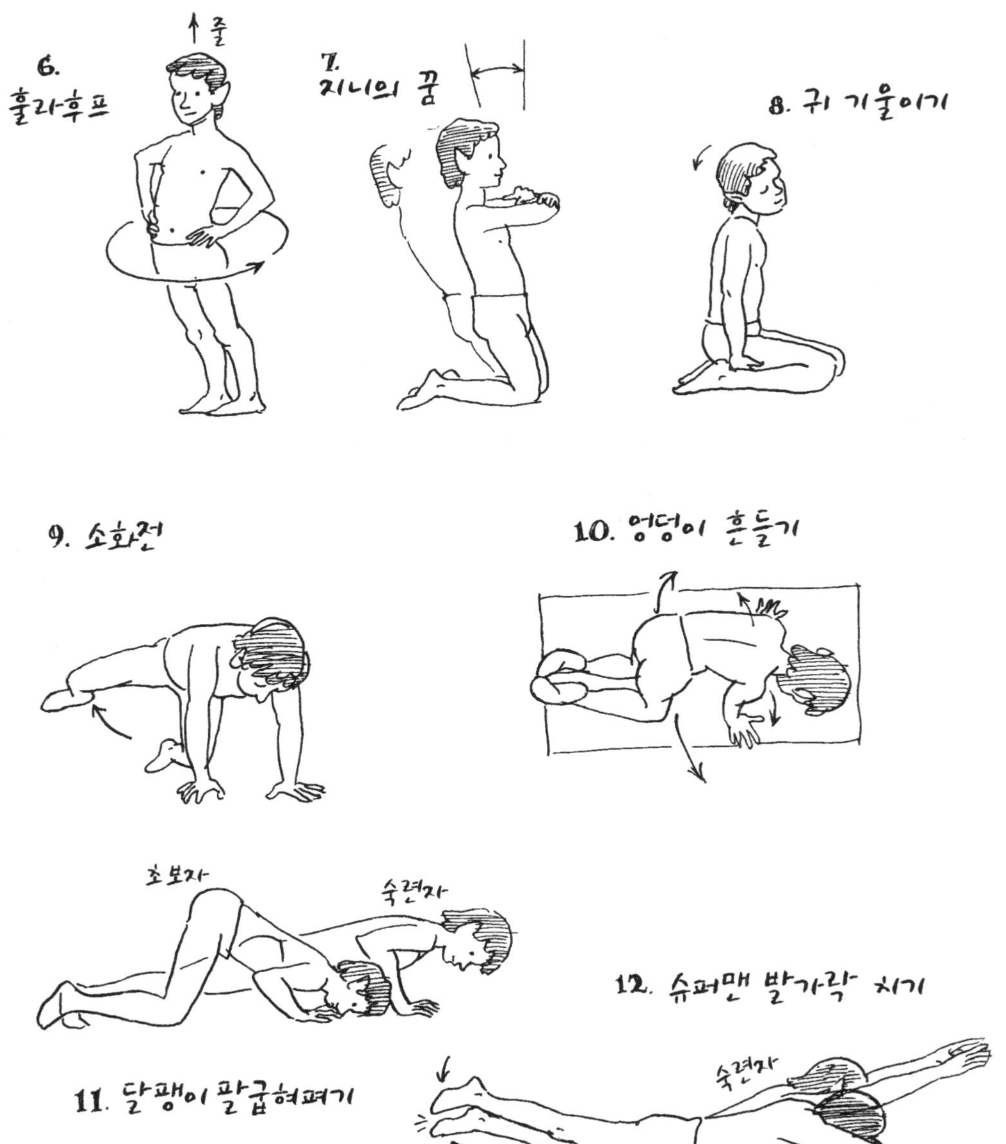
6. 훌라후프
줄
7. 지니의 꿈
8. 귀 기울이기
9. 소화전
10. 엉덩이 흔들기
초보자
숙련자
11. 달팽이 팔굽혀펴기
12. 슈퍼맨 발가락 치기
숙련자

13. 해먹 뻗기

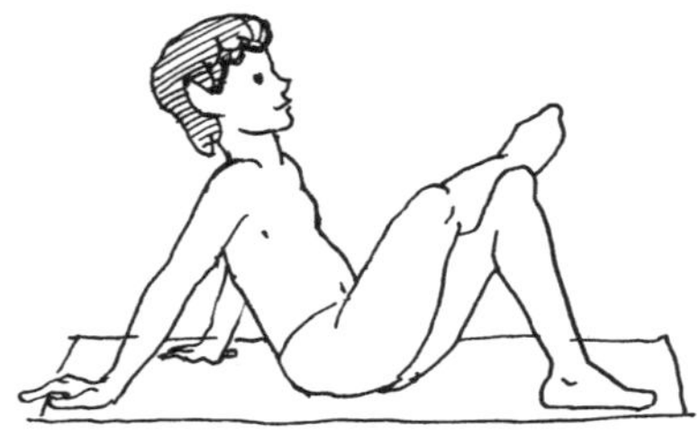

14. 복부 나비

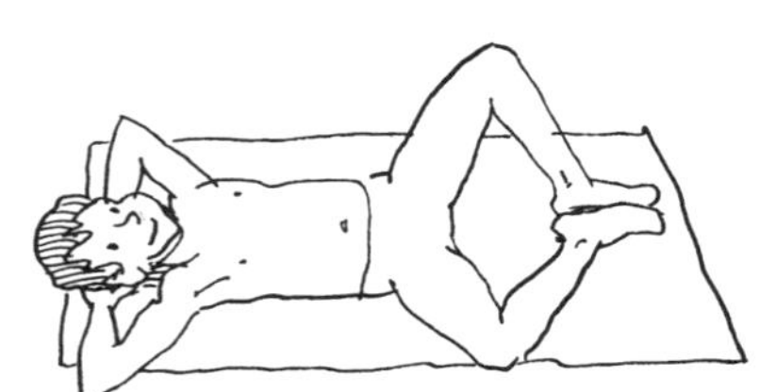

15. 다리로 가위질하기

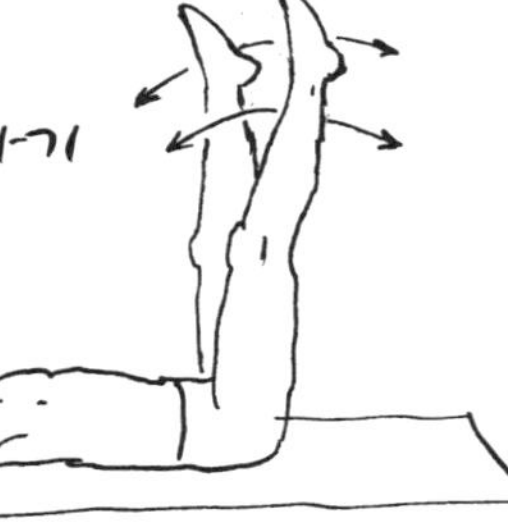

16. 고무줄 인간

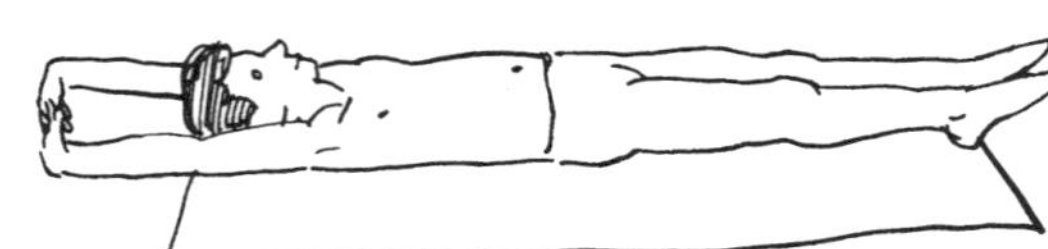

17. 엉덩이 들어올리기

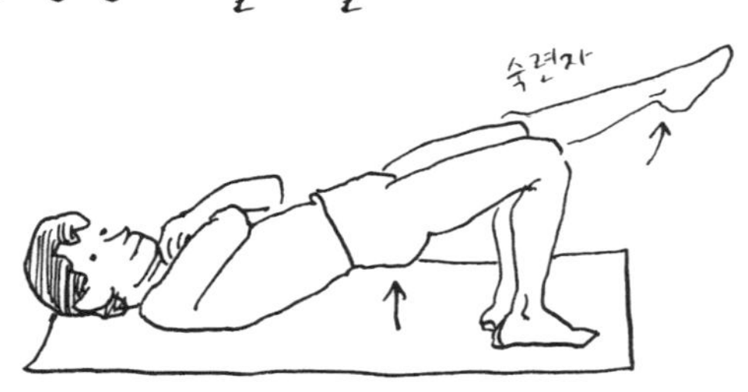

18. 열십자 만들기

내몸 기공체조

헬스클럽 팸플릿과 피트니스 웹사이트를 보면 다양한 동작을 하면서 실내 사이클을 하는 스피닝spinning에서부터 운동 프로그램의 일종인 부트캠프boot camp, 스포츠댄스에 이르기까지 수많은 종류의 운동방법이 나와 있다. 또한 농구공에서 짐볼gym ball, 메디신볼medicine ball에 이르기까지 다양한 종류의 운동기구도 소개한다. 물론 선 명상 수도자나 큰 목소리의 훈련교관, 멋진 복근을 가진 운동 트레이너 등 도와줄 사람도 많다. 이처럼 운동은 모두 나름대로 장점이 있으며 특히 기공체조는 탁월한 운동이다.

기공은 마시는 차나 타악기가 아닌 영혼과 마음을 평온하게 해주는 일련의 호흡과 몸동작으로 2000년의 역사를 자랑한다. 또한 기공은 내몸이 늙어갈수록 더욱 중요해지는 면역체계를 강화시키고 스트레스를 없애며, 내몸의 균형과 자세를 향상시켜 준다. 무엇보다 기공체조는 이 책의 108쪽에서 언급했던 에너지장을 단련시킴으로써, 건강과 삶을 느끼는 방식에 깊은 영향을 주는 무형의 생명력에 다가가게 한다.

기공의 가장 중요한 목적은 올바른 호흡법을 배우는 것인데, 그중 하나가 단전호흡이다. 단전이란 배꼽의 약 5센티미터 아래에 있는 지점을 말한다. 깊은 복식호흡은 평온하면서도 깨어 있는 상태를 유지시켜 주기 때문에 배우나 가수들도 심오하고 영혼이 담긴 목소리를 내기 위해 이 방법을 자주 이용한다.

다음의 동작을 살펴보자. 각 동작을 취할 때마다 천천히 호흡해야 한다. 특히 동작들을 따라하면서 정면의 한 지점에 집중하고 균형을 위해 턱은 지면과 평행을 유지한다. 운동 중에 절대로 시선을 아래로 향해서는 안 된다. 각 동작을 세 번 반복한 후 다음 동작으로 넘어간다.

1. 목 풀기

팔꿈치와 무릎을 약간 굽혀 이완시키고 턱은 지면과 평행을 유지한다. 숨을 들이마시면서 머리를 오른쪽으로 돌리고 정면을 향하면서 내쉰다. 반대방향으로 반복한다.

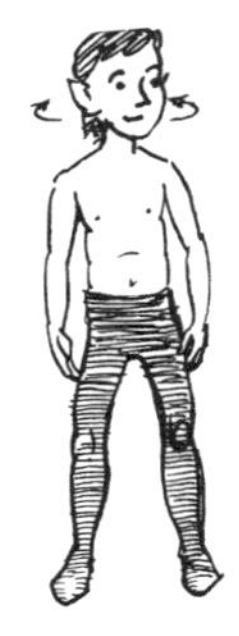

2. 열매 따기

나무에 매달린 과일을 딴다고 상상하며 손을 올리면서 숨을 내쉬고, 손을 내리면서 숨을 들이마신다. 처음에는 가까운 과일을 향해 손을 올리고 점점 멀리 있는 과일로 팔을 움직인다. 무릎은 약간 굽히고 등은 곧게 편다.

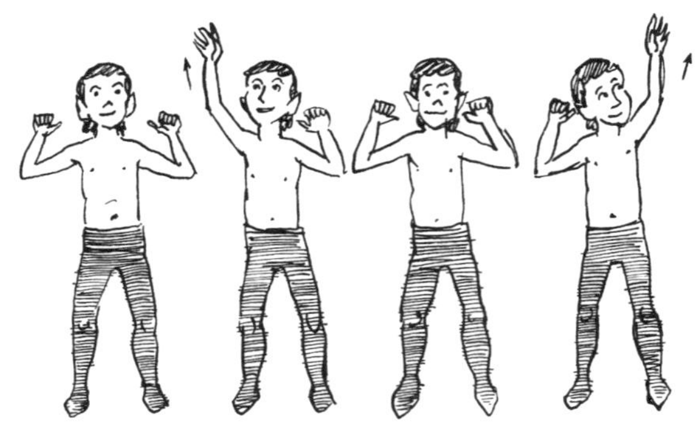

3. 어깨 풀기

어깨를 먼저 올리고 그 다음 팔꿈치, 손목을 올린다. 어깨를 뒤로 젖히고 마치 기둥을 움켜잡듯 팔꿈치는 바깥쪽으로, 손은 중앙을 향한다. 허리로 손을 미끄러지듯 내리면서 손을 따라 흐르는 에너지를 느낀다.

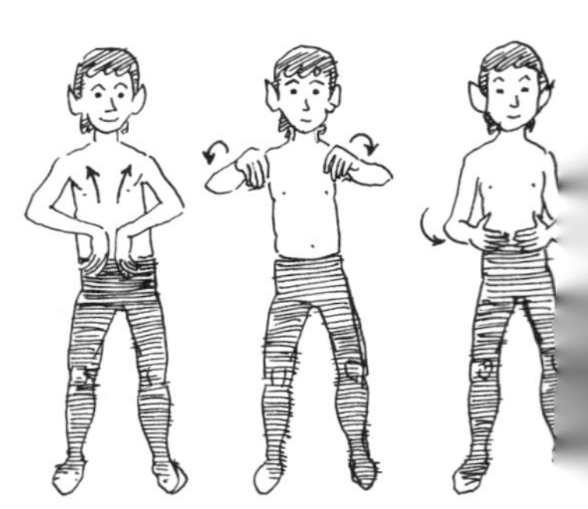

4. 하늘에 닿기

숨을 들이마시면서 양손을 배꼽부분에서 깍지 낀다. 양팔을 마치 하늘에 닿을 것처럼 쭉 펴서 올린다. 숨을 내쉬면서 몸을 오른쪽으로 기울이고 중앙으로 돌아오면서 들이마신다. 왼쪽으로 몸을 기울이면서 반복한다. 마지막에는 양손을 배꼽으로 내리면서 숨을 내쉰다.

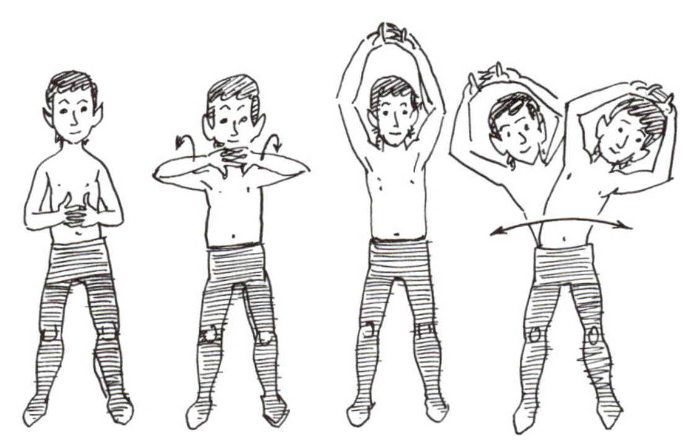

5. 숙이고 굽히고 뻗기

숨을 들이마시면서 양손을 허벅지에서 무릎으로 미끄러지듯 내리며 허리를 숙인다. 무릎을 굽히고 양손을 발목의 안쪽에 두고 쪼그려 앉는다. 다시 일어설 때까지 숨을 내쉬지 않는다. 이는 호흡조절을 위해 매우 중요하다. 그 다음으로 다리를 쭉 펴면서 스트레칭하고 몸통은 바닥을 향해 늘어뜨린다. 무릎은 약간 굽힌 채로 유지한다. 숨을 내쉬면서 서서히 일어나며 머리가 가장 마지막에 올라오도록 한다.

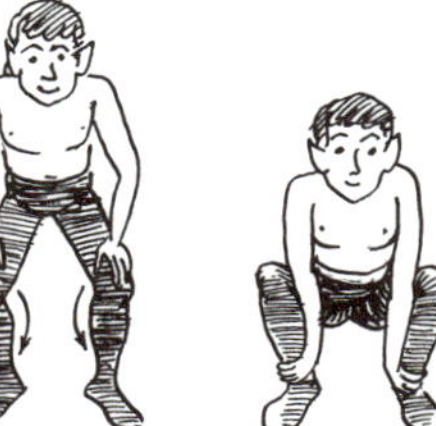
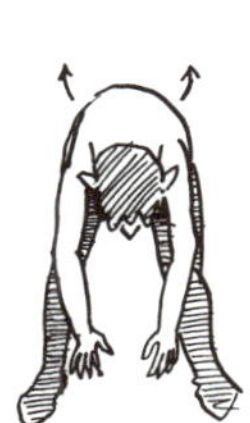

6. 울타리 넘기

숨을 들이마시면서 체중을 천천히 왼쪽으로 옮겨 오른쪽에 체중이 실리지 않게 한다. 체중이 느껴지지 않으면 다리를 올린다. 오른손이 가는 끈에 의해 오른쪽 무릎과 연결되어 있다고 가정한다. 오른손을 오른다리 위에 놓고 마치 25센티미터 정도의 울타리를 넘는 것처럼 하면서 팔과 다리를 오른쪽으로 돌리며 숨을 내쉰다. 발뒤꿈치를 서서히 내리면서 발을 정면을 향해 돌린다. 체중을 오른쪽으로 옮기고 왼쪽 운동을 반복한다.

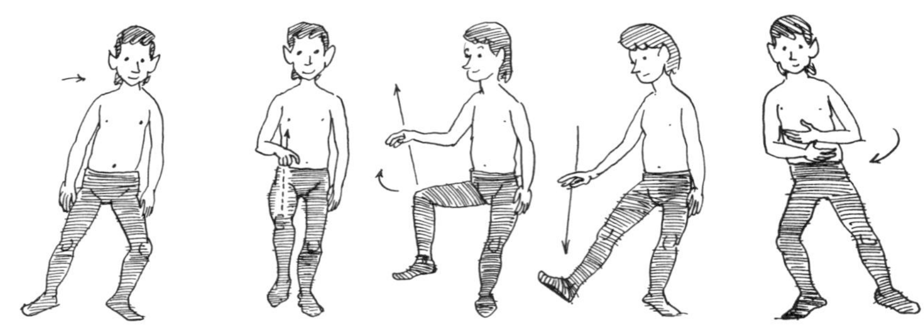

7. 황새 날아오르기

양손을 가슴 정면으로 올리고 팔꿈치는 약간 굽혀 양손을 서로 교차한다. 숨을 들이마시며 양손으로 크게 원을 그리면서 머리 위로 움직인다. 동시에 오른다리를 들고 발로 차면서 숨을 내쉰다. 발목을 굽히고 뒤꿈치로 차올라야 한다. 공중으로 날아오르는 황새처럼 45도로 발로 차고 오른발을 곧게 뻗은 왼쪽다리로 움직인다. 양팔은 몸통 옆에서 다리와 함께 움직인다.

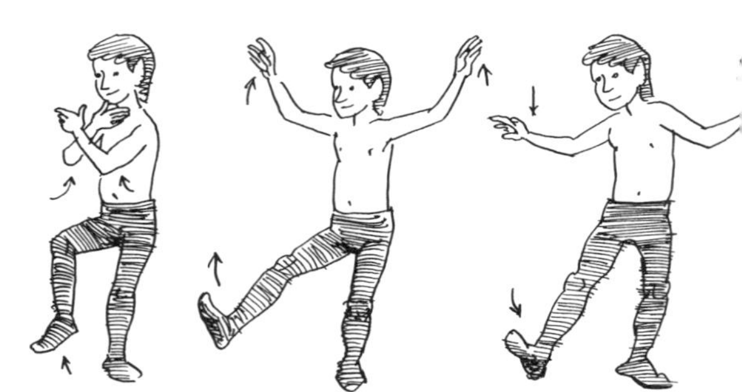

8. 무릎 들기

다리를 뒤로 빼면서 숨을 들이마시고, 다리를 중앙
으로 당기면서 숨을 내쉰다. 무릎을 굽히고 오른다리
를 앞으로 빼면서 몸을 오른쪽으로 기울인다. 양손
은 위쪽으로 올린다. 그 다음 왼쪽다리를 들면서
움켜쥔 양손으로 무릎을 당기고 공중에서 유
지한다. 팔을 올리면서 다리를 풀고 원래 자세
로 돌아온다.

9. 거울 닦기

골반을 굽히고 등은 곧게 편다. 거울을 닦는
것처럼 어깨를 이용해 한 방향으로 팔을 돌리
면서 쪼그려 앉는다. 세 번 또는 그 이상을
반복하고 반대방향으로 팔을 돌린다. 쪼그
려 앉으면서 숨을 들이마시고 일어나면
서 숨을 내쉰다.

10. 여행가방 들기

양발을 어깨넓이로 벌린 채 골반은 밀어 넣고 등을 곧게 편다. 다리 뒤
쪽에 여행 가방이 있다고 상상한다. 양손을 무릎
뒤쪽에 두고 손이 가방에 닿게 다리를 벌리면서
쪼그려 앉는다. 가방의 손잡이를 잡는 것처럼
가능한 한 낮게 앉는다. 만약 무릎에 무리가
간다면 자세가 잘못된 것이다. 가방을 바
닥에 놓는 것처럼 동작을 반복한다.

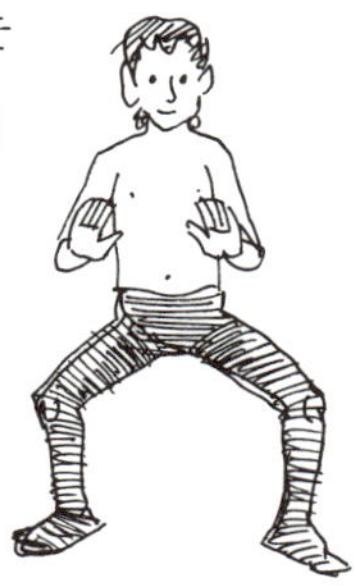
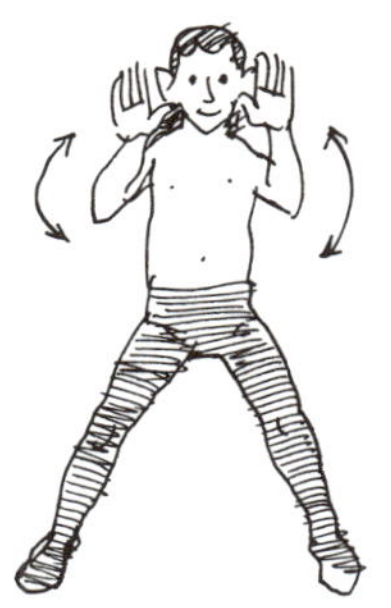

11. 우주의 기둥

등을 곧게 펴고 왼쪽다리를 앞으로 한 걸음 옮긴다. 어깨와 팔꿈치를 이완시키고 상상의 넓은 기둥을 양 팔로 감싸라. 기둥을 오른쪽으로 옮기고 다시 왼쪽으로 옮긴다. 다리를 바꾸고 반복한다.

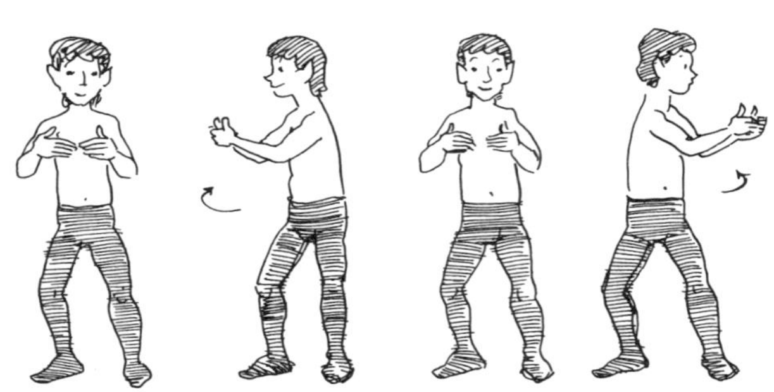

12. 엿듣는 원숭이

걸음을 내디디며 숨을 들이마시고 어깨 위로 뒤돌아보면서 숨을 내쉰다. 무릎을 약간 굽혀 왼발을 내딛고 몸통을 비튼 자세에서 앞으로 나아가는 방향으로 몸을 기댄다. 오른손은 앞으로 펴고 왼손은 주먹을 쥔 채 왼쪽 엉덩이 옆에 둔다. 마치 원숭이가 앞으로 달려가다 뒤쪽의 소리를 듣는 것처럼, 고개를 왼쪽 뒤로 돌린다. 오른쪽 종아리와 허리 하부, 그리고 목 근육의 긴장감을 느껴야 한다. 몸을 오른쪽으로 향하게 하고 반대방향으로 시행한다.

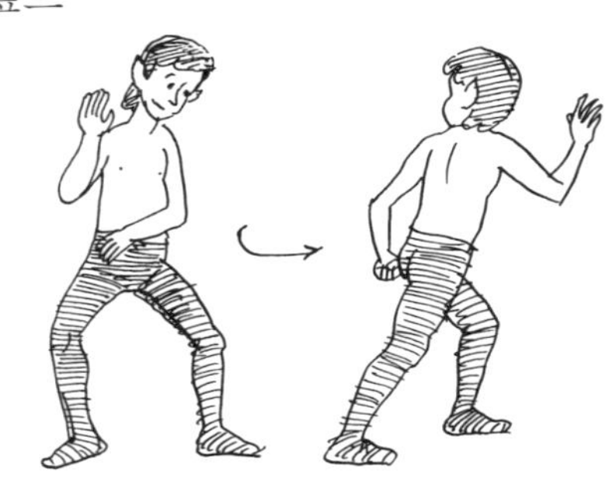

13. 서서 하는 명상

배꼽의 약 5센티미터 아래에 있는 지점인 단전으로부터 심호흡을 10번 시행한다. 양손을 움켜쥐고 복부의 움직임을 따라 손을 움직인다. 다리는 약간 벌리고 굽힌다. 등은 곧게 펴고 골반은 집어넣는다. 대부분의 사람이 집중할 수 있는 최대시간인 약 2분간 시행한다.

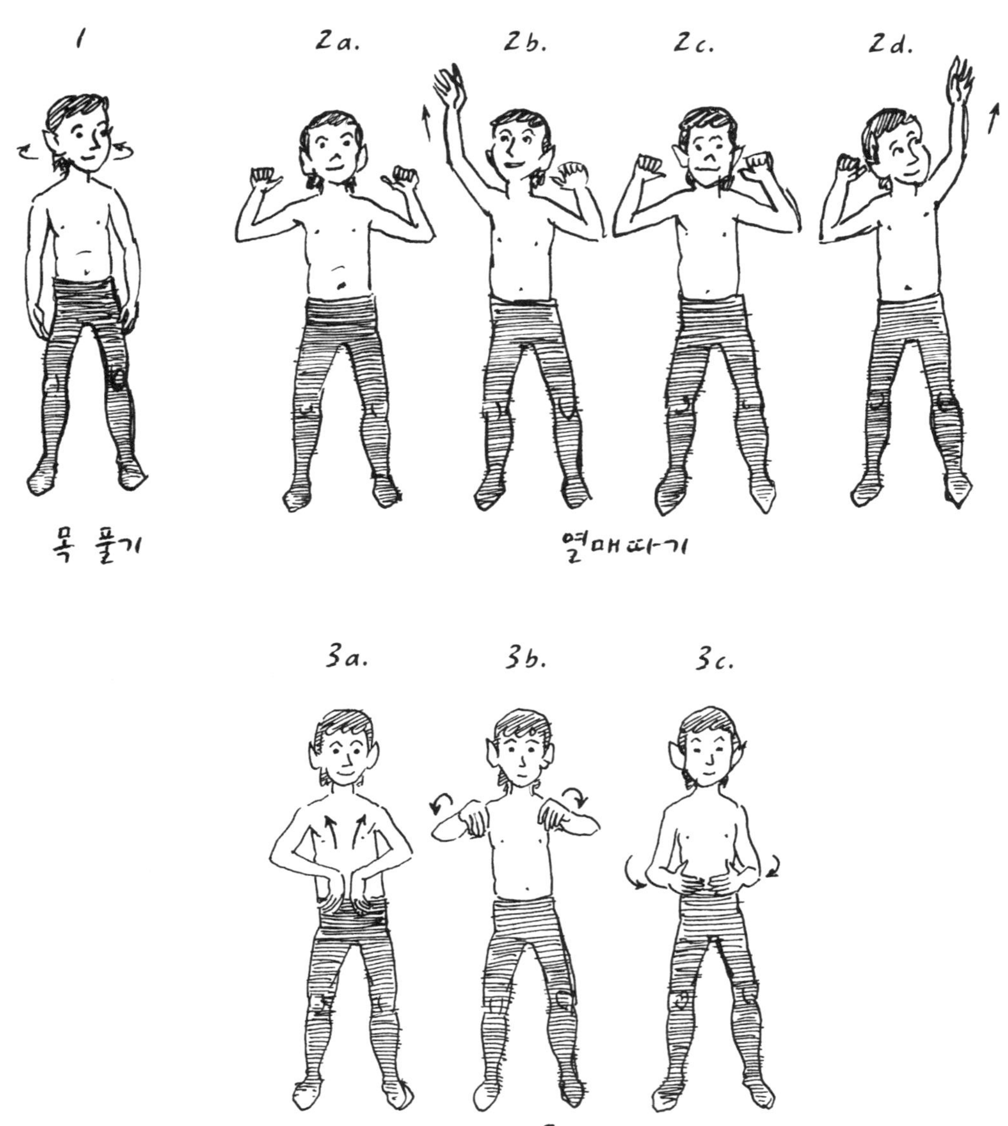

1
2a.
2b.
2c.
2d.
목 풀기
열매따기
3a.
3b.
3c.
어깨풀기

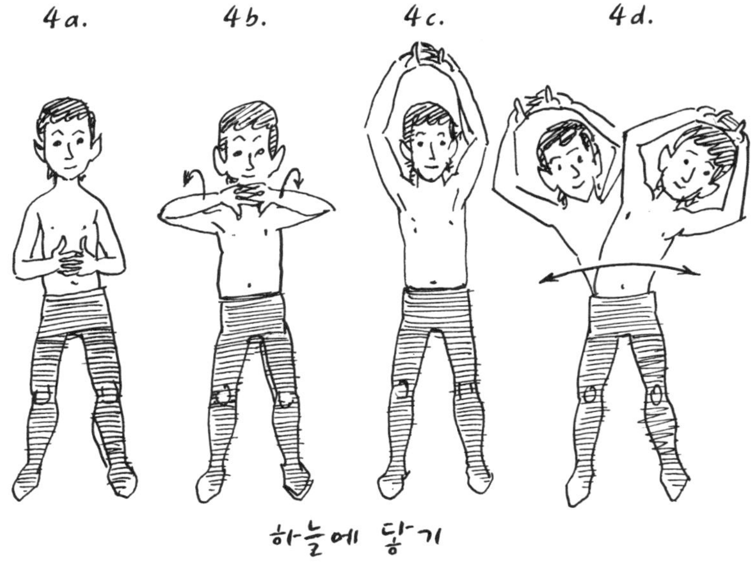

하늘에 닿기

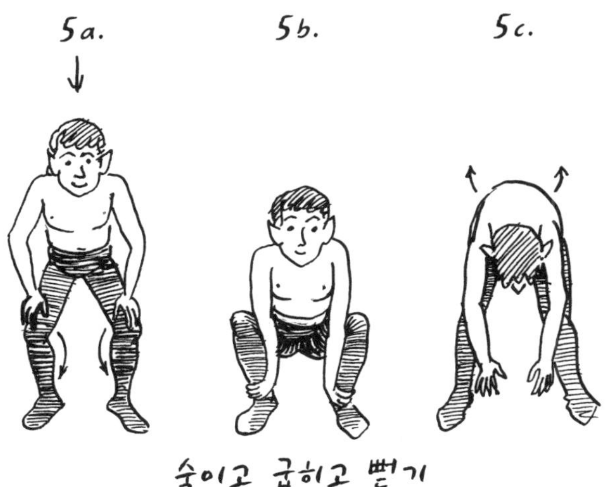

숙이고 굽히고 뻗기

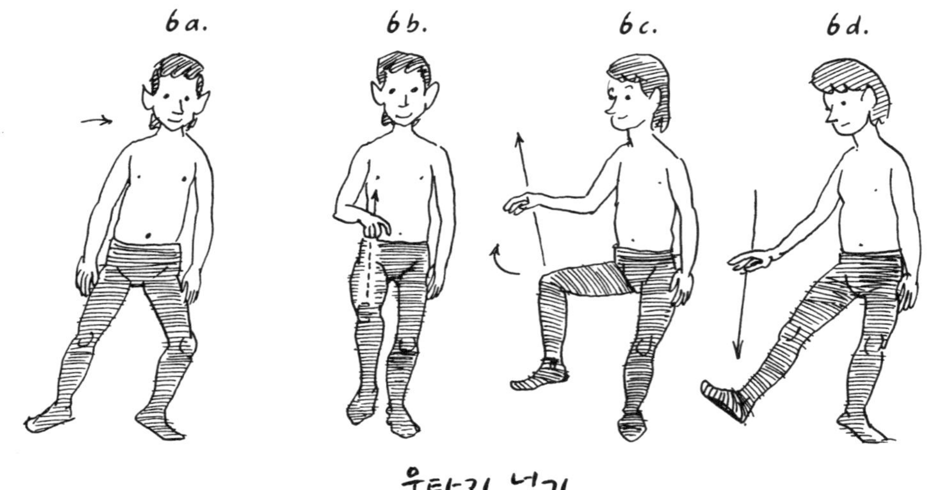

울타리 넘기

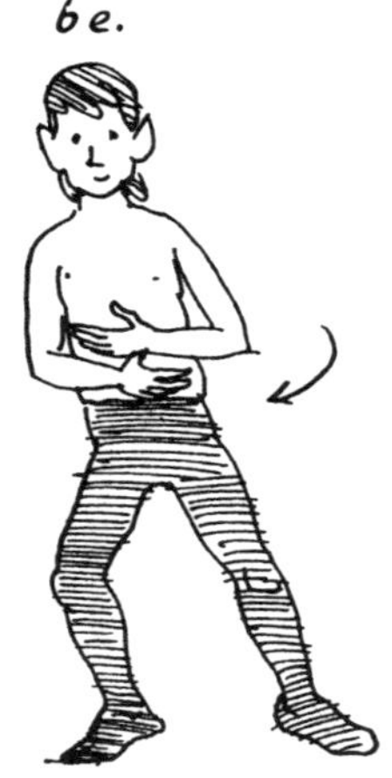

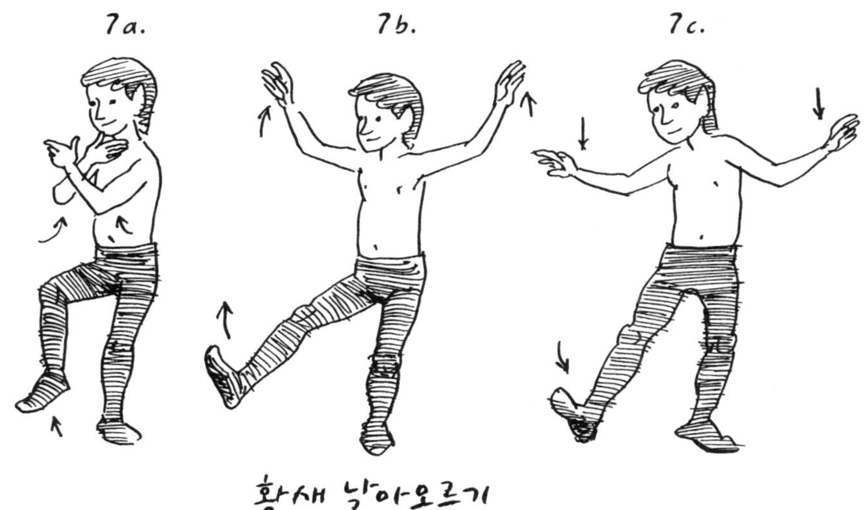

황새 날아오르기

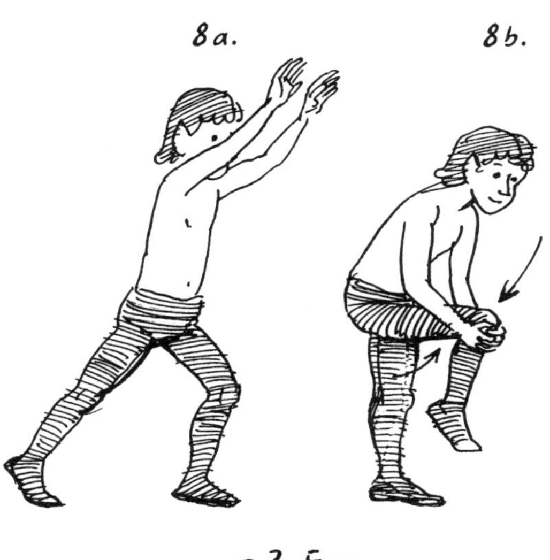

무릎 들기

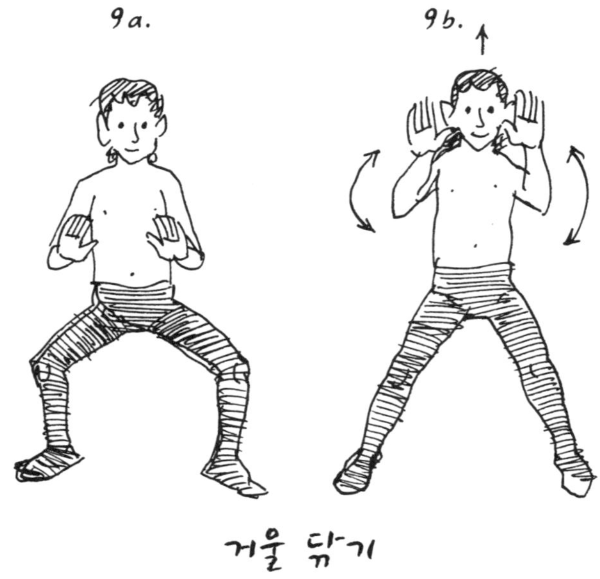

거울 닦기

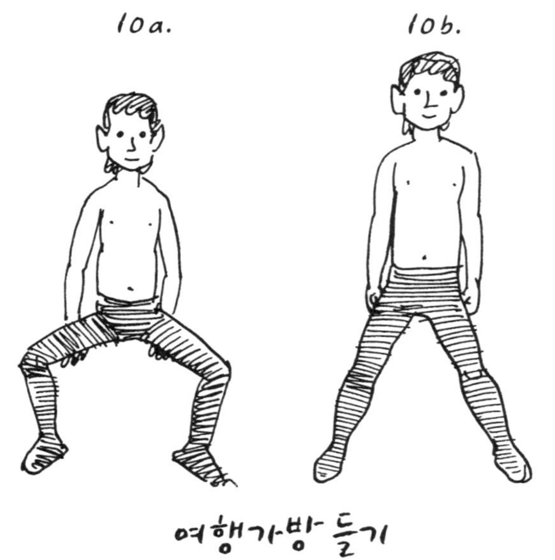

여행가방 들기

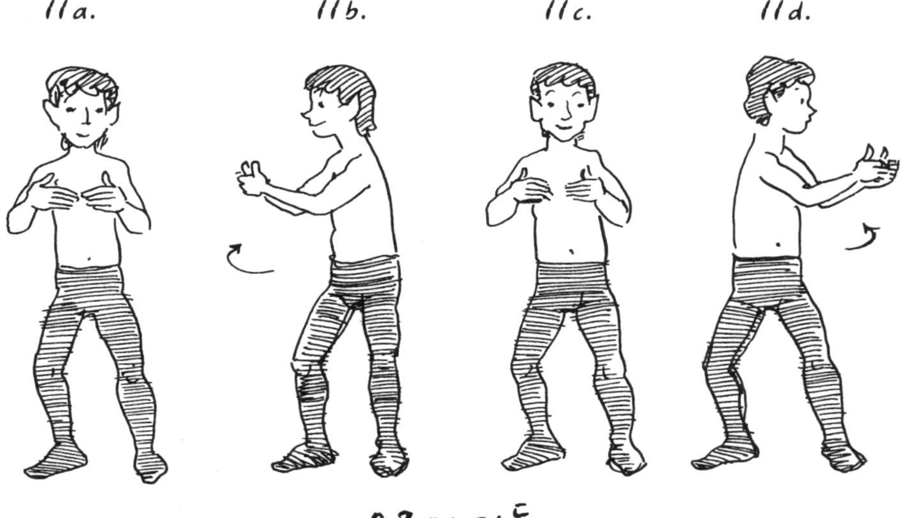

우주의 기둥

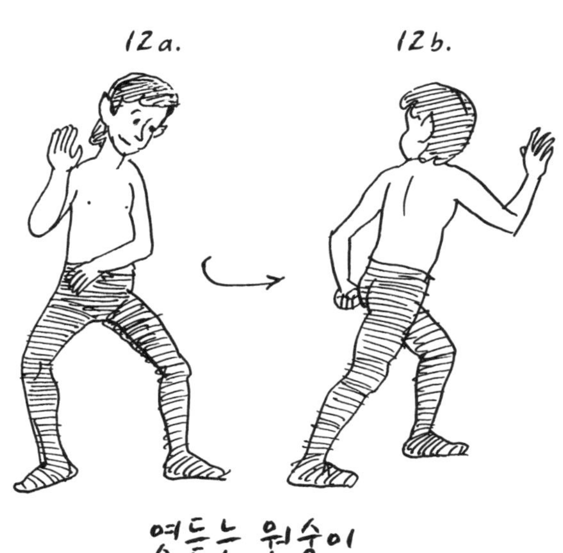

엿듣는 원숭이

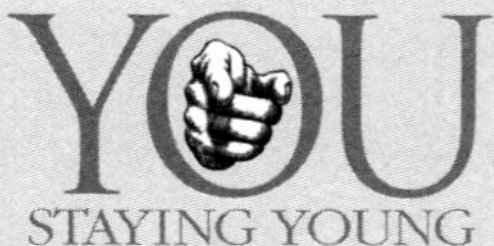